全国医药院校高职高专规划教材

供临床医学、康复医学、全科医学及相关专业使用

妇产科学

FUCHANKEXUE

U0312138

主　编　高　辉　王雪莉

副主编　简　萍　兰丽坤　黄　丽

编　者　（以姓氏笔画为序）

王　凌　复旦大学附属妇产科医院

王　静　安徽省淮北卫生学校

王雪莉　商丘医学高等专科学校

兰丽坤　河西学院第二附属医院

张　清　江苏医药职业学院

张立红　唐山职业技术学院

陈　玲　沧州医学高等专科学校

高　辉　唐山职业技术学院

黄　丽　安徽医学高等专科学校

简　萍　贵州省黔西南民族职业技术学院

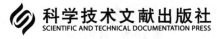

科学技术文献出版社

SCIENTIFIC AND TECHNICAL DOCUMENTATION PRESS

·北京·

图书在版编目（CIP）数据

妇产科学 / 高辉，王雪莉主编. —北京：科学技术文献出版社，2017.5
ISBN 978-7-5189-2475-2

Ⅰ.①妇… Ⅱ.①高… ②王… Ⅲ.①妇产科学—高等职业教育—教材
Ⅳ.①R71

中国版本图书馆 CIP 数据核字（2017）第 058457 号

妇产科学

策划编辑：朱志祥 　责任编辑：马永红 成 洁 　责任校对：张吲哚 　责任出版：张志平

出 版 者	科学技术文献出版社	
地 址	北京市复兴路15号 邮编 100038	
编 务 部	(010) 58882938，58882087（传真）	
发 行 部	(010) 58882868，58882874（传真）	
邮 购 部	(010) 58882873	
官 方 网 址	www.stdp.com.cn	
发 行 者	科学技术文献出版社发行 全国各地新华书店经销	
印 刷 者	北京京师印务有限公司	
版 次	2017 年 5 月第 1 版 2017 年 5 月第 1 次印刷	
开 本	787×1092 1/16	
字 数	548千	
印 张	22	
书 号	ISBN 978-7-5189-2475-2	
定 价	55.00元	

全国医药院校高职高专规划教材
编审委员会

出版说明

"十三五"期间，我国职业教育全面启动现代职业教育体系建设，进入了"加快发展"的新阶段。为了全面贯彻落实习近平总书记有关职业教育一系列讲话精神和国务院《关于加快发展现代职业教育的决定》，在"十三五"开局之年，科学技术文献出版社专门组织全国50余所医药院校300多位专家、教授编写《全国医药院校高职高专规划教材》，供临床医学、护理等专业使用，并成立了全国医药院校高职高专规划教材编审委员会。

课程改革和以教材为主的教学资源建设一直是高职高专教育教学改革和内涵建设的重点，也是提高人才培养质量的重要抓手。教材是为实现不同层次的人才培养目标服务的，体现了不同培养层次人才培养目标的教学内容和教学要求（知识、技能、素质）。

科学技术文献出版社在深入调研的基础上，结合当前的教育改革形势和各院校的教学成果，在2016年分别召开了教材的主编会议、定稿会议，明确了编写思路、编写规则、编写要求和完成进度，保证了教材的编写顺利完成及教材的出版质量。

综观该教材具有以下特点：

1. 以加快发展现代职教为先导，体现了新的职教理念。根据加快发展现代职业教育的要求和卫生事业发展的需要，进一步明确了两个专业的人才培养目标和培养规格，融入全国执业（助理）医师、执业护士资格考试大纲的内容和要求，构建了新的课程体系，优化了课程结构，精选教学内容，进行了课程内容的优化重组，并补充了近几年临床医疗、护理学科的新知识、新技术、新进展，使其更具科学性、先进性。

2. 以实践动手能力为主线，培养提高学生的岗位胜任力。教材以案例导入，设疑解惑，重视临床思维能力的培养，突出案例的临床诊疗路径方法的教育；重视护理评估工作能力的培养，突出护理工作措施方法的教育，来提高启发学生引发新的思考和解决问题的具体方式、方法。既要重视基础理论、基本知识的学习，更要重视基本技能的训练，增加基本技能训练课时和考核比重，以及毕业实习前多项实践技能综合考核等教学环节，并编写与教材相匹配的实训教材，夯实基础，提高学生的岗位胜任力和就业竞争力。

3. 以"三贴近"为原则，培养高素质技术技能型人才。"三贴近"，即贴近临床、贴近岗位、贴近服务对象。根据新构建的课程体系，围绕未来就业岗位的实际需要，制定课程标准和明晰教学要求，彰显任务引领、项目驱动、过程导向等新的课程观，充分利用校内、校外实训基地，设计仿真情境或利用合作医院真实情境中的病例实施教学，把人文关怀贯穿于反复的教学实践中，陶冶学生高尚的道德情操，使学生真正成为高素质技术技能型人才。

4. 以纸质教材为基础，结合当今"互联网＋"的技术。综合运用"互联网＋"的技术优势融入纸质教材，采用网络电子教材、教学资源、互动教学、操作视频、教学管理、课后训练等内容的网络平台配套纸质教材使用，以期达到教师教学、学生自学、课后训练等多种学习形式的交融，极大地丰富了教材内涵，提高了学生学习、实践的能力。

5. 以创新性教材编写形式，提高学生自主学习能力及临床实践能力。该套教材以"授人以鱼不如授人以渔"的思想，采用"案例引入"形式，案例要求与临床知识结合，创新性地加入了"临床思维"及"护理措施"，引导学生在初学阶段即进入临床工作思维的角色，灌输学生以职业目标为导向的实践能力和工作能力的训练，结合基础知识的理解，强化学生综合能力的运用。教材以"学习目标""重点提示""考点提示""知识链接""课后练习""综合模拟测试"等栏目形式提高学生理解所学内容，促进学生理论联系实际和提高学生独立思考的能力。

教材建设是一项长期而艰巨的任务，是一项十分严谨的工作。我们希望该套教材在各位主编、编委的辛勤耕耘下，发扬教材的特色及优势，引领教材改革发展的趋势，为卫生职业教育的教学改革和人才培养做出应有的贡献。

特别感谢该套教材在编写过程中各卫生职业院校及相关领导、专家的大力支持及辛勤付出，希望各院校及各位编委在使用教材过程中，继续总结经验和教学成果，使我们的教材能够不断地完善提高，并更好地融入到学校的教学改革中，出版更多、更好的精品教材来回报和服务于学校和学生。

前　言

　　《妇产科学》是高等职业教育临床医学专业的一门必修课。本教材依据国家教育部对职业教育最新的发展要求，结合职业院校学生实际情况，紧贴全国执业（助理）医师资格考试大纲的要求和临床工作的需求，为临床一线培养实用型的医学人才而编写。

　　本教材供高职高专临床医学及相关专业使用。在教材编写工作中，根据使用对象为即将从事临床医疗工作或进入本科继续深造的医学高职高专学生这一特点，我们以基本理论、基本知识和基本技能为主线，将创新性、科学性、启发性、先进性、实用性贯穿始终。同时，充分考虑了与本科层次教学的衔接，在内容编排上做到由浅入深，循序渐进。另外，本教材注重课程内容的优化，及时更新知识，加入了近几年的新知识、新理论、新进展与新技术，并调节或删除了与其他学科重复的部分内容。

　　本书编写人员共有 10 位，为来自全国 9 所高等医药院校的中青年教师，他们分别从事妇产科临床、教学及科研工作，每位编者的编写内容尽可能与本人的研究方向一致。

　　由于编写人员水平有限，不妥之处在所难免，恳请老师及学生多提宝贵意见，以便再版时进行改进。

编　者

目　录

第一章　女性生殖系统解剖

📖 **学习目标**

1. 掌握　女性内生殖器官的功能与结构。
2. 掌握　骨盆的结构与分界。
3. 熟悉　骨盆底的结构与作用。
4. 熟悉　女性内生殖器官与邻近器官的关系。
5. 了解　女性外生殖器官的结构。

第一节　外生殖器

女性外生殖器（external genitalia），又称外阴，是指生殖器官的外露部分。女性外生殖器位于两股内侧之间，前面为耻骨联合，后面为会阴，包括阴阜、大阴唇、小阴唇、阴蒂、阴道前庭（图1-1）。

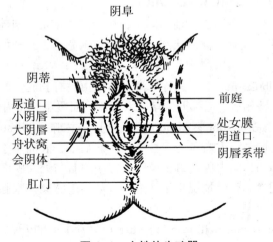

阴阜

阴蒂
尿道口
小阴唇
大阴唇
舟状窝
会阴体
肛门

前庭
处女膜
阴道口
阴唇系带

图1-1　女性外生殖器

一、阴阜（mons pubis）

耻骨联合前方隆起的皮下脂肪组织丰富的皮肤皱襞。青春期该部皮肤开始生长阴毛，呈倒三角形分布，其色泽、粗细、疏密与种族和个体等有关。阴毛是女性的第二性征之一。

二、大阴唇（labium majus）

两股内侧的一对隆起的纵行皮肤皱襞，前起于阴阜，后止于会阴。两侧大阴唇前端为子宫圆韧带止点，后端融合，形成阴唇前、后联合；大阴唇外侧面为皮肤，青春期开始长出阴毛，内含皮脂腺和汗腺；大阴唇内侧面湿润如黏膜；大阴唇皮下为疏松结缔组织和脂肪组织，有丰富的血管、淋巴管和神经，一旦受伤极易形成血肿。未婚妇女两侧大阴唇自然合拢，遮盖阴道口及尿道外口；经产妇大阴唇由于分娩的影响向两侧分开；绝经后大阴唇萎缩，阴毛稀少。

三、小阴唇（labium minus）

大阴唇内侧的一对薄的皮肤皱襞，表面湿润、褐色、无毛，富含神经末梢，极敏感。两侧小阴唇前端融合且分为两叶包绕阴蒂，前叶形成阴蒂包皮，后叶形成阴蒂系带。小阴唇后端与大阴唇后端会合，在正中线形成横行的阴唇系带。

四、阴蒂（clitoris）

位于两侧小阴唇顶端下方，部分被阴蒂包皮包绕。与男性阴茎海绵体组织同源，性兴奋时勃起。阴蒂分为阴蒂头、阴蒂体、阴蒂脚三部分。阴蒂头暴露于外阴，神经末梢丰富，极敏感。

五、阴道前庭（vaginal vestibule）

为两侧小阴唇之间的菱形区，前为阴蒂，后为阴唇系带，两侧为小阴唇。在阴道口与阴唇系带之间有一浅窝，称舟状窝，亦称阴道前庭窝，经产妇此窝消失。此菱形区内有以下结构。

1. 前庭球（vestibular bulb） 又称球海绵体，由具有勃起性的静脉丛构成，位于前庭两侧。前端与阴蒂相接，后邻同侧前庭大腺，表面覆盖球海绵体肌。

2. 前庭大腺（major vestibular gland） 又称巴多林腺（Bartholin gland），亦称巴氏腺，为黄豆大小的腺体，左右各一。位于大阴唇后部，表面覆盖球海绵体肌，腺管细长，长度为 1 ~ 2cm，向内侧开口于前庭后方小阴唇与处女膜之间的沟内。性兴奋时分泌黏液以润滑阴道。正常情况下不能触及，如出现感染导致腺管口闭塞时，可形成前庭大腺囊肿或脓肿。

3. 尿道外口（external orifice of urethra） 为尿道的开口，位于前庭前部，阴蒂头后下方，略呈圆形。其后壁有一对并列的腺体，称尿道旁腺，细菌常潜伏于此。

4. 阴道口（vaginal orifice）与处女膜（hymen） 阴道口为阴道的开口，位于尿道口的后方，前庭的后部，其大小、形状多不规则。阴道口周缘覆有一层较薄的黏膜，称为处女膜，内含结缔组织、血管及神经末梢。处女膜中央有一孔，孔的大小、形状、厚薄因人而异，经血由此排出。处女膜可因性交撕裂或剧烈运动而破裂，并受分娩影响，产后仅留有处女膜痕。

第二节　内生殖器

女性内生殖器（internal genitalia）藏于真骨盆内，包括阴道、子宫、输卵管、卵巢。输卵管与卵巢通常称为子宫附件（图1-2、图1-3）。

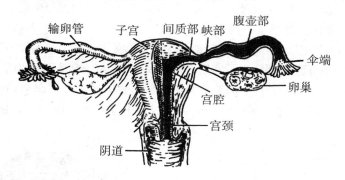

图1-2　女性内生殖器（后面观）

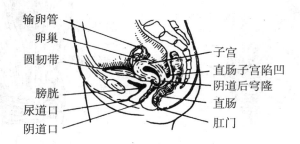

图1-3　女性内生殖器（矢状面观）

一、阴道（vagina）

是性交的器官，也是月经血排出与胎儿娩出的通道。

1. 位置与形态　阴道为上宽下窄的管道，前壁长7～9cm，与膀胱及尿道贴近；后壁长10～12cm，和直肠相邻。平时阴道前后壁紧贴。阴道上端包绕子宫颈阴道部，下端开口于阴道前庭后部的阴道口。阴道环绕宫颈周围，形成一圆周状隐窝，称阴道穹隆（vaginal fornix），按其位置分前、后、左、右四部分。因阴道前壁短后壁长，故阴道后穹隆最深，又因其顶端与女性盆腔的最低点的直肠子宫陷凹紧密相贴，故临床可经此进行穿刺或引流，阴道后穹隆对临床诊断和治疗具有重要意义。

2. 组织结构　阴道壁由黏膜、肌层和纤维组织膜构成。阴道壁有许多横纹皱襞，伸展性较大。阴道黏膜层有复层鳞状上皮覆盖，色淡红，无腺体，受卵巢性激素的影响发生周期性的变化。幼女及绝经后的妇女，阴道黏膜上皮薄，皱襞少，弹性差，极易感染。阴道肌层由内环和外纵的两层平滑肌组成，其外覆盖有多量弹力纤维及少量平滑肌纤维构成的纤维组织膜。阴道壁富含静脉丛，一旦损伤极易出血或形成血肿。

重点·考点·笔记

二、子宫（uterus）

为一肌性的空腔脏器，是孕育胚胎、胎儿生长发育的场所，也是产生月经的器官。

（一）形态与位置

考点提示

子宫的形态与结构。

子宫位于盆腔中央，前为膀胱，后为直肠，两侧有输卵管和卵巢。子宫多呈轻度前倾前屈位，形如倒置梨状，前后略扁。成年女性子宫重 50 ～ 70g，长 7 ～ 8cm，宽 4 ～ 5cm，厚 2 ～ 3cm，子宫腔容量约 5ml。子宫上部较宽，称为子宫体（corpus uteri）；子宫体顶部隆起部分为子宫底（fundus uteri）；子宫底两侧为子宫角（cornua uteri），与输卵管相通；子宫下部较窄呈圆柱状，称为子宫颈（cervix uteri），俗称宫颈。子宫体与子宫颈的比例在青春期前为 1：2，生育期妇女为 2：1，绝经后为 1：1（图 1-4）。

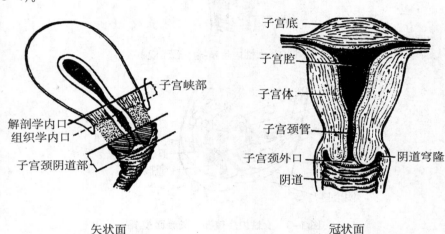

矢状面　　　　　　　　　冠状面

图 1-4　子宫各部

子宫腔（uterine cavity）为上宽下窄的倒三角形，宫体与宫颈之间狭窄的部分称为子宫峡部（isthmus uteri），非孕时长约 1cm。子宫峡部上端在解剖学上最狭窄，称为解剖学内口；其下端于此处由子宫腔内膜转为子宫颈内膜，称为组织学内口。妊娠期子宫峡部逐渐伸展、变长，形成子宫下段，构为软产道的一部分，长度可达 7 ～ 10cm。子宫颈内腔呈梭形，称为子宫颈管，成年女性长 2.5 ～ 3cm，其下端称为子宫颈外口，伸入阴道。子宫颈以阴道为界限分为子宫颈阴道上部（上 2/3）和子宫颈阴道部（下 1/3）。未产妇的子宫颈外口呈圆形；经产妇因受分娩影响，宫颈外口形成横裂，分为前唇和后唇。

（二）组织结构

子宫体与子宫颈的组织结构不同。

1. 子宫体　子宫体壁由三层组织构成，由外至内分别为子宫浆膜层、子宫肌层、子宫内膜层。

（1）子宫浆膜层：即覆盖子宫底部及其前后壁的脏腹膜。在子宫前壁，近子宫峡部处的腹膜与子宫壁结合比较疏松并由此向前反折覆盖膀胱，形成膀胱子宫陷凹，此处腹膜称为膀胱子宫反折腹膜；在子宫后壁，腹膜沿子宫壁向下至子宫颈后方及阴道后穹隆上方，而后折向直肠形成直肠子宫陷凹，亦称道格拉斯陷凹。覆盖子宫前后壁的腹膜向子宫两侧延展汇合形成阔韧带。

（2）子宫肌层：子宫体壁最厚的一层，非孕时厚约 0.8cm。该层由大量平滑肌组织、少量弹力纤维和胶原纤维构成，肌束交错排列，分为三层：外层肌纤维纵行排列，中层交叉排列，内层环行排列。其中，中层肌纤维在血管周围形成"8"字形围绕血管。子宫平滑肌收缩时肌层中的血管被压缩，可有效地制止子宫出血。

（3）子宫内膜层：为覆盖宫腔表面的粉红色黏膜组织，无黏膜下层。子宫内膜共分三层，即致密层、海绵层、基底层。内膜表面 2/3 为致密层和海绵层，统称为功能层，青春期开始受卵巢分泌的性激素影响，发生周期性变化并脱落。近子宫肌层的 1/3 内膜不受卵巢激素的影响，无周期性变化，称为基底层。

2. 子宫颈　主要由结缔组织构成，内有平滑肌纤维、血管和弹力纤维。子宫颈管黏膜上皮为单层高柱状，富含腺体，分泌碱性黏液并形成黏液栓，堵塞子宫颈管，将子宫颈管与外界隔开，可抵御细菌侵入。子宫颈阴道部与阴道均有复层鳞状上皮覆盖，表面光滑。柱状上皮与鳞状上皮于子宫颈外口交界，是宫颈癌的好发部位。

（三）子宫韧带

1. 圆韧带（round ligament）　由结缔组织和平滑肌组成，呈圆索状，长 10 ~ 12cm。起自于两侧子宫角前面、输卵管近端下方，向前外侧走行达两侧骨盆壁，穿过腹股沟管，止于大阴唇前端，主要起维持子宫前倾位置的作用。

2. 阔韧带（broad ligament）　为一对翼形的双层腹膜皱襞，由覆盖子宫前后壁的腹膜自子宫侧缘向两侧延展达盆壁构成，起维持子宫于盆腔正中位置的作用。阔韧带有前后两叶，上缘游离，内 2/3 包绕输卵管峡部及壶腹部，外 1/3 部由输卵管伞端下方向外延展达骨盆壁，包绕卵巢动静脉，形成骨盆漏斗韧带（infundibulopelvic ligament），又称为卵巢悬韧带（suspensory ligament of ovary）。阔韧带后叶与卵巢相接处称为卵巢系膜。阔韧带于卵巢内侧与子宫角之间稍增厚，称为卵巢韧带或卵巢固有韧带。阔韧带位于输卵管以下、卵巢附着处以上的部分，称为输卵管系膜。宫体两侧阔韧带内血管、神经、淋巴管丰富，并有大量疏松结缔组织，称为宫旁组织。子宫动脉、静脉和输尿管均从阔韧带基底部穿过。

3. 主韧带（cardinal ligament）　又称子宫颈横韧带，位于阔韧带下部，横行于子宫颈两侧和骨盆侧壁之间。主韧带由坚韧的平滑肌与结缔组织纤维束构成，是固定宫颈位置、防止子宫下垂的主要韧带。

4. 宫骶韧带（uterosacral ligament）　起自宫体与宫颈交界处后面侧上方（相当于组织学内口水平），向两侧绕过直肠，止于第 2 骶椎、第 3 骶椎前面的筋膜。该韧带向后上方牵引子宫颈，间接维持子宫前倾位置。

三、输卵管（oviduct，fallopian tube）

是卵子与精子结合的场所，是受精卵进入子宫腔的通道。

考点提示

子宫的韧带。

考点提示

输卵管的分部。

1. **位置与形态**　是一对细长而弯曲的肌性管道，全长 8 ～ 14cm，其内侧与子宫角相通，外侧游离呈伞状，与卵巢贴近。根据输卵管的形态，由内向外分为四部分。①间质部：潜行于子宫壁内的部分，长约 1cm，为输卵管管腔最狭窄处；②峡部：位于间质部外侧，细且管腔较窄，长 2 ～ 3cm；③壶腹部：在峡部外侧，壁薄，管腔宽大，长 5 ～ 8cm，卵子受精常发生于此；④伞部：在壶腹部外侧，是输卵管的末端，呈漏斗状，开口于腹腔，长 1 ～ 1.5cm，有"拾卵"作用（图 1-5）。

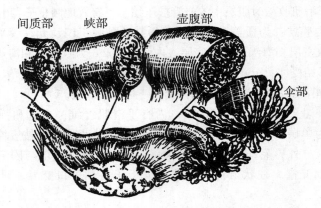

图 1-5　输卵管各部及其横断面

2. **组织结构**　输卵管管壁由浆膜层、平滑肌层、黏膜层三层构成。外层为浆膜层，是腹膜的一部分；中层为平滑肌层，平滑肌收缩有助于拾卵及运送受精卵；内层为黏膜层，被覆单层高柱状上皮，上皮细胞分为纤毛细胞、无纤毛细胞、楔状细胞及未分化细胞四种，纤毛细胞的纤毛摆动起协助运送受精卵的作用。输卵管肌肉的收缩和黏膜上皮细胞的形态、分泌及纤毛摆动均受性激素影响，发生周期性变化。

四、卵巢（ovary）

考点提示

卵巢的形态与组织结构。

是女性的性腺，可产生与排出卵子，也可分泌激素。

1. **形态与位置**　为一对灰白色、扁椭圆形性器官。青春期前卵巢表面光滑；青春期开始，由于排卵，卵巢表面逐渐凹凸不平。育龄女性的卵巢大小约为 4cm×3cm×1cm，重 5 ～ 6g。绝经后卵巢逐渐萎缩，变小变硬。

卵巢位于输卵管的后下方，内侧以卵巢固有韧带与子宫相连，外侧以骨盆漏斗韧带连于骨盆侧壁。卵巢前缘借助卵巢系膜与阔韧带后叶相连，其中部为卵巢门，卵巢的血管及神经由此出入卵巢。卵巢后缘游离。

2. **组织结构**　卵巢表面无腹膜，由单层立方上皮覆盖，称表面上皮。紧贴其内的致密纤维组织为卵巢白膜。卵巢白膜下即卵巢实质，分为皮质和髓质。皮质居外，是卵巢的主体，内含发育到不同阶段的各级卵泡、黄体及致密结缔组织。内层为髓质，内有丰富的血管、淋巴管、神经、疏松结缔组织及少量与卵巢悬韧带相连续的平滑肌纤维，髓质内无卵泡（图 1-6）。

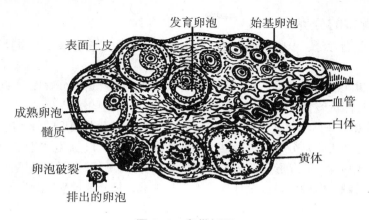

图 1-6　卵巢剖面

第三节　骨盆与骨盆底

女性骨盆（pelvis）是产道的重要组成部分，经阴道分娩时为胎儿娩出的必经通道，其大小、形状直接影响分娩过程。

一、骨盆的组成

1. 骨盆的骨骼与关节　骨盆由骶骨、尾骨及左右两块髋骨组成。每块髋骨又由髂骨、坐骨及耻骨融合而成；骶骨由 5 ~ 6 块骶椎构成，第一骶椎前突形成骶岬，是骨盆内测量的重要标志之一，也是妇科腔镜手术的重要标志；尾骨由 4 ~ 5 块尾椎构成。连接骨盆骨骼的关节有耻骨联合、骶髂关节、骶尾关节，其中骶尾关节有一定活动度，利于分娩（图 1-7）。

2. 骨盆的韧带　连接骨盆各部之间的较重要的韧带有两对，一对是骶棘韧带，位于骶骨、尾骨与坐骨棘之间，是判定中骨盆是否狭窄的重要指标；另一对是骶结节韧带，位于骶骨、尾骨与坐骨结节之间。

妊娠期受性激素的影响，韧带稍松弛，有利于分娩。

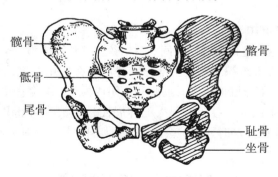

图 1-7　正常女性骨盆

二、骨盆的分界

以耻骨联合上缘、骶岬上缘、髂耻缘的连线为界限，将骨盆分为假骨盆和真骨盆两部分。

1. **假骨盆**　又称大骨盆，位于骨盆分界线以上。与产道及分娩无直接关系，但临床上可以通过测量假骨盆某些径线的长度间接了解真骨盆的情况。

2. **真骨盆**　又称小骨盆，位于骨盆分界线之下，是胎儿娩出的骨产道。其大小、形态直接决定能否正常分娩。真骨盆上、下分别称骨盆入口与骨盆出口，两者之间为骨盆腔，前浅后深。骨盆腔前壁为耻骨联合和耻骨支，后壁为骶骨与尾骨，两侧分别为坐骨、坐骨棘、骶棘韧带。坐骨棘位于骨盆中部，是分娩过程中判定胎先露部下降程度的标志。

三、骨盆底（pelvic floor）

骨盆底由多层肌肉和筋膜组成，封闭骨盆出口，承托并保持骨盆腔内各器官于正常位置。尿道、阴道及直肠由骨盆底贯穿而出。若骨盆底组织因受分娩、营养不良等因素影响，出现结构或功能异常，可影响骨盆脏器的位置及功能，导致盆腔脏器膨出、脱垂或功能障碍。骨盆底由外向内分为三层。

1. **外层**　由会阴浅层筋膜和其下方的三对肌肉（球海绵体肌、坐骨海绵体肌、会阴浅横肌）及肛门外括约肌组成。上述肌肉的肌腱汇合于阴道外口与肛门之间，形成会阴中心腱。

2. **中层**　即泌尿生殖膈，由上、下两层坚韧的筋膜及其间的尿道括约肌、一对会阴深横肌组成，覆盖于由耻骨弓和两侧坐骨结节形成的骨盆出口前三角平面上，又称前三角韧带。尿道和阴道由此穿过。

3. **内层**　又称盆膈，由肛提肌及其内外两层筋膜组成，是骨盆底最坚韧的一层，有尿道、阴道及直肠穿过。每侧肛提肌由耻尾肌、髂尾肌、坐尾肌组成。位于肛提肌上、下面的筋膜称盆筋膜，为坚韧的结缔组织，覆盖骨盆底及盆壁。某些部位盆筋膜较肥厚，与盆腔脏器的肌纤维汇合形成相应的韧带，对盆腔脏器有很强的支持作用，如主韧带、宫骶韧带及耻骨膀胱韧带。

四、会阴（perineum）

狭义的会阴是指阴道口和肛门之间的软组织，又称会阴体。会阴体厚 3 ～ 4cm，呈楔形，由皮肤、皮下组织、筋膜、部分肛提肌及会阴中心腱组成，为盆底的一部分。会阴中心腱是由部分肛提肌及其筋膜和会阴浅横肌、会阴深横肌、球海绵体肌、肛门外括约肌的肌腱组成。会阴有很大的伸展性，妊娠后期组织变松软，对分娩有利。分娩时易裂伤，故接产时要保护会阴或酌情切开会阴，以防盆底及会阴撕裂伤。

第四节　邻近器官

女性生殖器官与盆腔内尿道、膀胱、输尿管、直肠、阑尾等器官不仅位置相邻，而且血管、淋巴及神经也紧密相连。当女性生殖器官的位置及结构发生变化或病变，如感染、创伤、肿瘤时，常会累及邻近器官，反之盆腔内邻近器官出现病变亦可累及女性生殖器官。因此，了解邻近器官的解剖结构，对妇产科疾病的诊断、治疗和手术具有重要意义。

一、尿道（urethra）

尿道为一位于耻骨联合之后、阴道之前的肌性管道，始于膀胱三角尖端，穿过泌尿生殖膈，止于阴道前庭的尿道外口。女性尿道长 4～5cm，短而直，邻近阴道，故易发生泌尿系统的感染。

二、膀胱（urinary bladder）

膀胱为一囊状肌性器官，其大小、形状与其充盈情况及邻近器官的状况有关。膀胱空虚时完全位于骨盆腔内，充盈时可凸向盆腔甚至腹腔。充盈的膀胱可影响子宫和阴道的位置，故妇科检查或手术前必须排空膀胱。

三、输尿管（ureter）

输尿管为一对肌性圆索状管道，长约30cm，粗细不一。输尿管起自肾盂，沿腰大肌前面偏中线侧下行，跨过髂外动脉起点的前方进入盆腔，而后继续沿髂内动脉下行，达阔韧带底部向前内方行，于子宫颈外侧约2cm处，在子宫动脉下方穿过，再经阴道侧穹隆顶端斜向前内经输尿管隧道进入膀胱壁，在壁内斜行 1.5～2cm，开口于膀胱三角区外侧角。妇科手术如行高位结扎卵巢血管、结扎子宫动脉、打开输尿管隧道时，需注意输尿管的行走方向，避免损伤输尿管。

四、直肠（rectum）

直肠位于盆腔后部，上接乙状结肠，穿过盆膈，下连肛管。直肠前为子宫及阴道后壁，后为骶骨，长 15～20cm。直肠的上段有腹膜覆盖，中段腹膜折向前上方覆盖子宫后壁与子宫颈形成直肠子宫陷凹，直肠下段无腹膜覆盖。肛管长 2～3cm，其周围有肛门内外括约肌及肛提肌。分娩时要注意保护会阴，避免损伤肛管及直肠。

五、阑尾（vermiform appendix）

阑尾为连于盲肠内侧壁的盲端细管，长 7～9cm，其位置、粗细、长度等个体差异较大。阑尾多位于右髂窝内，有时其下端可达右侧附件处，发生炎症时可累及右侧输卵管、卵巢，甚至整个盆腔。妊娠期随着子宫增大，阑尾位置逐渐向上外方移位，应注意鉴别诊断。

第五节　血管、淋巴、神经

一、血管

女性内外生殖系统的血液供应主要来自卵巢动脉、子宫动脉、阴道动脉及阴部内动脉。盆腔静脉与同名动脉伴行，但静脉数量比动脉多，在相应器官及其周围相互吻合形成静脉丛，致使盆腔感染及癌细胞极易蔓延和转移。

1. 卵巢动脉　由腹主动脉分出。在腹膜后沿腰大肌下行达盆腔缘，跨过输尿管与髂总动脉下段，经骨盆漏斗韧带向内侧横行，自卵巢系膜进入卵巢门。卵巢动脉在进入卵巢前分出若干分支走形于输卵管系膜内供应输卵管，其末端在宫角附近与子宫动脉上行的卵巢支相吻合。

2. 子宫动脉　为髂内动脉前干的分支。在腹膜后沿骨盆侧壁向前下行至阔韧带基底部，距离子宫颈内口水平约2cm处横跨输尿管至子宫侧缘，然后分为上下两支，即子宫体支与子宫颈－阴道支，分布于宫底部、输卵管、卵巢、子宫颈、阴道上段。

3. 阴道动脉　为髂内动脉前干的分支，与子宫动脉的子宫颈－阴道支及阴部内动脉的分支相吻合，分布于膀胱顶、膀胱颈及阴道的中下段前后壁。

4. 阴部内动脉　为髂内动脉前干终支，分为四支，即痔下动脉、会阴动脉、阴唇动脉、阴蒂动脉，为外生殖器官、肛门、阴道及直肠下段提供血液供应。

二、淋巴

女性生殖器官和盆腔有丰富的淋巴结和淋巴管，通常与相应的血管伴行，分为盆腔淋巴和外生殖器淋巴两组。盆腔淋巴又分成髂淋巴组、骶前淋巴组和腰淋巴组三组，收纳髂动脉旁的髂内、髂外、髂总及骶前淋巴结，再注入腹主动脉周围的腰淋巴结，最后在第2腰椎处汇入胸导管的乳糜池。外生殖器淋巴分为腹股沟浅淋巴结和腹股沟深淋巴结两部分，腹股沟浅淋巴结收纳外生殖器、阴道下段、会阴、肛门、下肢淋巴，汇入腹股沟深淋巴结，然后汇入髂外、闭孔等淋巴结。如女性生殖器官发生感染或癌变，极易通过淋巴管蔓延扩散和转移。

三、神经

女性内、外生殖器官由躯体神经和自主神经共同支配。

1. 外生殖器的神经支配　主要为阴部神经支配。阴部神经纤维由第Ⅱ、第Ⅲ、第Ⅳ骶神经的分支组成，与阴部内动脉走行相同，在坐骨结节内侧下方分成痔下神经、阴蒂背神经及会阴神经，分布于会阴、阴唇及肛门。

2. 内生殖器的神经支配　主要由交感神经和副交感神经支配。子宫平滑肌的活动，一方面受含交感与副交感纤维的骨盆神经丛及向心传导的感觉神经纤维支配；另一方面，子宫平滑肌有自主节律活动，当完全切断神经后，子宫仍能节律性收缩，完成分娩过程。临床上可见低位截瘫产妇顺利自然分娩。

（高　辉）

课后练习

一、单选题

1. 关于子宫峡部，正确的是（　　　）

    A. 指子宫体与子宫颈之间狭窄的部分

    B. 峡部下端为解剖学内口

    C. 非孕妇女长约 2cm

    D. 非孕妇女长约 3cm

    E. 妊娠末期形成子宫下段，临产后可达脐上 1 横指

2. 关于输卵管各部，正确的是（　　　）

    A. 通入子宫壁内的部分为间质部

    B. 间质部外侧的为壶腹部

    C. 峡部在壶腹部外侧

    D. 漏斗部（伞部）为输卵管宽大部分

    E. 输卵管全长约 25cm

3. 加强盆底支持力的肌肉是（　　　）

    A. 球海绵体肌　　　　　B. 会阴浅横肌　　　　　C. 会阴深横肌

    D. 坐骨海绵体肌　　　　E. 肛提肌

4. 从子宫颈至骨盆侧壁的韧带是（　　　）

    A. 圆韧带　　　　　　　B. 阔韧带　　　　　　　C. 主韧带

    D. 宫骶韧带　　　　　　E. 骨盆漏斗韧带

5. 子宫峡部的上端是（　　　）

    A. 组织学外口　　　　　B. 组织学内口　　　　　C. 解剖学内口

    D. 解剖学外口　　　　　E. 鳞柱状上皮交界处

二、思考题

请说出子宫的韧带及其功能。

第二章　女性生殖系统生理

📖 学习目标

1. 掌握　青春期、性成熟期、绝经过渡期的生理特点和卵巢性激素的生理作用。
2. 熟悉　月经、月经周期的概念及卵巢的周期性变化。
3. 了解　卵巢功能及月经周期的调节机制。

第一节　女性一生各阶段生理特点

女性从胎儿形成到衰老是一个渐进的生理过程，虽可按年龄分为 7 个时期，但没有截然的界限。女性各时期有不同的生理特点，但受遗传、环境、营养、心理因素的影响，个体间又有差异。

一、胎儿期（fetal period）

精卵结合时已经决定胎儿的性别。性染色体 X 与 Y 决定着胎儿的性别，即 XX 合子发育为女性，XY 合子发育为男性。胚胎 6 周后原始性腺开始分化。若胚胎细胞不含 Y 染色体，性腺分化缓慢，至胚胎 8～10 周性腺组织才出现卵巢的结构。卵巢形成以后，由于缺乏雄激素和副中肾管抑制因子，导致中肾管退化，两条副中肾管发育成为女性生殖道。

二、新生儿期（neonatal period）

胎儿娩出至出生后 4 周内为新生儿期。女性胎儿在母体内由于受母体卵巢、胎盘所产生的女性激素的影响，子宫、卵巢及乳房均有一定程度的发育。出生时可见新生儿外阴较丰满，乳房肿大或有乳汁样分泌物。出生后与母体分离，新生儿血液中性激素迅速下降，可出现阴道少量出血。这属于生理现象，数日内自然消退。

三、儿童期（childhood）

从生后 4 周到 12 岁左右为儿童期。8 岁以前为儿童早期，儿童身体持续发育，下丘脑－垂体－卵巢轴的功能处于抑制状态，卵巢无雌激素分泌，生殖器官仍为幼稚型。阴道狭长，上皮薄而无皱襞，细胞内缺乏糖原，酸度低，抗感染能力弱，易发生生殖道炎症。8 岁以后为儿童后期，下丘脑促性腺激素释放激素抑制状态解除，卵巢内的卵泡受垂体促性腺激素的影响有一定发育并分泌性激素。随着儿童体格的增长和发育，神经、内分泌的调节功能也逐渐发展，但仍不成熟。女性特征开始出现，皮下脂肪在胸、髋、肩、耻骨前面堆积，乳房也开始发育。此时逐渐向青春期过渡。

四、青春期（puberty or adolescence）

从月经初潮至生殖器官逐渐发育成熟的时期称为青春期，世界卫生组织（WHO）规定青春期为 10 ～ 19 岁。青春期生理特点有以下几点。

1. **第一性征发育**　即生殖器官的发育。阴阜隆起，大阴唇变肥厚，小阴唇变大且色素沉着；阴道的长度及宽度增加，黏膜增厚并出现皱襞；子宫增大，子宫体尤为明显，宫体与宫颈的比例为 3 ：2；输卵管变粗、弯曲度减少；卵巢增大，皮质内有不同发育阶段的卵泡，使卵巢表面稍显凹凸不平。此期虽已初步具有生育能力，但生殖系统的功能尚未完善。

2. **第二性征出现**　音调变高，乳房丰满而隆起；出现阴毛及腋毛，骨盆横径大于前后径；胸、肩、髋部皮下脂肪增多，形成女性特有体态。其中乳房发育是女性第二性征的最初特征，为女性进入青春期的标志。

3. **月经初潮**　第一次月经来潮称为月经初潮（menarche），是青春期开始的一个重要标志。此时由于中枢系统对雌激素的正反馈机制尚未成熟，有时即使卵泡发育成熟却不能排卵，易发生无排卵性功能失调性子宫出血，月经周期常不规则。

4. **生长加速**　青春期少女体格加速生长，逐渐接近成年女性，月经初潮后增长速度减慢。

五、性成熟期

性成熟期又称生育期，一般自 18 岁开始，持续约 30 年，是卵巢生殖功能和内分泌功能最旺盛的时期。卵巢功能成熟并分泌性激素，已建立规律的周期性排卵。生殖器官和乳房在卵巢激素的作用下发生周期性变化。

六、绝经过渡期

绝经过渡期指从开始出现绝经趋势至最后一次月经的时间，世界卫生组织将卵巢功能开始衰退直至绝经后 1 年内的时期称为围绝经期。长短不一，一般始于 40 岁，历时短则 1 ～ 2 年，长则十余年。绝经过渡期是女性自性成熟期至老年期的一个过渡时期，主要表现为卵巢功能逐渐减退，月经不规则，最后绝经，生殖器官开始萎缩并向衰退变更，丧失生育能力。由于内分泌的变化，可出现血管舒缩障碍和神经精神症状，如潮热、多汗、情绪不稳定、头痛、失眠、抑郁、烦躁等，统称为绝经综合征。女性一生中最后一次月经称为绝经。

七、绝经后期

指绝经后的生命时期。早期，卵巢还有少量雄激素分泌，它可转化为雌酮，是绝经后妇女体内的主要雌激素。一般 60 岁以后，妇女机体逐渐老化进入老年期。此期卵巢功能完全衰竭，雌激素水平低落，生殖器官进一步萎缩老化，骨代谢失常引起骨质疏松，易发生骨折。

第二节 卵巢的周期性变化及功能

一、卵巢的功能

卵巢为女性性腺，可产生卵子并排卵，合成并分泌女性激素，分别为卵巢的生殖功能和内分泌功能。

二、卵巢的周期性变化

从青春期开始到绝经前，卵巢的形态和功能均发生周期性的变化，称卵巢周期。

1. 卵泡的发育与成熟　卵巢的基本生殖单位是始基卵泡（图 2-1）。卵泡自胚胎形成后不断的闭锁，至新生儿期卵泡数量约有 200 万个。儿童期多数卵泡退化，至青春期只剩下约 30 万个。而女性一生中一般只有 400～500 个卵泡发育成熟并排卵。近青春期，卵巢中原始卵泡开始发育，颗粒细胞由单层增殖为复层，由梭形变为柱形，形成初级卵泡。此后进一步发育，卵细胞增大，并出现卵泡腔，产生卵泡液，形成次级卵泡。每一个月经周期一般只有一个优势卵泡发育成熟，称为成熟卵泡（图 2-2），其直径可达 15～20mm，其结构自外向内依次为卵泡外膜、卵泡内膜、颗粒细胞、卵泡腔、卵丘、放射冠、透明带。其余卵泡在发育至一定程度后退化，称为闭锁卵泡。自月经第一天至卵泡发育成熟，称为卵泡期，一般为 10～14 天。

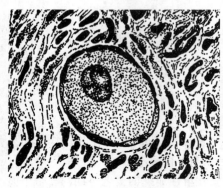

图 2-1　始基卵泡

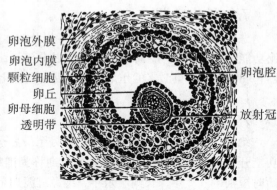

卵泡外膜
卵泡内膜
颗粒细胞
卵丘
卵母细胞
透明带

卵泡腔

放射冠

图 2-2　成熟的卵细胞

2. 排卵　卵细胞被排出的过程称为排卵。卵泡在发育的过程中逐渐向卵巢表面移行，向外突出，接近卵巢表面时，发育成熟的卵泡在卵泡内蛋白溶酶和激素的作用下，表面细胞变薄、溶解、破裂，卵细胞排出，完成排卵。排卵多发生在下次月经来潮前 14 天左右，卵子可由两侧卵巢交替排卵，也可由一侧卵巢连续排卵。

3. 黄体形成及退化　排卵后，卵泡液流出，卵泡壁塌陷，形成许多皱襞，卵泡壁的卵泡颗粒细胞和卵泡内膜细胞向内侵入，周围有卵泡外膜包围，共同形成黄体（图 2-3）。卵泡颗粒细胞和卵泡内膜细胞在黄体生成素（LH）的作用下进一步黄素化，分别形成颗粒黄体细胞和卵泡膜黄体细胞。排卵后 7～8 天，黄体体积和功能达到高峰，直径 1～2cm，外观色黄。若卵子受精，黄体继续发育成为妊娠黄体，继续分泌女性激素，至妊娠 10 周后由胎盘代替其功能。若卵子未受精，排卵后 9～10 天黄体开始退化，组织纤维化，外观转为白色，称白体。一般黄体寿命为 12 ～ 16 天，平均 14 天，称为月经黄体。黄体萎缩后月经来潮，卵巢中又有新的卵泡发育，开始新的周期。

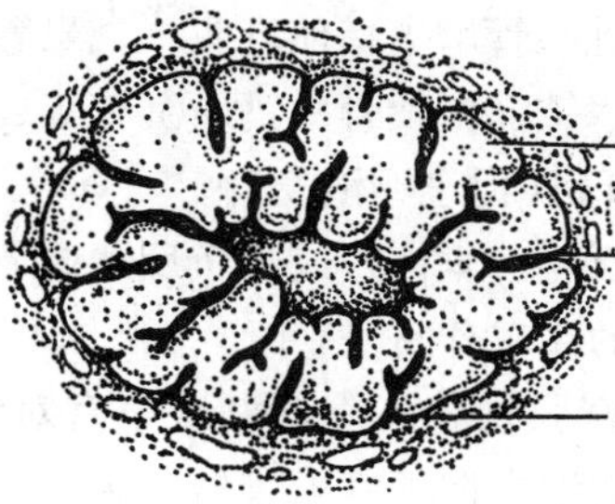

图 2-3　成熟黄体

- 颗粒黄体细胞
- 卵泡膜黄体细胞
- 卵泡外膜

三、卵巢性激素

卵巢合成及分泌的性激素均为类固醇激素，包括雌激素和孕激素，还有少量雄激素。卵泡膜细胞是排卵前雌激素的主要来源，黄体细胞在排卵后分泌大量孕激素和雌激素，雄激素主要由卵巢间质细胞和门细胞产生。

（一）类固醇激素的生物合成过程

卵巢组织内含有直接摄取胆固醇合成性激素的酶系。雌激素的合成是由卵泡颗粒细胞和卵泡内膜细胞在黄体生成素和卵泡刺激素（FSH）的共同作用下完成的。卵泡内膜细胞上有 LH 受体，LH 和 LH 受体结合后使细胞内胆固醇形成睾酮和雄烯二酮。卵泡颗粒细胞上有 FSH 受体，FSH 和 FSH 受体结合后可以激活芳香化酶活性，将睾酮和雄烯二酮分别转化为雌二醇和雌酮，进入血液循环和卵泡液中。雌酮是女性进入绝经后体内主要的雌激素。

（二）类固醇激素代谢

类固醇激素主要在肝内代谢，以硫酸盐或葡萄糖醛酸盐的形式经肾排出。

（三）卵巢性激素分泌的周期性变化

1. **雌激素**　在卵泡开始发育时，分泌量很少。随着卵泡逐渐成熟，分泌量逐渐增多，在排卵前形成第一个高峰，排卵后分泌稍减少。黄体开始分泌激素时又逐渐上升，在排卵后 7 ～ 8 天黄体成熟时，分泌量达第二个高峰。第二高峰较平坦，峰值低于第一高峰。黄体萎缩时雌激素水平急剧下降，月经前达最低水平。

2. **孕激素**　主要由黄体细胞分泌。排卵后分泌逐渐增多，排卵后 7 ～ 8 天黄体成熟时，分泌量达最高峰。以后逐渐下降，至月经来潮时恢复到排卵前水平。

3. **雄激素**　女性雄激素主要来自肾上腺。少量来自卵巢，主要包括睾酮和雄烯二酮。排卵前循环中雄激素升高，一是可以促进劣势卵泡闭锁，二是可以提高性欲。

（四）卵巢性激素的生理作用

1. **雌激素的生理作用**

（1）促进子宫肌细胞增生、肥大，使肌层增厚；增加血运，促进和维持子宫发育，使子宫内膜呈增生期改变，提高子宫对缩宫素的敏感性；使宫颈口松弛、扩张，宫颈黏液分泌增多、稀薄，易拉成丝状。

（2）促进输卵管肌层发育，增强输卵管节律性收缩和输卵管上皮细胞的分泌活动。

（3）促进阴道上皮细胞的增生、角化，增加细胞内糖原含量，使阴道维持酸性环境。

考点提示

雌激素、孕激素的生理作用。

（4）促进乳腺管增生，使乳头、乳晕着色。

（5）促进水钠潴留及骨中钙质沉着等。

（6）协同 FSH 促进卵泡发育。

（7）对下丘脑、垂体形成正负反馈调节，控制促性腺激素的分泌。

2. 孕激素的生理作用

（1）使子宫肌松弛，降低妊娠子宫对缩宫素的敏感性，有利于受精卵在子宫腔内生长发育，使增生期子宫内膜转化为分泌期内膜；使宫颈口闭合，宫颈黏液分泌减少、变稠，拉丝度差，易形成宫颈黏液栓。

（2）抑制输卵管节律性收缩。

（3）促进阴道上皮细胞脱落。

（4）在雌激素影响的基础上，促进乳腺腺泡发育。

（5）对下丘脑、垂体形成负反馈，抑制促性腺激素的分泌。

（6）促进水钠排泄。

（7）对下丘脑体温调节中枢有兴奋作用，使正常妇女在排卵后基础体温上升 0.3 ~ 0.5℃，临床上可以此作为判定排卵日期的标志之一。

3. 孕激素与雌激素的协同和拮抗作用　一方面，两者有协同作用，孕激素在雌激素影响的基础上，促进生殖器和乳房的发育，为妊娠做准备；另一方面，两者又有拮抗作用，具体表现在对子宫的收缩、子宫内膜的变化、输卵管蠕动、宫颈黏液变化、阴道上皮细胞角化和脱落及水钠潴留与排泄等的调节上。

4. 雄激素的生理作用

（1）促进蛋白质的合成与肌肉、骨骼的发育，促进血红蛋白和红细胞的增生等。

（2）大量雄激素有拮抗雌激素的作用。

第三节　子宫内膜的周期性变化及月经

一、子宫内膜的周期性变化

随着卵巢的周期性变化，子宫内膜也发生周期性变化，其功能层定期剥脱出血形成月经。正常月经周期以 28 天为例，其组织形态的周期性改变可分为 3 期。

1. 增殖期　月经周期的第 5 ~ 14 天。此期在雌激素作用下，内膜逐渐增厚至 3 ~ 5mm；腺体增多、增长，呈弯曲状；间质致密、水肿明显；间质内小动脉增生、延长呈螺旋状卷曲，管腔增大。

2. 分泌期　月经周期的第 15 ~ 28 天。月经周期的第 15 ~ 23 天，卵巢内黄体形成，分泌孕激素和雌激素，使子宫内膜继续增厚，腺体增大并分泌糖原，间质高度疏松、水肿，螺旋小动脉进一步增生、弯曲。子宫内膜的分泌活动在排卵后 7 天达高峰，恰与囊胚植入同步，为受精卵着床提供充足营养，临床上常以分泌期作为排卵的标志。月经周期的第 24 ~ 28 天，黄体萎缩。子宫内膜增厚达 10mm，呈海绵状，腺体仍有糖原分泌，间质更加疏松、水肿，表面上皮细胞下的间质细胞分化为肥大的蜕膜样细胞。此期螺旋小动脉迅速增长超出内膜厚度，更加弯曲，血管管腔也扩张。

3. 月经期 月经周期的第 1～4 天。此期由于黄体退化萎缩，体内雌激素水平降低，也无孕激素存在。子宫内膜中前列腺素合成、活化，刺激子宫肌层收缩，引起子宫内膜螺旋小动脉痉挛，内膜血流减少，组织变性、坏死。坏死的内膜与血液混合而排出，形成月经。

二、月经

1. 月经 月经是指随卵巢周期性变化而出现的子宫内膜周期性脱落及出血。规律的月经是生殖功能成熟的标志之一。月经初潮年龄多在 13～14 岁，可早在 11 岁或迟至 15 岁。初潮的早晚主要受遗传因素影响，其他如气候、体重、营养也会造成一定影响。近年来，月经初潮的年龄有提前趋势，15 岁之后月经尚未来潮者应当引起重视。

2. 月经血的特征 月经血呈暗红色，碱性、无臭味，除血液外，还包括子宫内膜碎片、宫颈黏液及脱落的阴道上皮细胞。月经血中含有前列腺素及来自子宫内膜的大量纤溶酶，由于纤溶酶对纤维蛋白的溶解作用，月经血不凝固。在出血量多的情况下可能会出现凝血块。

3. 正常月经的临床表现 正常月经具有周期性。相邻两次月经第 1 天的间隔时间称为 1 个月经周期，一般为 21～35 天，平均 28 天。每次月经持续时间为经期，一般为 2～8 天，平均约 5 天。一次月经的总失血量为经量，正常经量 20～60ml，超过 80ml 称为经量过多。一般妇女在月经期无特殊症状。受经期盆腔充血及前列腺素的影响，有些妇女可出现下腹及腰骶部下坠感或子宫收缩痛，并可出现腹泻等胃肠功能紊乱症状。少数妇女可有头痛及轻度神经系统不稳定症状。

第四节 月经周期的调节

月经周期的调节是一个非常复杂的过程，主要涉及下丘脑、垂体、卵巢。下丘脑、垂体、卵巢之间相互调节，相互影响形成完整而协调的神经内分泌系统，称为下丘脑－垂体－卵巢轴（hypothalamic–pituitary–ovarian axis，HPO）。HPO 轴主要生理功能是控制女性生育、正常月经和性功能，因此又称性腺轴。HPO 轴神经内分泌活动受到大脑高级中枢的影响。其他内分泌腺也可影响月经。

一、下丘脑促性腺激素释放激素

下丘脑是 HPO 轴的启动中心，分泌促性腺激素释放激素（GnRH），包括卵泡刺激素释放激素（FSH–RH）和黄体生成素释放激素（LH–RH），其作用是促进垂体合成、释放卵泡刺激素和黄体生成素。GnRH 的分泌受垂体促性腺激素和卵巢分泌的性激素的正负反馈调节，同时也受多种神经递质的调节，如去甲肾上腺素、多巴胺及5–羟色胺等。去甲肾上腺素可以促进 GnRH 的释放，多巴胺对 GnRH 的释放既有促进作用又有抑制作用。

二、腺垂体促性腺激素

腺垂体分泌促卵泡刺激素和黄体生成素。FSH 是卵泡发育必需的激素，其主要作用包括：①促进始基卵泡生长发育；②激活颗粒细胞芳香化酶，合成与分泌雌二醇；③调节优势卵泡的选择和劣势卵泡的闭锁退化；④在卵泡晚期与雌激素协同，诱导颗粒细胞生成 LH 受体，为排卵和黄素化做准备。LH 的主要作用包括：①在卵泡期刺激卵泡膜细胞合成雄激素，为雌二醇的合成提供底物；②排卵前促使卵母细胞最终成熟与排卵；③在黄体期维持黄体功能，促进孕激素、雌激素的合成与分泌。

三、卵巢性激素的反馈作用

卵巢主要分泌雌激素和孕激素。雌激素对下丘脑产生正反馈、负反馈两种作用。在卵泡期早期，低浓度的雌激素（< 200pg/ml）对下丘脑、垂体产生负反馈作用，抑制 GnRH、FSH、LH 的分泌。在卵泡期晚期，随着卵泡的发育成熟，当雌激素浓度（≥ 200pg/ml）并维持在 48 小时以上时，雌激素可发挥正反馈作用，刺激 LH 分泌高峰。在黄体期，雌激素协同孕激素对下丘脑产生负反馈作用。

四、月经周期的调节机制

月经期，雌、孕激素水平降至最低，解除了对下丘脑、垂体的抑制，下丘脑开始分泌 GnRH，刺激垂体分泌 FSH 和少量的 LH，两者共同作用刺激卵泡逐渐发育，并分泌雌激素。在雌激素的作用下，子宫内膜发生增生期变化。随着雌激素逐渐增多，对下丘脑的负反馈作用增强，抑制下丘脑分泌 FSH-RH，使 FSH 的分泌减少。随着卵泡的发育成熟，雌激素分泌出现第一次高峰，对下丘脑产生正反馈作用，促使垂体释放大量 LH 并出现高峰，FSH 同时也形成一个较低的峰，当两者同时达到峰值并形成一定比例时，使成熟卵泡排卵。排卵后，FSH、LH 急速下降，在少量 FSH、LH 作用下，卵巢黄体形成并逐渐发育成熟，分泌大量的孕激素，使子宫内膜由增生期变为分泌期，黄体也分泌雌激素并形成第二次高峰。在雌激素、孕激素共同作用下，通过负反馈作用，垂体分泌的 FSH、LH 相应减少，黄体开始萎缩，卵巢激素也分泌减少。分泌期的子宫内膜失去雌激素、孕激素的支持发生萎缩、坏死、脱落、出血，从而月经来潮。此

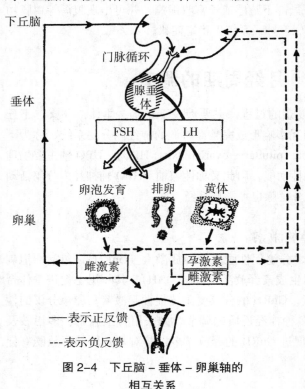

图 2-4　下丘脑 - 垂体 - 卵巢轴的
相互关系

时，血中雌激素、孕激素的水平均下降，解除了对下丘脑和垂体的抑制，GnRH 又开始分泌，FSH、LH 开始增加，又一批卵泡开始生长发育，下一个月经周期重新开始。如此周而复始（图 2-4）。

（王雪莉）

课后练习

一、单选题

1. 女性排卵的时间下列描述正确的是（　　）
   A. 本次月经干净后 14 天左右　　　　B. 下次月经来潮前 14 天左右
   C. 本次月经来潮后 14 天左右　　　　D. 下次月经来潮前 15 天左右
   E. 两次月经中间

2. 雌激素、孕激素对下丘脑及腺垂体的反馈是（　　）
   A. 雌激素—负反馈，孕激素—正反馈
   B. 雌激素—正反馈，孕激素—负反馈
   C. 雌激素—负反馈，孕激素—负反馈
   D. 雌激素—正负反馈，孕激素—负反馈
   E. 雌激素—负反馈，孕激素—正负反馈

3. 卵子自卵巢排出后未受精，黄体开始萎缩是在排卵后的（　　）
   A. 4～5 天　B. 9～10 天　C. 11～12 天　D. 3～14 天　E. 15～16 天

4. 关于月经的临床表现，下述哪项是错误的（　　）
   A. 经血一般不凝，是由于缺乏凝血因子
   B. 月经周期从月经来潮第 1 天算起
   C. 一次月经出血量约 30～50ml
   D. 正常月经周期是 28～30 天加减 3 天
   E. 经血含有子宫内膜碎片，宫颈黏液及脱落的阴道细胞

5. 若月经周期是 25 天，估计排卵应在月经周期第几天（　　）
   A. 第 1 天　B. 第 8 天　　C. 第 11 天　　D. 第 14 天　　E. 第 25 天

二、思考题

何谓月经？为什么月经血不凝固？

第三章　妊娠生理

📖 **学习目标**

1. **掌握**　胎儿附属物的功能、妊娠期母体各系统的变化特点。
2. **熟悉**　胚胎及胎儿的发育特征、胎儿附属物的形成过程。
3. **了解**　卵子受精、受精卵的发育与着床过程。

妊娠（pregnancy）是胚胎（embryo）和胎儿（fetus）在母体内发育成长的过程。成熟卵子受精是妊娠的开始，胎儿及其附属物自母体排出是妊娠的终止。妊娠全过程平均大约 38 周，是非常复杂而又极为协调的生理过程。

第一节　受精与着床

精液射入阴道内，精子离开精液，经宫颈管进入子宫腔及输卵管腔，精子顶体表面的糖蛋白被生殖道分泌的 α、β 淀粉酶降解，顶体膜稳定性降低，这过程称为精子获能（capacitation），约需 7 小时。获能的精子与卵子结合形成受精卵的过程称为受精（fertilization）。已获能的精子穿过卵细胞透明带，精子外膜与卵子胞膜接触并融合，精子进入卵子内。随后卵原核和精原核融合，核膜消失，染色体相互混合完成受精过程。受精通常发生在排卵后 12 小时内，整个受精过程约需 24 小时。受精卵的形成标志着新生命的诞生。

受精卵开始进行有丝分裂的同时，借助输卵管蠕动和纤毛的推动，向子宫腔方向移动。约在受精后第 3 天，分裂成由 16 个细胞组成的实心细胞团，称桑椹胚，也称早期囊胚。约在受精后第 4 天，早期囊胚进入子宫腔并继续分裂发育成晚期囊胚。之后经过定位、黏附和侵入 3 个阶段，囊胚逐渐埋入并且被子宫内膜覆盖的过程，称为受精卵着床。

子宫有一个极短的敏感期允许受精卵着床。受精卵着床必须具备的条件有：①透明带消失；②囊胚细胞滋养细胞分化出合体滋养细胞；③囊胚和子宫内膜同步发育并且相互配合；④孕妇体内有足够的孕酮（黄体酮）。

第二节　胚胎、胎儿发育特征

孕周是从末次月经的第 1 天开始计算，一般比排卵或受精时间提前 2 周，比着床时间提前 3 周。全过程约 280 天，即 40 周。在受精后 8 周（即妊娠 10 周）内称胚胎，是器官结构完成分化的时期。从受精后第 9 周（即妊娠第 11 周）起称胎儿，是各器官进一步发育逐渐趋于成熟的时期。一般以 4 周为一个孕龄单位（一个妊娠月）来描述胚胎及胎儿发育的特征。

4 周末：可以辨认胚盘与体蒂。

8 周末：胚胎初具人形，头的大小约占整个胎体的一半。能分辨出眼、耳、口、鼻，四肢已具雏形。B 型超声检查可见早期心脏形成并有搏动。

12 周末：胎儿身长约 9cm，体重约 20g。外生殖器已发育，部分可辨出性别。胎儿四肢可活动，肠管已经有蠕动。

16 周末：胎儿身长约 16cm，体重约 110g。从外生殖器可确定胎儿性别。头皮已长出毛发，胎儿已经开始出现呼吸运动。皮肤菲薄，呈深红色，无皮下脂肪。部分经产妇已能自觉胎动。

20 周末：胎儿身长约 25cm，体重约 320g。皮肤暗红色，出现胎脂，全身覆有毳毛，并可见少许头发。开始出现吞咽、排尿功能。检查孕妇时可听到胎心音。从该孕周起胎儿体重呈线性增长，胎动也明显增加。

24 周末：胎儿身长约 30cm，体重约 630g。各脏器均已发育，皮下脂肪开始沉积，但因量不多皮肤仍呈皱缩状。出现眉毛。

28 周末：胎儿身长约 35cm，体重约 1000g。皮下脂肪不多，皮肤粉红，有时可有胎脂。四肢活动好，有呼吸运动，但肺泡Ⅱ型细胞产生的表面活性物质含量较少。此期出生者易患特发性呼吸窘迫综合征。若能加强护理，可能存活。

32 周末：胎儿身长约 40cm，体重约 1700g。皮肤深红，面部毳毛已脱落，生活力尚可。此期出生者出生后注意护理，可以存活。

36 周末：胎儿身长约 45cm，体重约 2500g。身体圆润，皮下脂肪较多，毳毛明显减少，面部皱褶消失。指（趾）甲达指（趾）端。出生后能够啼哭和吸吮，生活力良好。此期出生基本可以存活。

40 周末：胎儿身长约 50cm，体重约 3400g。胎儿发育成熟，皮肤粉红色，皮下脂肪多，头发粗，长度 > 2cm。外观体形丰满，除肩、背部有时有毳毛外，其余部位的毳毛均脱落。足底皮肤有纹理。女性胎儿大小阴唇发育良好，男性胎儿睾丸已降至阴囊内。此期出生后哭声响亮，吸吮能力强，能很好存活。

胎儿身长的增长速度有规律，临床上常用新生儿的身长作为判断胎儿月份的依据。妊娠前 20 周（即前 5 个妊娠月）的胎儿身长（cm）= 妊娠月数的平方，如：妊娠 4 个月，胎儿身长（cm）=4^2=16cm。妊娠后 20 周（即后 5 个妊娠月）的胎儿身长（cm）= 妊娠月数 ×5，如：妊娠 7 个月，胎儿身长（cm）=7×5=35cm。

第三节 胎儿附属物的形成与功能

胎儿附属物是指胎儿以外的组织，包括胎盘、胎膜、脐带和羊水。

一、胎盘

胎盘（placenta）是母体与胎儿间进行物质交换的器官，由羊膜、叶状绒毛膜和底蜕膜构成。

（一）胎盘的构成

1. 羊膜（amnion） 构成胎盘的胎儿部分，是胎盘的最内层。羊膜是附着在绒毛膜板表面的半透明薄膜，光滑，无血管、神经及淋巴，具有一定的弹性。

2. 叶状绒毛膜（chorion frondosum） 构成胎盘的胎儿部分，是胎盘的主要部分。囊胚着床后，滋养层迅速分裂增生。内层为细胞滋养细胞，是分裂生长的细胞；外层为合体滋养细胞，是执行功能的细胞，由细胞滋养细胞分化而来。与底蜕膜相接触的绒毛，因营养丰富发育良好，称叶状绒毛膜。其他部分绒毛膜在发育过程中缺乏营养供应而逐渐退化萎缩成为平滑绒毛膜。

每个绒毛间隙中均有来自子宫的螺旋状小动脉开口，将母体血液注入其间。胎儿体内含氧量低、代谢废物浓度高的血液经脐动脉流到绒毛毛细血管，与绒毛间隙中的母血进行物质交换后，脐静脉将含氧量高、营养物质丰富的血液带回胎儿体内。母儿间的物质交换均在悬浮于母血的绒毛处进行，两者不直接相通，而是隔着绒毛毛细血管壁、绒毛间质及绒毛表面细胞层构成的母胎界面，该界面有屏障作用（图 3-1）。

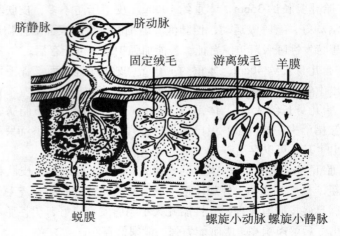

图 3-1 胎盘结构与胎儿－胎盘循环模式图

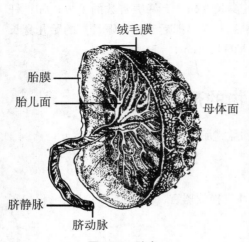

图 3-2 胎盘

3. 底蜕膜（basal deciduas） 构成胎盘的母体部分，占足月妊娠胎盘的很小部分，来自胎盘附着部位的子宫内膜。

（二）足月妊娠胎盘的大体结构

足月妊娠胎盘呈圆形或椭圆形，重 450～650g，直径 16～20cm，厚 1～3cm，中间厚，边缘薄。胎盘分为胎儿面和母体面。胎盘胎儿面的表面被覆羊膜呈灰白色，光滑半透明，脐带动静脉从附着处分支向四周呈放射状分布，直达胎盘边缘。胎盘母体面的表面呈暗红色，蜕膜间隔形成若干浅沟，将母体面分成 20 个左右母体叶（图 3-2）。

（三）胎盘功能

重点·考点·笔记

考点提示

胎盘功能。

胎盘功能非常复杂，是维持胎儿在宫腔内正常发育的重要器官。胎盘功能包括气体交换、营养物质供应、排出胎儿代谢产物、防御功能、合成功能、免疫功能。

1. 气体交换 利用母血与胎儿血中氧气及二氧化碳分压的差异，母儿之间氧气和二氧化碳通过简单扩散的方式在胎盘中进行气体交换。

2. 营养物质供应 葡萄糖是胎儿热能的主要来源，以易化扩散的方式通过胎盘；氨基酸、钙、铁、碘、磷以主动运输的方式通过胎盘；脂肪酸、钠、钾、镁，维生素A、维生素D、维生素E、维生素K以简单扩散方式通过胎盘。胎儿通过绒毛血管从绒毛间隙的母血中摄取营养，保证其生长发育的需要。

3. 排出胎儿代谢产物 胎儿代谢产物如尿素、尿酸、肌酐、肌酸等，经胎盘送入母血，由母体排出体外。

4. 防御功能 胎盘的屏障作用极有限。各种病毒（如风疹病毒、巨细胞病毒等）、分子量小且对胎儿有害的药物，均可通过胎盘进入胚胎体内，导致畸形甚至死亡。细菌、弓形虫、衣原体、支原体、螺旋体可在胎盘部位形成病灶，破坏绒毛结构，再感染胚胎及胎儿。母血中免疫抗体如IgG能够通过胎盘，胎儿从母体得到抗体，使其在生后短时间内获得被动免疫力。

5. 合成功能 胎盘具有活跃的物质合成的能力，主要合成激素和酶。包括：人绒毛膜促性腺激素、人胎盘催乳素、雌激素、孕激素、缩宫素酶、耐热性碱性磷酸酶等。

（1）人绒毛膜促性腺激素（human chorionic gonadotropin，HCG）：由合体滋养细胞分泌的一种糖蛋白激素。约在受精后第6天开始分泌，在受精后10天可在母血中测出，是诊断早孕最敏感的方法。在妊娠早期分泌量增加很快，1～2天增长一倍，着床后的10周血清浓度达最高峰，持续1～2周后迅速下降，持续至分娩。分娩后若无胎盘残留，约于产后2周内消失。HCG的功能主要是维持黄体寿命，增加类固醇激素的分泌来维持妊娠。

（2）人胎盘催乳素（human placental lactogen，HPL）：由胎盘合体滋养细胞分泌。于妊娠5～6周可在母血中测出HPL，随妊娠进展和胎盘逐渐增大，其分泌量持续增加，至妊娠34～36周达高峰，并维持至分娩，产后迅速下降，约在产后7小时即测不出。HPL的主要功能是促进乳腺腺泡发育，为产后泌乳做好准备。此外，还有促进胰岛素生成、抑制母体对胎儿的排斥等作用。

（3）雌激素：雌激素于妊娠期间明显增多，主要来自胎盘和卵巢。妊娠早期，主要由卵巢黄体产生。妊娠10周后，胎盘接替卵巢产生更多量雌激素。至妊娠末期雌三醇值为非孕妇女的1000倍，雌二醇及雌酮值为非孕妇女的100倍。

（4）孕激素：妊娠早期由卵巢妊娠黄体产生，自妊娠8～10周起，胎盘合体滋养细胞是产生孕激素的主要来源。孕激素与雌激素共同参与妊娠期母体各系统的生理变化。

（5）缩宫素酶（oxytocinase）：由合体滋养细胞产生的一种糖蛋白。随妊娠进展逐渐增多，其生物学意义尚不十分明了，主要使缩宫素分子灭活，起到维持妊娠的作用。

6. 免疫功能　胎儿为同种半异体移植物，正常妊娠不发生免疫排斥。具体机制目前尚不清楚，可能与胎盘引起母体免疫力低下，对胎儿产生免疫耐受有关。

二、胎膜

胎膜（fetal membranes）由绒毛膜和羊膜组成。胎膜外层为平滑绒毛膜，内层为结实、坚韧且柔软的羊膜，与覆盖胎盘、脐带的羊膜层相连。胎膜有防止细菌进入宫腔、避免感染的作用，且在分娩发动上起一定的作用。

三、脐带

脐带（umbilical cord）是连接胎儿与胎盘的纽带，呈条索状，胚胎及胎儿借助脐带悬浮于羊水中。脐带一端连于胎儿腹壁脐轮，另一端附着于胎盘胎儿面。足月妊娠胎儿的脐带长 30 ～ 100cm，平均约 55cm，直径 0.8 ～ 2.0cm。脐带表面被羊膜覆盖，呈灰白色，内有一条脐静脉、两条脐动脉。血管周围为含水量丰富的胶样组织，称为华通胶，来自胚外中胚层，有保护脐血管的作用。脐带是母体与胎儿气体、营养物质和代谢产物交换的重要通道。如脐带受压致使血流受阻时，可致胎儿窘迫，甚至危及胎儿生命。

四、羊水

充满在羊膜腔内的液体称羊水（amniotic fluid）。妊娠不同时期的羊水来源、容量及组成均不同。

（一）羊水的来源

妊娠早期的羊水主要是母体血清经胎膜进入羊膜腔的透析液。妊娠中期以后，胎儿尿液是羊水的主要来源。妊娠晚期胎儿肺参与羊水的生成。羊水在羊膜腔内并非静止不动，而是不断进行液体交换，以保持羊水量的相对恒定。羊水的吸收约 50% 由胎膜完成，另外可通过胎儿吞咽羊水使羊水量相对平衡。此外，脐带也有吸收羊水功能，胎儿角化前皮肤也能吸收羊水，但量很少。

（二）羊水量、性状和成分

羊水量随着妊娠月份增加而逐渐增多，妊娠 38 周时约 1000ml，此后羊水量逐渐减少。妊娠 40 周时羊水量约 800ml。过期妊娠时，羊水量明显减少，可少至 300ml 以下。妊娠早期羊水为无色澄清液体。足月妊娠时羊水略浑浊，不透明，羊水内常悬有小片状物，包括胎脂、胎儿脱落上皮细胞、毳毛、毛发、少量白细胞等。羊水中含大量激素和酶。足月妊娠时羊水比重为 1.007 ～ 1.025，pH 为 7.20。

（三）羊水的功能

1. 保护胎儿　胎儿在羊水中自由活动，避免受到挤压，防止胎体畸形及胎肢粘连；保持羊膜腔内恒温；适量羊水可避免子宫肌壁或胎儿对脐带直接压迫所致的胎儿窘迫；临产宫缩时，尤其在第一产程初期，羊水能使宫缩压力均匀分布，从而避免胎儿局部受压。

2. 保护母体　妊娠期减少因胎动所致的不适感；临产后，前羊水囊扩张子宫颈口及阴道；破膜后羊水冲洗阴道，减少感染机会。

第四节　妊娠期母体的变化

因胚胎、胎儿生长发育的需要，在胎盘产生的激素参与下，在神经内分泌的影响下，孕妇体内各系统发生一系列适应性的变化。了解妊娠期母体变化，有助于做好孕期保健工作。

一、生殖系统的变化

(一) 子宫

变化最显著。

1. **子宫体**　逐渐增大变软，至妊娠足月时子宫体积达 35cm×25cm×22cm。妊娠早期子宫呈球形或椭圆形且不对称，受精卵着床部位的子宫壁明显突出。妊娠 12 周以后，增大的子宫逐渐均匀对称并超出盆腔，可在耻骨联合上方触及。妊娠晚期的子宫呈不同程度右旋，与乙状结肠占据盆腔左侧有关。宫腔容量至妊娠足月时约 5000ml，增加 1000 倍；重量约 1100g，增加约 20 倍。子宫增大主要是由于肌细胞肥大、延长，胞质内充满具有收缩活性的肌动蛋白和肌球蛋白，为临产后子宫阵缩提供物质基础。

子宫各部的增长速度不一。宫底部于妊娠后期增长最快，宫体部含肌纤维最多，子宫下段次之，宫颈最少，以适应临产后子宫阵缩由宫底部向下递减，促使胎儿娩出。自妊娠 12～14 周起，子宫出现不规则无痛性收缩，特点是稀发、不对称。尽管其强度及频率随妊娠进展逐渐增加，但宫缩时宫腔内压力不超过 5～25mmHg，持续时间不超过 30 秒，故无疼痛感，称 Braxton Hicks 收缩。

受精卵着床后的子宫内膜迅速发生蜕膜样变，称为蜕膜。依其与胚泡的关系分为 3 种。①底蜕膜：是指与囊胚极滋养层接触的蜕膜，为胎盘的母体部分；②包蜕膜：是指覆盖在囊胚表面的蜕膜，随囊胚的发育逐渐突向宫腔，因羊膜腔明显增大，使包蜕膜与真蜕膜相互融合无法分开；③真蜕膜：是指底蜕膜及包蜕膜以外的覆盖子宫腔其他部分的蜕膜（图 3-3）。

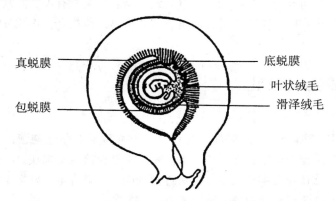

真蜕膜　　　　底蜕膜
叶状绒毛
包蜕膜　　　　滑泽绒毛

图 3-3　早期妊娠子宫蜕膜与绒毛关系

2. 子宫峡部 位于宫体与宫颈之间最狭窄的部位。非孕时长约 1cm，妊娠后子宫峡部逐渐伸展拉长变薄，扩展成为宫腔的一部分，临产后可伸展至 7 ~ 10cm，成为产道的一部分，此时称子宫下段。

3. 子宫颈 妊娠早期，宫颈充血及组织水肿，致使外观肥大、着色及变软。宫颈管内腺体肥大，宫颈黏液增多，形成黏稠的黏液栓，有保护宫腔免受外来感染侵袭的作用。接近临产时，宫颈管变短并出现轻度扩张。

（二）卵巢

妊娠期卵巢停止新卵泡发育及排卵。妊娠前 6 ~ 7 周卵巢妊娠黄体产生雌激素及孕激素，以维持妊娠的继续。黄体功能于妊娠 10 周后由胎盘取代，黄体开始萎缩。

（三）输卵管

妊娠期输卵管伸长，但肌层不增厚。有时黏膜呈蜕膜样改变。

（四）阴道

妊娠期阴道黏膜变软增厚，充血水肿，呈紫蓝色，皱襞增多，伸展性增加。阴道脱落细胞增加，分泌物增多常呈白色糊状。阴道上皮细胞糖原含量增加，乳酸含量增多，使阴道 pH 降低，不利于致病菌生长，有助于防止感染。

（五）外阴

妊娠期外阴皮肤增厚，大小阴唇色素沉着。大阴唇内血管增多，结缔组织变松软。会阴厚而软，伸展性增加。

二、乳房的变化

乳房于妊娠早期开始增大，充血明显，孕妇自觉乳房发胀或偶有刺痛。乳头增大变黑，易勃起。乳晕变黑，乳晕外围的皮脂腺肥大，形成散在的结节状小隆起，称蒙氏结节（Montgomery's tubercles）。

妊娠期间胎盘分泌大量雌激素刺激乳腺腺管发育，分泌大量孕激素刺激乳腺腺泡发育。乳腺发育完善还需要垂体催乳素、胎盘催乳素及胰岛素、皮质醇、甲状腺激素等的参与。妊娠期虽然有大量、多种激素参与乳腺发育，为泌乳做准备，但妊娠期间并无乳汁分泌，可能与大量雌激素、孕激素抑制乳汁生成有关。妊娠末期，尤其在接近分娩期挤压乳房时，可有少量稀薄黄色液体溢出，称初乳。正式分泌乳汁需在分娩后。

三、循环系统的变化

（一）心脏

妊娠后期因膈肌升高，心脏向左、前、上方移位，更贴近胸壁，心浊音界稍扩大。心脏移位使大血管轻度扭曲，加之血流量增加及血流速度加快，在多数孕妇的心尖区可闻及柔和吹风样收缩期杂音，产后逐渐消失。心脏容量从妊娠早期至妊娠末期增加约 10%，心率于妊娠晚期每分钟增加 10 ~ 15 次。

（二）心排血量

心排血量增加对维持胎儿生长发育极重要。心排血量约自妊娠 10 周开始增加，至妊娠 32 ～ 34 周达高峰，持续至分娩。临产后，特别在第二产程期间，心排血量显著增加。

（三）血压

在妊娠早期及中期血压偏低，妊娠 24 ～ 26 周后血压轻度升高。一般收缩压无变化。舒张压因外周血管扩张、血液稀释及胎盘形成动静脉短路而轻度降低，致使脉压稍增大。妊娠晚期孕妇如果长时间取仰卧位，妊娠子宫压迫下腔静脉使血液回流受阻，导致回心血量减少，心排血量随之减少，使血压下降，称仰卧位低血压综合征。侧卧位能解除压迫，改善血流。

四、血液的改变

（一）血容量

循环血容量于妊娠 6 ～ 8 周开始增加，至妊娠 32 ～ 34 周达高峰，增加 40% ～ 45%，平均约增加 1450ml，维持此水平至分娩。血容量增加包括血浆及红细胞增加，血浆增加多于红细胞增加，所以血液相对稀释。

（二）血液成分

1. **红细胞** 由于血液稀释，红细胞计数约为 $3.6×10^{12}/L$，血红蛋白值约为 110g/L，血细胞比容降至 0.31 ～ 0.34。

2. **白细胞** 妊娠期间白细胞计数轻度增加，一般为 $(5 ～ 12)×10^9/L$，最高可达 $15×10^9/L$。主要表现为中性粒细胞增多，淋巴细胞增加不明显，单核细胞和嗜酸粒细胞几乎无变化。

3. **凝血因子** 妊娠期血液处于高凝状态，有利于防止产后出血。凝血因子Ⅱ、Ⅴ、Ⅶ、Ⅷ、Ⅸ、Ⅹ增加，血小板数轻度减少。

4. **血浆蛋白** 从妊娠早期开始降低，至妊娠中期血浆蛋白为 60 ～ 65g/L。主要是白蛋白减少，约为 35g/L，以后持续此水平直至分娩。

五、泌尿系统的变化

由于孕妇及胎儿代谢产物增多，肾负担加重。孕晚期肾血浆流量（renal plasma flow，RPF）比非孕时增加约 35%，肾小球滤过率（glomerular filtration rate，GFR）增加约 50%。由于 GFR 增加，但肾小管对葡萄糖再吸收能力不能相应增加，约 15% 的孕妇饭后会出现妊娠生理性糖尿，应注意与真性糖尿病相鉴别。

受孕激素影响，泌尿系统平滑肌张力降低。妊娠中期肾盂及输尿管轻度扩张，输尿管增粗，蠕动减弱，尿流缓慢，且右侧输尿管受右旋妊娠子宫的压迫，可出现肾盂积水。孕妇易患急性肾盂肾炎，以右侧多见。增大的子宫或胎头压迫膀胱，可出现尿频现象。

六、呼吸系统的变化

妊娠期肋膈角增宽，肋骨向外扩展，胸廓横径及前后径均加宽，周径加大。膈肌上升使胸腔纵径缩短，但胸腔总体积不变，肺活量不受影响，以胸式呼吸为主。妊娠期呼吸次数变化不大，每分钟不超过 20 次，但呼吸较深。妊娠期上呼吸道黏膜充血、水肿，局部抵抗力下降，容易发生上呼吸道感染。

七、消化系统的变化

受大量雌激素影响，齿龈肥厚，易充血、水肿、出血。妊娠期胃肠平滑肌张力降低，贲门括约肌松弛，胃内酸性内容物可反流至食管下部产生烧灼感。胃排空时间延长，容易出现上腹部饱满感，故孕妇应防止饱餐。肠蠕动减弱，易出现便秘。直肠静脉压升高，常引起痔疮或使原有痔疮加重。胆囊排空时间延长，胆汁淤积，容易诱发胆囊炎、胆石症。

八、皮肤的变化

妊娠期垂体分泌促黑素细胞刺激激素（MSH）增加，加之雌激素、孕激素大量增多，使黑色素增加，导致孕妇乳头、乳晕、腹白线、外阴等处出现色素沉着。色素沉着于面颊部并累及眶周、前额、上唇和鼻部，边缘较明显，呈蝶状褐色斑，习称妊娠黄褐斑，于产后逐渐消退。因孕妇腹壁皮肤张力加大，使皮肤的弹力纤维断裂，呈多量紫色或淡红色不规则平行的条纹，称妊娠纹，见于初产妇。旧妊娠纹呈银白色，见于经产妇。

九、内分泌系统的变化

妊娠期腺垂体增生肥大明显。肾上腺皮质肥大，皮质醇、醛固酮分泌增加，此两种激素进入血液循环后大部分与蛋白结合，起活性作用的游离部分增加不多，因此孕妇无肾上腺皮质功能亢进表现。甲状腺均匀增大，血清中甲状腺激素增加，但游离甲状腺激素并未增多，故孕妇通常无甲状腺功能亢进表现。

十、新陈代谢的变化

1. **基础代谢率** 基础代谢率在妊娠早期稍下降，于妊娠中期逐渐增高，到妊娠晚期可增高 15% ~ 20%。

2. **体重** 妊娠期孕妇体重的增加来自胎儿、胎盘、羊水、子宫、乳房、血液、组织间液及脂肪沉积等，整个孕期体重增加约 12.5kg。

3. **矿物质代谢** 胎儿生长发育需要大量钙、铁、磷。孕妇至少应于妊娠最后 3 个月补充维生素 D 及钙，以提高血钙值。胎儿造血及酶的合成需要较多的铁，孕妇储存铁量不足，需补充铁剂，否则会发生缺铁性贫血。

十一、骨骼、关节及韧带的变化

骨质在妊娠期间一般无改变，但妊娠次数过多、过密又不注意补充维生素 D 及钙时，会出现骨质疏松症。部分孕妇自觉腰骶部及肢体疼痛不适，可能与松弛素使骨盆韧带及椎骨间的关节、韧带松弛有关。妊娠晚期孕妇重心向前移，为了保持身体平衡，孕妇头部与肩部向后仰，腰部向前挺，形成典型的孕妇姿势。

（张　清）

课后练习

一、单选题

1. 关于脐带血管的描述下列哪项是正确的 （　　　）
   A. 一条静脉、一条动脉   B. 一条静脉、两条动脉
   C. 两条静脉、一条动脉   D. 两条静脉、两条动脉
   E. 两条静脉、三条动脉

2. 胎盘由以下哪些组织构成 （　　　）
   A. 平滑绒毛膜、包蜕膜、羊膜   B. 平滑绒毛膜、底蜕膜、真蜕膜
   C. 叶状绒毛膜、包蜕膜、真蜕膜   D. 叶状绒毛膜、底蜕膜、羊膜
   E. 叶状绒毛膜、真蜕膜、底蜕膜

3. 下述哪项是人绒毛膜促性腺激素的作用 （　　　）
   A. 使绒毛发生水泡样变   B. 促进胎儿生长发育   C. 刺激毛发生长
   D. 刺激雌激素分泌   E. 维持妊娠黄体

4. 哪项不是受精卵着床的必备条件 （　　　）
   A. 透明带消失   B. 合体滋养细胞形成   C. 子宫内膜蜕膜变
   D. 有足量的孕酮支持   E. 囊胚和子宫内膜的发育必须同步

5. 哪项不是妊娠期正常乳房的变化 （　　　）
   A. 乳房增大，乳头着色，易勃起
   B. 乳晕着色，有散在的小隆起，称蒙氏结节
   C. 乳房可扪及肿块，是乳汁淤滞所致之炎症
   D. 孕妇自觉乳房胀或刺痛
   E. 妊娠后期，接近分娩期可挤出稀薄黄色液体，称初乳

二、思考题

叙述胎盘的功能。

第四章　妊娠诊断

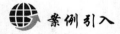

学习目标

1. 掌握　确定早期、中期、晚期妊娠方法。
2. 掌握　胎产式、胎先露、胎方位的定义及种类。
3. 熟悉　早期、中期、晚期妊娠时间划分。

妊娠始于精卵结合、受精卵形成，但由于临床上精卵结合时间不能确定，故从末次月经来潮的第 1 天开始计算，全程共 280 天，40 周。根据妊娠不同时期的特点，临床上将妊娠过程分为 3 个时期：妊娠 13 周末以前称早期妊娠（first trimester），第 14 ～第 27 周末称中期妊娠（second trimester），第 28 周及以后称晚期妊娠（third trimester）。

第一节　早期妊娠诊断

案例引入

王某，女性，25 岁，2 个月前结婚。平素月经规律，3 ～ 5/28 天。此次月经推迟 10 天仍未来潮。查体：T 36.9℃、P 70 次 / 分、R 18 次 / 分、BP 120/75mmHg，腹软，无压痛。妇科检查：已婚未产外阴，阴道畅，宫颈光滑，子宫前位，增大如孕 40 天大小，表面光滑，活动好，无压痛，双侧附件区未触及异常。

讨论分析：

（1）王某出现什么问题？请说明诊断依据。

（2）为明确诊断应做何检查，预计结果如何？

解析路径导航：

通过临床路径了解确定早期妊娠的过程。

（1）根据停经史结合妇科查体子宫大小做出临床诊断，提出诊断依据。

（2）确定需进一步做哪些检查协助明确宫内孕还是宫外孕，结合案例信息确定检查结果。

一、症状与体征

考点提示

早期妊娠的诊断依据。

1. 停经　有性生活史的健康育龄期妇女，平时月经周期规律，一旦出现月经过期应考虑妊娠，尤其是停经 10 天以上应高度怀疑妊娠。如停经达两个月以上，妊娠的可能性更大。停经是妊娠最早、最重要的症状，但并非妊娠特有的症状。

2. 早孕反应（morning sickness） 停经6周左右出现畏寒、头晕、乏力、流涎、嗜睡、食欲缺乏、厌恶油腻、喜食酸物、恶心、晨起呕吐等症状，称为早孕反应。早孕反应大多持续2个月，在停经12周左右自行消失。

3. 尿频 妊娠早期出现，为前倾增大的子宫在盆腔内压迫膀胱所致。约在妊娠12周以后，妊娠子宫逐渐增大超出盆腔，尿频症状自然消失。

4. 乳房变化 自觉乳房胀痛，查体可见乳房逐渐增大，静脉充盈，乳头增大，乳头及乳晕着色加深。由于皮脂腺增生，乳晕周围出现深褐色蒙氏结节。哺乳期妇女在妊娠后乳汁明显减少。

5. 妇科检查 停经6～8周行阴道窥器检查，可见阴道黏膜和宫颈阴道部充血呈紫蓝色。双合诊检查时因子宫峡部极软，感觉宫颈与宫体之间似不相连，称为黑加征（Hegar sign），是妊娠早期特有的征象。随着妊娠进展，宫体逐渐增大变软。最初子宫前后径变宽略饱满；妊娠5～6周时，子宫增大，呈球形；妊娠8周时子宫约为非孕时的2倍；妊娠12周时约为非孕时的3倍，可在耻骨联合上方触及。

二、辅助检查

（一）妊娠试验（pregnancy test）

受精卵着床后不久即可用放射免疫法测出受检者血HCG升高。临床上多用早早孕试纸法检测受检者尿液，如为阳性，可协助诊断早期妊娠。

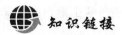 **知识链接**

早早孕试纸法

早早孕试纸法是尿妊娠试验的一种，是目前确定早孕最常用的方法。该试验通过早孕试纸检测女性尿中绒毛膜促性腺激素（HCG），来确定是否妊娠。该试验灵敏度高，绒毛膜促性腺激素在卵子受精后7～10天就能通过早孕试纸从尿中检验出来。

结果判定：如在白色结果显示区只出现一条紫红色的对照线，为尿妊娠试验阴性，提示未孕；除了对照线，如还出现另一条紫红色的检测线，则为阳性，提示妊娠。检测线颜色的深浅与妊娠时间长短有关。如果检测线的颜色比对照线要淡，则称为尿妊娠试验弱阳性，弱阳性的应该在1周左右再重复测定1次。

（二）超声检查

1. B型超声检查 是诊断早期妊娠快速、准确的方法。妊娠早期超声目的除了确定宫内早孕外，还可排除异位妊娠、妊娠滋养细胞疾病，确定孕龄、胚囊数目。妊娠5周时在增大的子宫轮廓内，可见到圆形或椭圆形妊娠囊（gestational sac，GS），边界

重点·考点·笔记

清楚，其内为无回声区。妊娠 6 周时可在妊娠囊内见到胚芽和有节律的原始胎心管搏动，可确诊为早期妊娠、活胎。妊娠 9 ~ 14 周 B 型超声检查可排除胎儿严重畸形，如无脑儿等。妊娠 11 ~ 13^{+6} 周 B 型超声检查测定胎儿颈后透明层厚度，可作为妊娠早期染色体疾病筛查的指标。

2. 彩色多普勒超声 在增大的子宫区内，如见到胎儿心脏区彩色血流，听到单一高调、有节律的胎心音，胎心率在 150 ~ 160 次／分，可确诊为早期妊娠、活胎。

（三）宫颈黏液检查

宫颈黏液黏稠、量少，涂片干燥后光镜下见到排列成行的珠豆状椭圆体，可见于黄体期或妊娠期；若宫颈黏液稀薄，涂片干燥后在光镜下呈羊齿植物叶状结晶，基本可排除早期妊娠。

（四）基础体温（basal body temperature，BBT）测定

双相型体温的已婚妇女，如出现高温相 18 天持续不见下降，早孕的可能性大。高温相持续达 3 周以上，早期妊娠的可能性更大。

第二节　中、晚期妊娠诊断

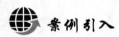 **案例引入**

某已婚女性，27 岁。平素月经规律，5 ~ 7/30 天。现孕 24 周第 1 胎，来医院产科门诊行常规孕期检查。

讨论分析：

（1）此孕妇属于妊娠什么时期？请说明依据。

（2）目前孕妇能有哪些妊娠征象？请具体说明。

解析路径导航：

通过临床路径了解中、晚期妊娠的表现。

（1）明确早、中、晚期妊娠的划分，根据案例信息确定该孕妇妊娠时期。

（2）根据该孕妇的妊娠时间，确定应出现哪些临床表现。

一、病史与症状

有早期妊娠的经过，并自觉腹部逐渐增大。初孕妇多于妊娠 20 周左右初感胎动，经产妇胎动出现时间略早。胎动随妊娠进展逐渐增强，妊娠 32 ~ 34 周达高峰，妊娠 38 周后逐渐减少，正常胎动每小时 3 ~ 5 次。

二、体征与检查

考点提示

中晚期妊娠的体征与检查。

1. 子宫增大 腹部检查时可见隆起的子宫，宫底高度随妊娠进展逐渐增高，手测宫底高度或尺测耻上子宫长度可以初步估计胎儿大小及孕周（表 4-1，图 4-1）。宫底

高度因孕妇的脐耻间距离、孕妇营养、胎儿发育情况、羊水量多少、单胎、多胎等有差异。不同孕周宫底的增长速度不同，妊娠 20 ～ 24 周时增长速度较快，平均每周增加 1.6cm；而妊娠 36 ～ 40 周时增长速度较慢，每周平均增加 0.25cm。正常情况下，宫底高度在妊娠 36 周时最高，至孕足月时略有下降。

表 4-1　不同妊娠周数的宫底高度及子宫长度

妊娠周数	手测宫底高度	尺测耻上子宫长度（cm）
12 周末	耻骨联合上 2 ～ 3 横指	—
16 周末	脐耻之间	—
20 周末	脐下 1 横指	18（15.3 ～ 21.4）
24 周末	脐上 1 横指	24（22.0 ～ 25.1）
28 周末	脐上 3 横指	26（22.4 ～ 29.0）
32 周末	脐与剑突之间	29（25.3 ～ 32.0）
36 周末	剑突下 2 横指	32（29.8 ～ 34.5）
40 周末	脐与剑突之间或略高	33（30.0 ～ 35.3）

2.　**胎　动**（fetal movement，FM）胎儿在子宫内冲击子宫壁的活动称为胎动。一般在妊娠 18 周以后 B 型超声检查时可发现，妊娠 20 周后孕妇可感到胎动，经产妇早于初孕妇。有时在腹部检查时可以看见或触到胎动。

3.　**胎体**　妊娠 20 周后经腹壁可触到子宫内的胎体。妊娠 24 周后触诊可区分胎头、胎背、胎臀和胎儿肢体。胎头圆而硬，有浮球感；胎背宽而平坦；胎臀宽而软，形状不规则；胎儿肢体小且有不规则的活动。随妊娠进展，胎儿身体各部日趋明显，通过四步触诊法可查清胎儿在子宫内的位置。

4.　**胎心音**　听到胎心音可确诊妊娠且为活胎。妊娠 12 周后用 Doppler 胎心

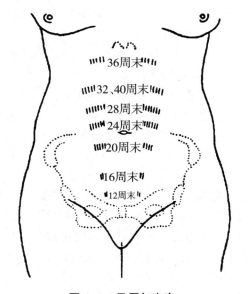

图 4-1　孕周与宫高

听诊仪可探测到胎心音。妊娠 18 ～ 20 周可用一般听诊器经孕妇腹壁听到胎心音。胎心音呈双音，似钟表"滴答"声，速度较快，正常每分钟 110 ～ 160 次。妊娠 24 周前，胎心音多在脐下正中或稍偏左、右听到；妊娠 24 周后，胎心音多在胎背侧听得最清楚。头先露时胎心音在脐下、臀先露时在脐上、肩先露时在脐周围听得最清楚。

胎心音应与子宫杂音、腹主动脉音、脐带杂音相鉴别。子宫杂音为血液流过扩张的子宫血管时出现的柔和的吹风样低音，腹主动脉音为单调的咚咚样强音，这两种杂音与孕妇脉搏频率一致。脐带杂音为脐带血流受阻时出现的与胎心率一致的吹风样低音，改变体位后可消失。如持续存在脐带杂音，则可能存在脐带缠绕。

三、辅助检查

超声检查不仅能显示胎儿数目、胎产式、胎先露、胎方位、有无胎心搏动、胎儿有无畸形、胎盘位置与功能、羊水量，还能测量胎头双顶径、股骨长、腹围等多条径线，了解胎儿生长发育情况，评估胎儿体重。彩色多普勒超声可以检测子宫动脉、脐动脉、胎儿动脉的血流波形。子宫动脉血流波动指数（pulsatile index，PI）和阻力指数（resistance index，RI）的监测，于妊娠中期可评估子痫前期的风险，于妊娠晚期可评估胎盘血流情况。

第三节　胎姿势、胎产式、胎先露、胎方位

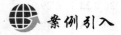 案例引入

某孕妇，26 岁。孕 1 产 0。现孕 32 周，来医院行常规孕期检查。查体：BP 115/80mmHg，腹膨隆，如孕 8 个月。宫高 28cm，腹围 90cm，胎头位于耻骨联合上，胎头枕部位于骨盆左前方，胎臀位于宫底处。胎心率 130 次 / 分，规律。

讨论分析：

请确定此孕妇的胎方位，并说明理由。

解析路径导航：

通过临床路径了解如何确定胎产式、胎先露、胎方位。

根据案例信息，了解胎儿纵轴与母体纵轴关系及最先进入骨盆入口的胎儿部分，确定胎产式、胎先露，明确指示点，进一步根据指示点与骨盆关系确定胎方位。

妊娠 28 周以前，羊水相对较多，胎儿小，胎儿在子宫内活动范围较大，胎儿位置和姿势容易改变；妊娠 32 周以后，胎儿生长迅速，羊水相对减少，胎儿与子宫壁贴近，活动范围明显减小，胎儿的位置和姿势相对恒定；但有极少数胎儿位置和姿势在妊娠晚期，甚至分娩期发生改变。因胎儿位置与母体骨盆的关系，对分娩影响极大，故在妊娠后期至临产前，尽早确定胎儿在子宫内的位置非常必要。发现异常胎位时，应及时纠正为正常胎位，以利于正常分娩的顺利进行。

一、胎姿势（fetal attitude）

胎儿在子宫内的姿势称为胎姿势。正常胎姿势为：胎头俯屈，颏部贴近胸壁，脊柱略前弯，四肢屈曲交叉于胸腹前，其体积及体表面积均明显缩小，整个胎体成为头端小，臀端大的椭圆形，以适应妊娠晚期椭圆形的宫腔形态。

二、胎产式（fetal lie）

胎体纵轴与母体纵轴的关系称为胎产式（图 4-2）。胎体纵轴与母体纵轴平行者称纵产式，占足月妊娠分娩总数的 99.75%；胎体纵轴与母体纵轴垂直者称横产式，占

足月分娩总数的 0.25%；胎体纵轴与母体纵轴交叉者称斜产式，斜产式属暂时的，在分娩过程中大多转为纵产式，偶尔转成横产式。

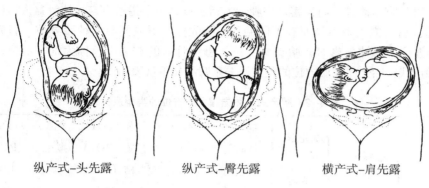

纵产式–头先露　　　　　纵产式–臀先露　　　　　横产式–肩先露

图 4-2　胎产式

三、胎先露（fetal presentation）

最先进入骨盆入口的胎儿部分称为胎先露（图 4-3）。纵产式有头先露和臀先露，横产式为肩先露。根据胎头屈伸程度，头先露分为枕先露、前囟先露、额先露及面先露。臀先露分为混合臀先露、单臀先露、单足先露、双足先露。横产式时最先进入骨盆的部分是胎儿肩部，为肩先露。临床上偶见胎儿头先露或臀先露与胎手或胎足同时入盆，称复合先露。

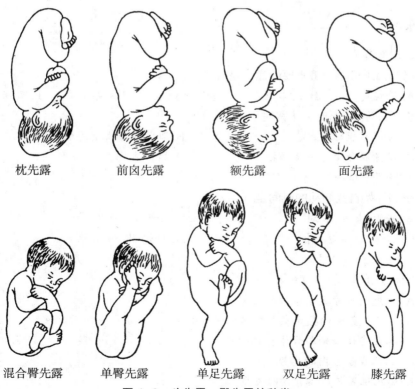

枕先露　　　　　前囟先露　　　　　额先露　　　　　面先露

混合臀先露　　　单臀先露　　　单足先露　　　双足先露　　　膝先露

图 4-3　头先露、臀先露的种类

四、胎方位（fetal position）

胎儿先露部的指示点与母体骨盆的关系称为胎方位。枕先露以枕骨、面先露以颏骨、臀先露以骶骨、肩先露以肩胛骨为指示点。每个指示点与母体骨盆入口的左、右、前、后、横关系不同而有不同胎位。头先露、臀先露有6种胎方位，肩先露有4种胎方位。如枕先露时，胎头枕骨位于母体骨盆的右前方，称为枕右前位，余类推。胎产式、胎先露和胎方位的类型及关系归纳如下（表4-2）。

表4-2 胎产式、胎先露和胎方位的类型及关系

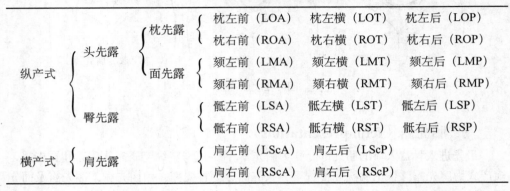

纵产式
　头先露
　　枕先露
　　　枕左前（LOA）　　枕左横（LOT）　　枕左后（LOP）
　　　枕右前（ROA）　　枕右横（ROT）　　枕右后（ROP）
　　面先露
　　　颏左前（LMA）　　颏左横（LMT）　　颏左后（LMP）
　　　颏右前（RMA）　　颏右横（RMT）　　颏右后（RMP）
　臀先露
　　　骶左前（LSA）　　骶左横（LST）　　骶左后（LSP）
　　　骶右前（RSA）　　骶右横（RST）　　骶右后（RSP）
横产式
　肩先露
　　　肩左前（LScA）　　肩左后（LScP）
　　　肩右前（RScA）　　肩右后（RScP）

（高　辉）

课后练习

一、单选题

1. 早孕出现最早及最重要的症状是（　　　）

   A. 停经史　　　　B. 恶心呕吐　　　　C. 尿频　　　　D. 腹痛　　　　E. 乳房胀痛

2. 正常妊娠12周时，子宫底于（　　　）

   A. 腹部不能触及　　　　　　　　　　B. 耻骨联合上刚能触及

   C. 耻骨联合上2～3横指　　　　　　　D. 脐耻之间

   E. 脐下2横指

3. 孕妇开始自觉胎动的时间是（　　　）

   A. 妊娠12～16周　　　　　　　　　　B. 妊娠18～20周

   C. 妊娠22～24周　　　　　　　　　　D. 妊娠25～26周

   E. 妊娠27周以上

4. 胎姿势是指（　　　）

   A. 最先进入骨盆入口的胎儿部分

   B. 胎儿先露部的指示点与母体骨盆的关系

   C. 胎儿身体长轴与母体长轴的关系

   D. 胎儿在子宫内的姿势

   E. 胎儿位置与母体骨盆的关系

5. 停经 3 个月，子宫大于孕月，鉴别正常妊娠、多胎、异常妊娠的最好方法是（ ）

A. 腹部 X 线摄片　　　　　　B. 多普勒超声检查

C. B 型超声检查　　　　　　D. 胎儿心电图检查

E. 羊水甲胎蛋白测定

二、思考题

说出早期、中期、晚期妊娠时间划分。

第五章 产前检查和孕期保健

📖 **学习目标**

1. **掌握** 产前检查的时间、内容，学会记录检查结果。
2. **掌握** 四步触诊法、胎心的听诊，常见评估胎儿健康的方法。
3. **熟悉** 孕期用药。
4. **了解** 能够运用所学知识指导不同孕妇孕期保健。

第一节 产前检查

孕期是女性一生的特殊时期，在这一时期女性身体发生巨大变化，为了及时发现和处理异常妊娠，要定期进行产前检查。产前检查是指为妊娠妇女提供一系列医疗的、护理的建议和措施，目的是：①明确孕妇和胎儿的健康状况；②估计和核对孕周和胎龄；③及早发现与治疗异常妊娠；④及时发现并处理胎位异常和胎儿发育异常；⑤卫生保健指导；⑥做好分娩前准备；⑦初步制订分娩方案。

一、产前检查时间

首次产前检查的时间应为确诊早孕时。首次产前检查未发现异常，于妊娠20～36周每4周检查一次，妊娠36周以后每周检查1次，即于妊娠20周、24周、28周、32周、36周、37周、38周、39周、40周分别产检，共9次。高危妊娠孕妇应酌情增加产前检查次数。对有遗传病史或家族史、不明原因的反复流产、死胎、死产的孕妇，应由专科医生做遗传诊断。

二、产前检查的内容

（一）健康史

1. 一般情况 询问孕妇的姓名、年龄、职业、学历、婚姻状况、经济状况、家庭住址、电话号码等信息。如年龄过小或过大容易难产；高龄初孕妇易发生妊娠并发症和合并症；职业因素接触有害射线、重金属、有机磷农药等，容易导致流产、死胎、胎儿畸形等。

2. 月经史和婚育史 详细询问孕妇的末次月经日期、月经周期、月经初潮年龄、经期经量、有无痛经及程度。月经周期的长短影响着预产期的推算，月经周期延长的孕妇其预产期相应推迟。婚育史主要了解初婚年龄、是否近亲结婚、丈夫健康状况、是否患有性病。初产妇应了解孕次、流产史。经产妇应了解分娩方式，询问有无流产、早产、死胎、死产、难产、产后出血史等，了解新生儿出生时情况。

3. 本次妊娠经过 重点询问孕妇本次妊娠有无早孕反应、反应出现的时间及程度如何；妊娠早期有无接触有害因素（放射线、有机磷农药、病毒感染）和用药史；妊娠过程中有无阴道流血、腹痛、发热、心悸、气短等表现。

4. 既往史和家族史 询问孕妇孕前有无高血压、心脏病、糖尿病、严重的肝肾疾病等，有无手术史，如有则询问何种手术。询问其家族中有无高血压、糖尿病、精神病、双胎妊娠等。

（二）推算预产期

预产期（expected date of confinement，EDC）主要是通过末次月经来推算的，从末次月经第 1 日算起，月份加 9 或减 3，日期加 7。如孕妇只记得农历日期，则换算成公历再计算。如末次月经是 2016 年 6 月 20 日，则预产期为 2017 年 3 月 27 日。一般实际分娩日期在预产期前或后 1～2 周。如孕妇记不清末次月经时间或平时月经不规律，则应根据早孕反应开始时间、首次胎动时间、宫底高度、B 型超声检查等综合判断。

（三）身体检查

1. 全身检查 观察发育、营养、精神、步态、身高；测量血压和体重，正常孕妇血压不超过 140/90mmHg；观察乳房发育情况，有无乳头内陷、副乳等；听诊心肺有无异常；注意有无水肿及水肿程度。

2. 产科检查 包括腹部检查、骨盆测量、阴道检查、肛门检查。

（1）腹部检查：排尿后，孕妇仰卧于检查床上，头部稍抬高，暴露腹部，双腿略屈曲分开，放松腹肌。检查者站在孕妇右侧进行检查，注意保暖和保护孕妇隐私。

1）视诊：注意腹形及大小，腹部有无妊娠纹、手术瘢痕和水肿。

2）触诊：先用软尺测量子宫长度及腹围，而后行四步触诊法（four maneuvers of leopold）。四步触诊法是产科特有的检查，可检查子宫大小、胎产式、胎先露、胎方位及先露是否衔接等（图 5-1）。触诊时要注意腹壁紧张度、子宫敏感度、羊水多少等。四步触诊法前三步操作是检查者面向孕妇头部，第四步面向孕妇足部。

第一步：检查者双手置于子宫底部，了解子宫外形，摸清宫底高度。再以双手指腹交替轻推，分辨宫底处的胎儿部分，圆而硬有浮球感为胎头，软而宽且形状不规则为胎臀。

第二步：检查者双手分别置于子宫两侧，一手固定，另一手轻轻深按检查，两手交替，分辨胎背及胎儿四肢的位置。平坦饱满者为胎背，高低不平、

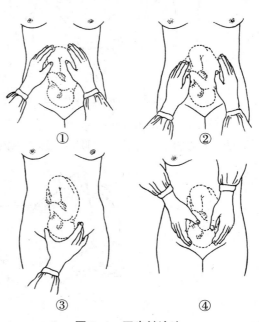

①　　　②

③　　　④

图 5-1 四步触诊法

可变形部分是胎儿的肢体。

　　第三步：检查者右手拇指与其余四指分开，置于耻骨联合上方，握住胎先露部分，进一步检查是胎头还是胎臀，并左右推动以确定是否衔接。

　　第四步：检查者面向孕妇足端，两手分别置于胎先露部的两侧，向骨盆入口方向轻轻向下深按，复核先露部的诊断是否正确，并确定先露部入盆程度。

　　3）听诊：正常胎心清晰而快，似钟表的嘀嗒声，速率为 110 ～ 160 次 / 分。妊娠 24 周前胎心听诊部位在脐下。妊娠 24 周后听诊胎心最清楚的部位在胎背上方的孕妇腹壁处（胎背部、近头端），如枕先露的听诊部位在脐左（右）下方；臀先露的听诊部位在脐左（右）上方；肩先露的听诊部位在脐下方。总之，胎心听诊部位与胎先露及其下降程度有密切关系。

　　（2）骨盆测量：了解骨盆大小及形状，进而判断胎儿能否顺利从阴道娩出，分为骨盆外测量和骨盆内测量两种。

　　1）骨盆外测量：包括髂棘间径、髂嵴间径、骶耻外径、坐骨结节间径、耻骨弓角度。

　　髂嵴间径（interspinal diameter，IC）：孕妇取仰卧位，两腿伸直。测量两髂嵴外缘最宽的距离，正常值为 25 ～ 28cm（图 5-2）。

　　髂棘间径（interspinal diameter，IS）：孕妇取仰卧位，两腿伸直。测量两髂前上棘外缘的距离，正常值为 23 ～ 26cm（图 5-3）。

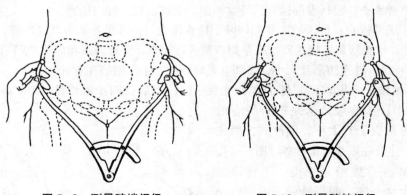

图 5-2　测量髂嵴间径　　　　　　　图 5-3　测量髂棘间径

　　骶耻外径（external conjugate，EC）：孕妇取左侧卧位，右腿伸直、左腿屈曲，测量第五腰椎棘突下至耻骨联合上缘中点的距离，正常值为 18 ～ 20cm（图 5-4）。

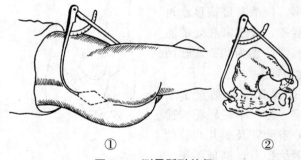

①　　　　　　　　　　②

图 5-4　测量骶耻外径

坐骨结节间径 (intertuberous diameter, IT)：孕妇取仰卧位，两腿屈曲，双手抱膝，测量两坐骨结节内侧缘的距离，正常为 8.5 ～ 9.5cm（图 5-5）。

耻骨弓角度（angle of pubic arch）：孕妇取膀胱截石位，检查者两手拇指指尖斜着对拢，放于耻骨联合下缘，左右拇指分别放在两侧耻骨降支上面，测量两拇指间的角度即为耻骨弓角度。正常值为 90°，小于 80° 为不正常（图 5-6）。

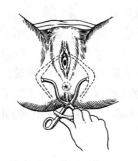

图 5-5　测量坐骨结节间径

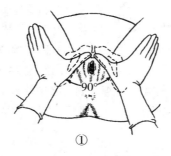 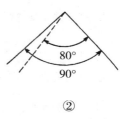

图 5-6　测量耻骨弓角度

2）骨盆内测量：适用于骨盆外测量有狭窄者，应于妊娠 24 ～ 36 周阴道松软时测量。包括骶耻内径、坐骨棘间径、坐骨切迹宽度。

骶耻内径：又称对角径（diagonal conjugate，DC），孕妇取膀胱截石位，严格消毒外阴，检查者须戴消毒手套。测量骶岬上缘中点到耻骨联合下缘的距离，正常值为 12.5 ～ 13cm。测量时检查者将一手示指和中指伸入阴道，用中指指尖触及骶岬上缘中点，示指上缘紧贴耻骨联合下缘，另一手标记此接触点。将手指抽出，测量中指尖到标记点的距离，即为对角径（图 5-7）。一般当骶耻外径< 18cm 时，要加测骶耻内径，进而较准确地推测骨盆入口前后径的长度。

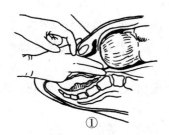 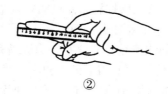

图 5-7　测量骶耻内径

坐骨棘间径（bi-ischial diameter）：孕妇取膀胱截石位，严格消毒外阴，检查者须戴消毒手套。测量两坐骨棘之间的距离，正常值为 10cm。测量时检查者将一手示指和中指伸入阴道，分别触及左右两侧坐骨棘，凭经验评估两者之间的距离（图 5-8）。

坐骨切迹宽度：为坐骨棘与骶骨下部间的距离（图 5-9），反映中骨盆大小。检查者将伸入阴道内的示指置于韧带上移动，正常能容纳

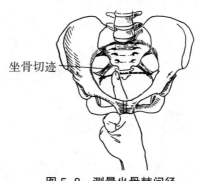

图 5-8　测量坐骨棘间径

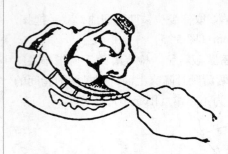

图 5-9　测量坐骨切迹宽度

3 横指（5.5 ~ 6cm），否则属中骨盆狭窄。

以上各径线中，能够间接反映骨盆入口横径大小的是髂棘间径、髂嵴间径；能够间接反映骨盆入口前后径大小的是骶耻外径；能较准确反映骨盆入口前后径的是骶耻内径；能较准确反映中骨盆横径的是坐骨棘间径；能够间接反映骨盆出口横径大小的是坐骨结节间径、耻骨弓角度。

（3）阴道检查：确诊早孕时即应行阴道双合诊检查，妊娠 24 ~ 36 周可行骨盆内测量，妊娠最后 1 个月及临产后避免不必要的检查。如若必须检查，则应严格消毒，戴无菌手套。

（4）肛门检查：帮助判断胎先露、坐骨切迹宽度、坐骨棘间径、骶尾关节活动度等。

（四）辅助检查

除常规检查血常规（红细胞计数、血红蛋白值、白细胞总数及分类、血小板数）、血型、肝肾功能、血糖及尿常规（尿蛋白、尿糖、尿沉渣镜检）外，还应根据具体情况做下列检查。

1. 出现妊娠期合并症，按需要进行血液化学、电解质测定及心电图、乙型肝炎抗原抗体等项检查。

2. 对胎位不清、听不清胎心者，应行 B 型超声检查。

3. 对有死胎死产史、胎儿畸形史和患遗传性疾病的孕妇，应做唐氏筛查、检测血甲胎蛋白值、羊水细胞培养行染色体核型分析等。

三、复诊产前检查

复诊产前检查是为了解前次产前检查后有何不适，以便及早发现高危妊娠（在妊娠期有某种并发症或致病因素可能危害孕妇、胎儿及新生儿或导致难产者）。复诊产前检查的内容应包括下列内容。

1. 询问前次产前检查之后，有无特殊情况出现，如头痛、眼花、水肿、阴道流血、胎动变化等，经检查后给予相应治疗。

2. 测量体重及血压，检查有无水肿及其他异常，复查有无尿蛋白。

3. 复查胎位，听胎心率，并注意胎儿大小，软尺测耻骨上子宫长度及腹围，判断是否与妊娠周数相符。

4. 进行孕期卫生宣教，并预约下次复诊日期。

第二节　胎儿健康评估

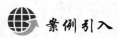

案例引入

24 岁初孕妇，妊娠 41 周，近 2 天自觉胎动稍减少。血压 110/70mmHg，枕左前位，无头盆不称征象。

讨论分析：

（1）该产妇入院后需要做哪些检查？

（2）此孕妇应如何处理？

解析路径导航：

通过了解胎儿情况、胎盘情况、母体情况，进一步确定处理方案。

（1）入院后常规检查了解胎儿、胎盘情况，并监测胎心变化、胎盘功能。

（2）根据相关检查了解母体宫颈成熟度，从而确定是阴道试产还是剖宫产。

一、确定是否为高危儿

高危儿包括：①孕龄＜37周或≥42周；②出生体重＜2500g；③巨大儿；④小于孕龄儿或大于孕龄儿；⑤出生后1分钟内Apgar评分0～4分；⑥产时感染；⑦高危妊娠孕妇的胎儿；⑧手术产儿；⑨新生儿的兄姐有严重的新生儿病史或新生儿期死亡等；⑩双胎或多胎儿。

二、胎儿宫内情况的监护

（一）妊娠早期

行妇科检查确定子宫大小及是否与妊娠周数相符；B型超声检查，最早在妊娠第5周即可见妊娠囊；超声多普勒法最早在妊娠第7周能探测到胎心音（图5-10）。

（二）妊娠中期

借助手测宫底高度或尺测耻上子宫长度及腹围，协助判断胎儿大小及是否与妊娠周数相符；B型超声检查从妊娠22周起，胎头双顶径值每周约增加0.22cm，了解胎头发育情况，

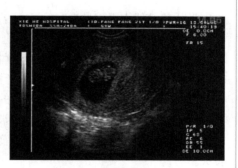

图5-10　早期妊娠B型超声检查

并筛查结构异常；于妊娠20周、24周、28周行产前检查时，进行胎心的监测。

（三）妊娠晚期

1. 定期产前检查　测宫底高度及腹围，胎心监测，B型超声检查胎头双顶径的值，并判定胎位、胎盘位置及胎盘成熟度。

2. 胎动计数　是评价胎儿宫内情况最简便有效的方法之一。胎动计数每2小时大于6次为正常，少于6次提示胎儿缺氧。B型超声检查也可测胎动。

3. 胎儿影像学监测及血流动力学监测　B型超声检查是目前最常用的胎儿影像学监测仪器，可以观察胎儿的大小、确定胎位、了解胎动、筛查胎儿畸形、监测羊水、判定胎盘位置及胎盘成熟度。如疑有胎儿心脏异常，可行胎儿超声心动图诊断，了解胎儿心脏的结构与功能。彩色多普勒超声能监测胎儿脐动脉与大脑中动脉血流，进而了解胎儿宫内安危。

4. 胎儿心电图监测 胎儿在子宫内状态是否良好，胎心是一项重要指标，胎儿心电图是较好的监护方法。临床上多采用经腹壁的外监护法，对母儿均无损伤，可在不同孕周多次监测。

5. 胎儿电子监测 胎儿监护仪已在临床上广泛应用。其优点是不受宫缩影响，能连续观察并记录胎心率（fetal heart rate，FHR）的动态变化，并能描记子宫收缩、记录胎动，可反映三者间的关系。

（1）胎心率的监测：用胎儿监护仪记录的胎心率有两种基本变化，即胎心率基线及一过性胎心率变化。

1）胎心率基线：指在无胎动、无宫缩时记录 10 分钟胎心率的平均值。可从每分钟心搏次数及 FHR 变异两方面对胎心率基线加以估计（图 5-11）。

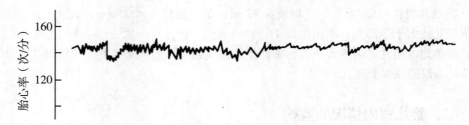

图 5-11 胎心率基线

胎心率基线水平正常为 110 ～ 160 次 / 分。若 FHR ＞ 160 次 / 分或 FHR ＜ 110 次 / 分，超过 10 分钟称为心动过速或心动过缓。

FHR 变异是指 FHR 有小的周期性波动。胎心率基线有变异即基线摆动，包括胎心率的摆动幅度和摆动频率。前者指正常胎心率有一定的波动，波动范围正常为 6 ～ 25 次 / 分，后者指 1 分钟内波动的次数，正常 ≥ 6 次。胎心率的基线摆动是判断胎儿宫内安危的重要指标。FHR 基线波动频率增高即活跃型，提示胎儿有一定的储备能力，是胎儿健康的表现。FHR 基线变平即变异消失或静止型，提示胎儿储备能力的丧失。

2）一过性胎心率变化：指与子宫收缩、胎动等有关的 FHR 变化。

加速是指子宫收缩或胎动后胎心率基线暂时增加 15 次 / 分以上，持续时间 ＞ 15 秒，这是胎儿良好的表现。加速原因可能是胎儿躯干局部或脐静脉暂时受压。散发的、短暂的胎心率加速是无害的。但如脐静脉持续受压，则进一步发展为减速。

减速是指随宫缩出现的短暂性胎心率减慢，可分为 3 种，即早期减速、变异减速、晚期减速。

早期减速（early deceleration，ED）：特点是它的发生与子宫收缩同时开始，子宫收缩后迅即恢复正常，下降幅度 ＜ 50 次 / 分，时间短，恢复快。早期减速一般认为是宫缩时胎头受压，脑血流量一过性减少（一般无伤害性）的表现，不受孕妇体位或吸氧而改变（图 5-12）。

变异减速（variable deceleration，VD）：特点是胎心率变异形态不规则，减速与宫缩无恒定关系，持续时间长短不一，下降幅度大，＞ 70 次 / 分，恢复迅速（图 5-13）。与宫缩时脐带受压有关。

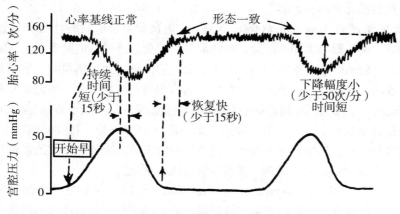

图 5-12　早期减速胎心率

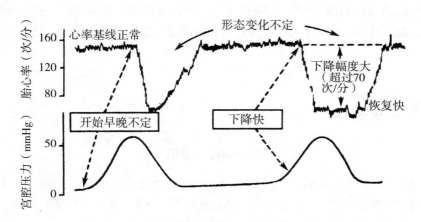

图 5-13　变异减速胎心率

晚期减速（late deceleration，LD）：特点是子宫收缩开始后一段时间（多在高峰后）出现胎心率减慢，但下降缓慢，下降幅度＜ 50 次 / 分，持续时间长，恢复亦缓慢。晚期减速一般认为是胎儿缺氧的表现，应予以高度注意（图 5-14）。

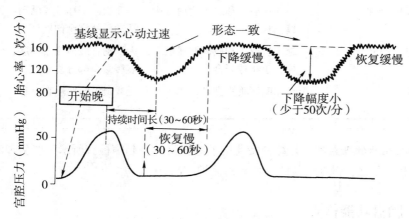

图 5-14　晚期减速胎心率

（2）预测胎儿宫内储备能力

1）无应激试验（non-stress test，NST）：本试验是以胎动时伴有一过性胎心率加快为基础，又称胎心率加速试验，方法简单、安全。通过本试验观察无宫缩、无外界负荷刺激，胎动时胎心率的变化，以了解胎儿的储备能力。试验时，孕妇取舒适体位，如半卧位，腹部（胎心音区）放置涂有耦合剂的多普勒探头，描记胎心率。孕妇自觉有胎动时，手按机钮在描记胎心率的纸上做出胎动记号，至少连续记录20分钟。一般认为正常至少有3次以上胎动伴胎心率加速≥15次/分，持续时间＞15秒。异常是胎动数与胎心率加速均少于前述情况或胎动时无胎心率加速，需延长试验时间至40分钟，并寻找原因，必要时进一步行缩宫素激惹试验。

2）缩宫素激惹试验（oxytocin challenge test，OCT）：又称宫缩应激试验，其原理为用缩宫素诱导宫缩并用胎儿监护仪记录胎心率的变化。如多次宫缩后连续重复出现晚期减速，胎心率基线变异减少，胎动后无FHR增快，为OCT阳性。如胎心率基线有变异或胎动后FHR加快，无晚期减速，为OCT阴性。如为阳性，提示胎盘功能减退。因假阳性多，意义不如阴性大，可加测尿雌三醇值或其他检查以进一步了解胎盘功能的情况。

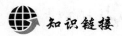 知识链接

Manning 评分法

满分为10分。8~10分无急慢性缺氧，6~8分可能有急性或慢性缺氧，4~6分有急性或慢性缺氧，2~4分有急性缺氧伴慢性缺氧，0分有急慢性缺氧。

项目	2分（正常）	0分（异常）
无应激试验（20分钟）	≥2次胎动伴胎心加速≥15次/分，持续≥15秒	＜2次胎动，胎心加速＜15次/分，持续＜15秒
胎儿呼吸运动（30分钟）	≥1次，持续≥30秒	无或持续＜30秒
胎动（30分钟）	≥3次躯干和肢体活动（连续出现计1次）	≤2次躯干和肢体活动；无活动肢体完全伸展
肌张力	≥1次躯干和肢体伸展复屈，手指摊开合拢	无活动；肢体完全伸展，伸展缓慢，部分复屈
羊水量	羊水暗区垂直直径≥2cm	无或最大暗区垂直直径＜2cm

6. 胎儿生物物理监测 是综合胎儿电子监护及B型超声检查所示某些生理活动，判断胎儿有无急性、慢性缺氧的一种产前监护方法。

三、胎盘功能检查

胎盘是供给胎儿营养和排泄胎儿代谢产物的器官，通过检查胎盘功能，可以间接

了解胎儿在宫内的安危情况。

1. **尿雌三醇（E_3）**　妊娠期雌三醇主要由孕妇体内的胆固醇经胎儿肾上腺、肝及胎盘共同合成。孕妇24小时尿中E_3 > 15mg为正常值，10 ~ 15mg为警戒值，< 10mg为危险值。于妊娠晚期多次测得24小时尿雌三醇值 < 10mg，表示胎盘功能低下。也可用孕妇随意尿测得雌激素/肌酐（E/C）比值，以估计胎儿胎盘单位功能。E/C比值 > 15为正常值，10 ~ 15为警戒值，< 10为危险值。

2. **测定孕妇血清胎盘生乳素（HPL）值**　采用放射免疫法。妊娠足月HPL值为4 ~ 11mg/L，如该值于妊娠足月 < 4mg/L或突然降低50%，提示胎盘功能低下。

3. **测定孕妇血清妊娠特异性糖蛋白**　如该值于妊娠足月 < 170mg/L，提示胎盘功能低下。

4. **阴道脱落细胞检查**　阴道脱落细胞舟状细胞成堆，无表层细胞，嗜伊红细胞指数（EI） < 10%、致密核少者，提示胎盘功能良好；舟状细胞极少或消失，有外底层细胞出现，嗜伊红细胞指数 > 10%、致密核多者，提示胎盘功能减退。

5. **B型超声检查**　行胎儿生物物理监测，也有实用价值。

四、胎儿成熟度检查

1. **正确计算胎龄**　必须问清末次月经第1日的确切日期，并问明月经周期是否正常，有无延长或缩短，准确推算胎龄。

2. **尺测耻上子宫长度及腹围**　以估算胎儿大小。简单易记的胎儿体重（g）估算方法为：子宫长度（cm）×腹围（cm）+200。

3. **B型超声检查**　测胎头双顶径值，胎头双顶径值 > 8.5cm，提示胎儿已成熟。观察胎盘成熟度，根据绒毛膜板、基底板、胎盘光点加以判定。若见Ⅲ级胎盘（绒毛膜板与基底板相连，形成明显胎盘小叶），提示胎儿已成熟。

4. **检测羊水中卵磷脂/鞘磷脂比值（lecithin/sphingomyelin，L/S）**　如该值 > 2，提示胎儿肺成熟。如能测出磷酸酰甘油，提示胎儿肺成熟，此值更可靠。也可进行羊水泡沫试验，能快速得出结果。如两管液面均有完整泡沫环，意味着L/S比值 ≥ 2，提示胎儿肺已成熟。

5. **检测羊水中肌酐值**　如该值 ≥ 176.8 μmol/L（2mg/dl），提示胎儿肾已成熟。

6. **检测羊水中胆红素类物质值**　如 ΔOD_{450} < 0.02，提示胎儿肝已成熟。

7. **检测羊水中淀粉酶值**　碘显色法测该值 ≥ 450U/L，提示胎儿唾液腺已成熟。

8. **检测羊水中含脂肪细胞出现率**　如该值达20%，提示胎儿皮肤已成熟。

第三节　孕期健康指导

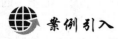

案例引入

21岁初孕妇，妊娠8周，因早孕反应，失眠焦虑。到院咨询孕期相关知识。

讨论分析：

如何为该产妇做孕期健康指导？

解析路径导航：

通过增加孕期相关知识，从日常生活中给予指导。

告知孕期各种表现：如早孕反应、尿频、下肢痉挛等。能进行生活指导：从日常生活、孕期用药、胎教等方面予以指导。

一、孕期日常生活指导

1. 合理营养　饮食多样化，注意营养摄取，吃易消化的高蛋白、多维生素食物，后期应适当添加含钙、铁食物。多吃蔬菜，以防便秘。少吃辛辣食物。

孕期营养的基本原则：一日膳食中食物构成要多样化，各种营养素应品种齐全；每人每日各种营养素摄入量必须根据个人年龄、身高、体重、劳动强度、季节等情况适当调整；营养素之间比例应适当。

2. 活动与休息　健康孕妇可以照常工作，妊娠30周以后，应适当减轻工作，避免值夜班及参加重体力劳动。每晚有足够睡眠时间，中午适当午睡、休息。

3. 衣着与卫生　孕妇衣着要宽大，寒暖适宜，不宜使用窄紧的袜子和裤带，胸部不宜束缚过紧。妊娠期汗腺和皮脂腺分泌旺盛，应勤洗澡、勤换衣，不宜盆浴，选用淋浴或擦浴，防止污水进入阴道。妊娠期白带增多，应每日用温水清洗外阴部。

4. 乳头护理　孕晚期经常擦洗乳头，避免哺乳时发生皲裂。乳头凹陷者应常用手指向外牵拉矫正，以利产后哺乳。

5. 性生活的指导　妊娠前3个月和妊娠最后3个月均应避免性生活，以防流产、早产或感染，其余时间也要适当节制。

二、孕期用药指导

妊娠妇女常因一些异常情况或疾病而需要用药物治疗。孕妇用药对胎儿的影响随药物种类的不同而有差别。因许多药物可以自由地通过胎盘，有些药物可能会引起胎儿的发育异常，甚至造成胎儿畸形，所以，原则上孕期孕妇最好不用药。但如有用药的必要，则应注意以下八项原则。

1. 用药必须有明确的指征和适应证，既不能滥用，也不能有病不用。孕妇不能自选自用药物，一定要在医生的指导下使用已证明对胚胎与胎儿无害的药物。

2. 有受孕可能的妇女用药时，须注意月经是否过期。孕妇看病就诊时，应告诉医生自己的怀孕和妊娠时间。任何一位医生在对育龄妇女问病时都应询问末次月经及受孕情况。

3. 可用可不用的药物应尽量不用或少用。尤其是在妊娠的前3个月，能不用的药或暂时可停用的药物，应考虑不用或暂停使用。

4. 用药必须注意孕周，严格掌握剂量、持续时间。坚持合理用药，病情控制后及时停药。

5. 当两种以上的药物有相同或相似的疗效时，选用对胎儿危害较小的药物。

6. 已肯定的致畸药物禁止使用。如孕妇病情危重，则慎重权衡利弊后，方可考虑使用。

7. 能单独用药就避免联合用药，能用结论比较肯定的药物就不用比较新的药。

8. 禁止在孕期试验性用药，包括妊娠试验用药。

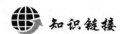 **知识链接**

药物对胎儿的危害性等级

美国食品和药物管理局（FDA）根据药物对胚胎、胎儿的致畸情况，将药物对胚胎、胎儿的危害性等级，分为 A、B、C、D、X 共 5 个级别。

A 级：经临床对照研究，无法证实药物在妊娠早期与中晚期对胎儿有危害作用，对胚胎、胎儿伤害可能性最小，是无致畸性的药物。如适量维生素。

B 级：经动物实验研究，未见对胚胎、胎儿有危害。无临床对照实验，未得到有害证据。可以在医师观察和指导下使用。如青霉素、红霉素、地高辛、胰岛素等。

C 级：动物实验表明对胚胎、胎儿有不良影响。由于没有临床对照实验，只能在充分权衡药物对孕妇的益处、胎儿潜在利益和对胚胎、胎儿危害情况下，谨慎使用。如庆大霉素、异丙嗪、异烟肼等。

D 级：有足够证据证明对胚胎、胎儿有危害性。只有在孕妇有生命威胁或患严重疾病，而其他药物又无效的情况下考虑使用。如硫酸链霉素、盐酸四环素等。

X 级：动物和人类实验证实会导致胚胎、胎儿异常。在妊娠期间禁止使用。如甲氨蝶呤、己烯雌酚等。

在妊娠前 12 周，不宜应用 C、D、X 级药物。

三、孕期心理指导

注重个体的心理健康，应从胎儿开始。注重胎儿的心理健康，就应注重妊娠母亲的心理健康。孕妇的营养状况、心理状况、行为习惯、生活环境等多会对胎儿的生长发育造成一定的影响。

1. 孕妇应情绪稳定、心情愉快　孕妇情绪波动会影响内分泌，减少脑的供血量，从而影响胎儿的发育。情绪过度紧张的孕妇可能引起胎儿相应的身心发育问题及缺陷，如腭裂、唇裂、发育迟缓、智力低下等。情绪不稳定的孕妇发生难产的机会较高，长期处于忧虑状态的孕妇，常会发生早产。因此，孕妇一定要情绪稳定、心情愉快，以积极乐观的态度对待妊娠，遇到不愉快的事应冷静对待，多接触美好的事物，如听音乐、观赏花卉等，保持良好的心理状态。

2. 孕妇应积极实施胎教 可通过"抚摩法"及"听觉训练法"对胎儿实施胎教，为胎儿生长发育创造良好的外部环境。研究证明，胎儿虽然处于母腹子宫中，但对外界也有所反应。如第16周的胎儿已有触觉和味觉，第18周的胎儿对光有反应，第20周胎儿听到声响时心跳会加快。胎教还可唤起孕妇轻松、愉快的情绪，从而影响胎儿的发育。实践证明，经过胎教的胎儿，一般说话较早、注意力集中、反应敏捷、记忆力比一般婴儿强。

四、孕期常见症状及处理

1. 消化系统症状 于妊娠早期出现恶心、晨起呕吐，一般不影响生活与工作，无须特殊用药，必要时可给予维生素 B_6、维生素 B_1 等缓解症状，也可服用开胃健脾理气中药。若已属妊娠剧吐，则须就医补液、纠正水电解质紊乱。

2. 贫血 孕妇于妊娠后半期对铁需求量增多，仅靠饮食补充明显不足，易发生缺铁性贫血。应加强营养，多食动物肝、瘦肉、蛋黄、豆类、绿叶蔬菜等，并于妊娠4～5个月开始补充铁剂，如硫酸亚铁0.3g，每日1次口服。如已发生贫血，应查明原因，加大剂量补充铁剂，并加用维生素 B_{12} 和叶酸等。

3. 腰背痛 妊娠期间由于关节韧带松弛，增大的子宫向前突使躯体重心后移，腰椎向前突使背伸肌处于持续紧张状态，常出现轻微腰背痛。如腰背痛明显者，应及时查找原因，按病因治疗。必要时卧床休息、局部热敷及服用镇痛药物。

4. 下肢及外阴静脉曲张 因下腔静脉受压使股静脉压升高所致。应尽量避免长时间站立，穿弹力袜或下肢绑以弹性绷带，晚间睡眠时应适当垫高下肢以利静脉回流。分娩时应防止外阴部曲张的静脉破裂。

5. 下肢肌肉痉挛 是孕妇缺钙表现，发生于小腿腓肠肌，于妊娠后期多见，常在夜间发作。痉挛发作时，应将痉挛下肢伸直，并行局部按摩，痉挛常能迅速缓解。应指导孕妇多晒太阳，饮食中适当增加钙的摄入。已出现下肢肌肉痉挛的孕妇，应补充钙剂，加用维生素D促进钙的吸收。

6. 下肢水肿 孕妇于妊娠后期常有踝部及小腿下半部轻度水肿，经休息后消退，属正常现象。如下肢水肿明显，经休息后不消退，应警惕妊娠期高血压疾病、妊娠合并肾病或其他合并症，查明病因后给予积极治疗。此外，睡眠取左侧卧位，下肢垫高15°，使下肢血液回流改善，水肿多可减轻。

7. 痔疮 于妊娠晚期多见或明显加重，因增大的妊娠子宫压迫或妊娠期便秘使痔静脉回流受阻和压力增高，导致痔静脉曲张。应多吃蔬菜，少吃辛辣食物，必要时服缓泻药软化大便，纠正便秘。如痔已脱出，可用手法还纳。痔疮症状于分娩后可明显减轻或自行消失。

8. 便秘 于妊娠期间肠蠕动减弱，排空时间延长，加之孕妇运动量减少，容易发生便秘。由于巨大子宫及胎先露部的压迫，常会感到排便困难。建议每日清晨饮开水一杯，应养成每日按时排便的良好习惯，并多吃含纤维素多的新鲜蔬菜和水果，必要时口服缓泻药。但禁用峻泻药，如硫酸镁，也不应灌肠，以免引起流产或早产。

9. **仰卧位低血压**　妊娠末期，孕妇如较长时间取仰卧姿势，由于增大的妊娠子宫压迫下腔静脉，使回心血量及心排血量减少，出现低血压。此时应改为侧卧姿势，使下腔静脉血流通畅，血压迅即恢复正常。

（王　静）

课后练习

一、单选题

1. 末次月经为 2016 年 8 月 4 日推算预产期（　　）

　　A. 2017 年 11 月 11 日　　　B. 2017 年 5 月 10 日　　　C. 2017 年 5 月 11 日

　　D. 2017 年 5 月 19 日　　　E. 2016 年 11 月 11 日

2. 下列哪项不是骨盆外测量的径线（　　）

　　A. 髂棘间径　　　　　　　B. 髂嵴间径　　　　　　　C. 坐骨结节间径

　　D. 坐骨棘间径　　　　　　E. 骶耻外径

3. 胎心率变化特点中，胎心率减速与宫缩无固定关系的是（　　）

　　A. 早期减速　　　　　　　B. 晚期减速　　　　　　　C. 变异减速

　　D. NST　　　　　　　　　E. OCT

4. 下列哪项检查结果提示胎儿肺成熟（　　）

　　A. 双顶径＞ 8.5cm

　　B. 羊水胆红素类物质值＜ 0.02

　　C. 羊水肌酐值＞ 176.8 μ mol/L（2mg/dl）

　　D. 羊水卵磷脂／鞘磷脂比值＞ 2

　　E. 羊水含脂肪细胞出现率＞ 20%

5. 下列哪个时间产前检查应常规每周一次（　　）

　　A. 孕 24 周后　　　　　　B. 孕 36 周起　　　　　　C. 孕 24 ～ 36 周

　　D. 孕 30 周后　　　　　　E. 孕 16 ～ 20 周

二、思考题

简述四步触诊法的检查方法和意义？

第六章　正常分娩

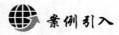

学习目标

1. 掌握　决定分娩的因素、产程分期、临产标志、分娩的临床经过及处理。
2. 熟悉　枕左前位分娩机制及胎盘剥离征象。
3. 了解　分娩先兆、分娩镇痛。

妊娠满 28 周以后，胎儿及其附属物由母体娩出的过程称分娩（delivery）。妊娠满 28 周至不满 37 周间分娩，称早产（premature delivery）；妊娠满 37 周至不满 42 周间分娩，称足月产（term delivery）；妊娠满 42 周及其以后分娩，称过期产（postterm delivery）。

第一节　决定分娩的因素

案例引入

张女士，初孕妇，末次月经 2016 年 2 月 1 日，预产期是 2016 年 11 月 8 日。平素身体健康，孕期检查四步触诊、骨盆外测量均正常。现孕 39 周，于今晨出现规律宫缩入院，查宫口开大 3cm，先露头，胎方位 ROA，胎心 138 次 / 分，B 型超声检查：双顶径 9.3cm。

讨论分析：

张女士能否经阴道分娩？为什么？

解析路径导航：

通过案例了解阴道分娩的适应证。

根据骨盆情况、孕周、宫缩情况、宫颈成熟度、胎心、胎儿有无畸形等，判断是否可以经阴道分娩。

考点提示

决定分娩的因素。

决定分娩的四因素是产力、产道、胎儿和精神心理因素。若各项因素均为正常，且能相互适应，胎儿能够顺利经阴道自然娩出，则称为正常分娩。

一、产力

将胎儿及其附属物从子宫内逼出的力量，称为产力。产力由子宫收缩力、腹肌及膈肌收缩力和肛提肌收缩力组成。

（一）子宫收缩力

简称为宫缩，是临产后的主要产力，又称主力，贯穿于整个分娩过程。临产后的宫缩能迫使宫颈管变短直至消失、宫口扩张、胎先露部下降和胎儿、胎盘娩出。临产后正常宫缩有以下四个特点。

1. 节律性　宫缩的节律性是临产重要标志。正常宫缩是子宫体部产生的不随意的、有规律性的、阵发性的收缩，常伴疼痛，称"阵痛"。每次宫缩总是由弱渐强（进行期），维持一定时间（极期），随后由强渐弱（退行期），直至消失进入间歇期（图6-1），间歇期子宫肌肉松弛。宫缩如此反复出现，直至分娩全过程结束。

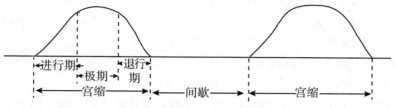

图6-1　临产后正常宫缩节律性

临产开始时，宫缩持续约30秒，间歇期5~6分钟。宫缩随产程进展持续时间逐渐延长，间歇期逐渐缩短。当宫口开全（10cm）后，宫缩持续时间可长达60秒，间歇期缩短至1~2分钟。宫缩强度随产程进展逐渐加强，宫腔内压力也逐渐增加。宫缩时，子宫肌壁血管及胎盘受压，致使子宫血流量减少；宫缩间歇期，子宫血流量又恢复到原来水平，胎盘绒毛间隙的血流量重新充盈。宫缩节律性利于母儿之间物质交换。

2. 对称性　正常宫缩起自两侧子宫角处（起搏点），向宫底中部集中，再向下扩散，左右对称，此为子宫收缩的对称性，约在15秒波及整个子宫（图6-2）。

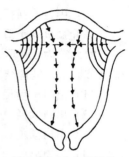

图6-2　子宫收缩的对称性与极性

3. 极性　子宫收缩力以子宫底部最强最持久，子宫体部次之，子宫下段最弱，此为子宫收缩的极性（图6-2）。

4. 缩复作用　宫缩时子宫肌纤维变短变粗，间歇时肌纤维松弛，但不能完全恢复到收缩前的长度，较前略短，称为缩复作用。此作用使宫腔容积愈来愈小，随着产程进展迫使胎先露逐渐下降，宫颈管逐渐缩短直至消失。

（二）腹肌及膈肌收缩力

腹肌及膈肌收缩力（腹压）是第二产程时娩出胎儿的重要辅助力量，又称辅力。宫口开全后，胎先露部已降至阴道。每当宫缩时，前羊水囊或胎先露部压迫骨盆底组织及直肠，反射性地引起排便动作，产妇主动屏气，腹肌及膈肌强有力的收缩使腹内压增高，促使胎儿娩出。腹压在第三产程还可促使已剥离的胎盘娩出。

（三）肛提肌收缩力

肛提肌收缩力有协助胎先露部在骨盆腔进行内旋转的作用。当胎头枕部露于耻骨弓下时，能协助胎头仰伸及娩出。胎儿娩出后，胎盘降至阴道时，肛提肌收缩力有助于胎盘娩出。

二、产道

是胎儿娩出的通道，分骨产道与软产道两部分。

（一）骨产道

为了便于理解分娩时胎儿通过骨产道（真骨盆）的过程，将骨盆分为三个假想平面。

1. 骨盆入口平面（pelvic inlet plane） 即真假骨盆的分界面，呈横椭圆形。

（1）入口前后径：即真结合径，自耻骨联合上缘中点至骶骨岬上缘中点的距离，平均长 11cm。

（2）入口横径：为两侧髂耻线之间的最长距离，平均长 13cm。

（3）入口斜径：左右各一，左骶髂关节至右髂耻隆突间的距离为左斜径，右骶髂关节至左髂耻隆突间的距离为右斜径，平均长 12.75cm。

2. 中骨盆平面（mid plane of pelvis） 为骨盆最狭窄的平面，呈纵椭圆形，前为耻骨联合下缘，两侧为坐骨棘，后方为骶骨下端。

（1）中骨盆前后径：耻骨联合下缘中点通过坐骨棘连线中点至骶骨下端间的距离，平均长 11.5cm。

（2）中骨盆横径：也称坐骨棘间径，为两坐骨棘之间的距离，平均长 10cm。

3. 骨盆出口平面（pelvic outlet plane） 由两个不在同一平面的三角形组成。前三角形的顶端为耻骨联合下缘，两边是耻骨降支；后三角形的顶端为骶尾关节，两边为骶结节韧带；坐骨结节间径为共同的底边。

（1）出口前后径：耻骨联合下缘到骶尾关节间的距离，平均长 11.5cm。

（2）出口横径：也称坐骨结节间径，两坐骨结节内缘间的距离，平均长 9cm。

（3）出口前矢状径：自耻骨联合下缘到坐骨结节间径中点的距离，平均长 6cm。

（4）出口后矢状径：自骶尾关节到坐骨结节间径中点的距离，平均长 8.5cm。

当出口横径稍短，后矢状径较长，两径相加大于 15cm 时，胎头利用后三角区仍可自阴道娩出。

4. 骨盆轴与骨盆倾斜度

（1）骨盆轴（pelvic axis）：为连接骨盆各平面中点的曲线，代表骨盆轴。此轴上段向下向后，中段向下，下段向下向前（图 6-3）。分娩时，胎儿沿此轴娩出，助产时应该按骨盆轴方向协助胎儿娩出。

（2）骨盆倾斜度（inclination of pelvis）：指妇女站立时，骨盆入口平面与地平面所形成的角度，一般为 60°（图 6-4）。若倾斜度过大，常影响胎头衔接。

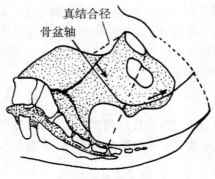

图 6-3　骨盆轴

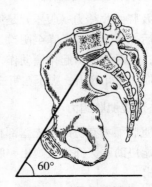

图 6-4　骨盆倾斜度

（二）软产道

软产道是由子宫下段、宫颈、阴道及骨盆底软组织构成的弯曲管道。

1. 子宫下段的形成 由非孕时长约 1cm 的子宫峡部于妊娠期逐渐扩张、拉长，形成子宫下段，临产后进一步伸展可达 7～10cm，肌壁变薄成为软产道的一部分。由于宫缩使子宫上下段肌壁厚薄不一，在两者之间子宫内面形成一环状隆起，称生理缩复环（physiologic retraction ring）（图 6-5）。

考点提示
子宫下段的形成。

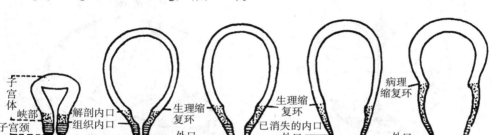

图 6-5 子宫下段的形成

2. 子宫颈的变化 临产前子宫颈管长 2～3cm。临产后由于宫缩牵拉宫颈内口的子宫肌纤维、宫腔内压的升高、前羊膜囊的楔状支撑、胎先露下降及子宫骶韧带、主韧带的作用，使宫颈管逐渐变短，最后消失而展平。随着分娩活动的进展，宫颈外口逐渐扩张，当扩张至直径达 10cm 时，即宫口开全，足月胎头方能通过。初产妇宫颈管先消失后开大，经产妇宫颈管消失与开大同时进行（图 6-6）。

3. 阴道、骨盆底与会阴的变化 前羊膜囊及胎先露将阴道上部撑大，破膜后先露部直接压迫骨盆底，使软产道形成一个向前弯曲的长筒形管道，前壁短后壁长。肛提肌高度伸展，肌纤维伸长，肌束分开，使会阴体由 4～5cm 厚扩展到 2～4mm 薄的组织，利于胎儿通过。会阴体分娩时容易破裂，应注意保护。

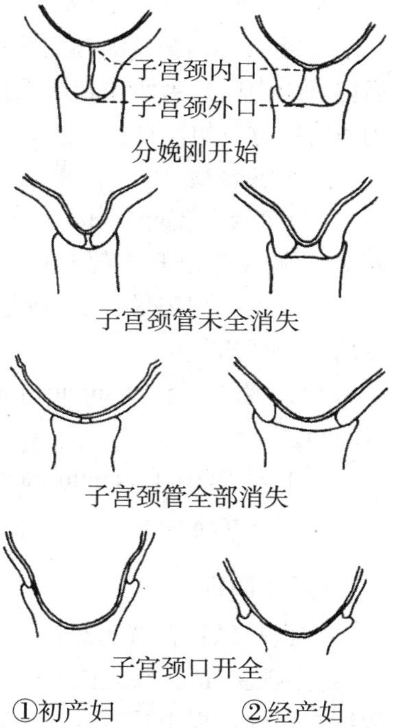

考点提示
软产道构成。

子宫颈内口
子宫颈外口
分娩刚开始

子宫颈管未全消失

子宫颈管全部消失

子宫颈口开全
①初产妇 ②经产妇
图 6-6 子宫颈管消失及宫口
扩张步骤

三、胎儿

胎儿大小及胎方位也是分娩难易的影响因素。

（一）胎儿大小

胎儿大小是决定分娩难易的重要因素之一。胎儿过大导致胎头径线过大，即使骨盆大小正常，也可因相对性头盆不称而造成难产。

成熟胎儿的胎头是胎体的最大部分，胎头如能通过产道，胎儿其他部分即可顺利通过。胎头由七块扁骨组成，即顶骨、额骨、颞骨各两块，枕骨一块。颅骨之间的缝隙称颅缝，缝与缝会合处的空隙称囟门。胎头骨缝和囟门，有一定可塑性，分娩过程中颅骨可略微变形或重叠使头颅体积缩小，有利于胎头娩出。

1. **颅缝**　矢状缝位于颅顶正中两顶骨之间；冠状缝位于顶骨与额骨之间；人字缝位于枕骨与顶骨之间（图6-7）。

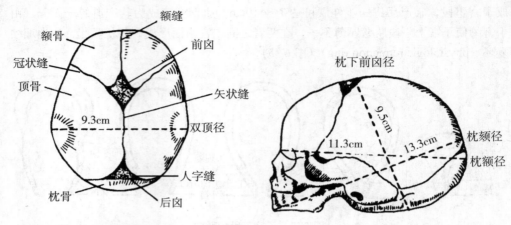

图6-7　胎儿颅骨、颅缝、囟门及双顶径　　　　　图6-8　胎头径线

2. **囟门**　前囟（大囟门）在胎头前方，为两额骨与两顶骨之间的空隙，呈菱形；后囟（小囟门）为两顶骨与枕骨之间的三角形空隙。临床上以矢状缝和前、后囟门作为确定胎方位的标志。

3. **胎头径线**

（1）双顶径（biparietal diameter，BPD）：为两顶骨隆突间的距离，妊娠足月时平均9.3cm，临床常用B型超声测量此值判断胎儿大小。

（2）枕下前囟径（suboccipitobregmatic diameter）：自前囟中央至枕骨隆突下方的距离，平均9.5cm。

（3）枕额径（occipito frontal diameter）：自鼻根至枕骨隆突的距离，平均11.3cm。

（4）枕颏径（occipito mental diameter）：自颏骨下方至后囟顶部的距离，平均13.3cm（图6-8）。

（二）胎位

产道呈纵行，若为纵产式（头先露或臀先露），胎体纵轴与骨盆轴相一致，则胎儿容易通过产道。头先露时胎头先通过产道，与臀先露相比更容易娩出。头先露时，颅缝在分娩过程中易重叠，使胎头周径变小，利于胎儿娩出；臀先露时，因胎臀较胎头柔软且径线小，不能产生足够的刺激使产道充分扩张，且娩出胎头时颅骨无变形机会，易造成胎头娩出困难。肩先露时，胎体纵轴与骨盆轴垂直，分娩更加困难。妊娠足月活胎肩先露者难以通过产道，对母胎威胁极大，发现后应尽早处理。

四、精神心理因素

分娩虽为生理现象，初孕妇无分娩体验或经产妇有异常妊娠、异常分娩史，难免对分娩产生顾虑，甚至恐惧。产妇的性格特征、文化知识水平、社会条件、家庭状况及待产环境等都将影响其心理状态。临产后过度紧张、恐惧、焦虑常常影响宫缩，导致宫缩乏力、宫口扩张缓慢、产程延长等，也易造成胎儿缺氧，出现胎儿窘迫。

第二节　枕先露的分娩机制

分娩机制（mechanism of labor）是指胎儿先露部随着骨盆各平面的不同形态，被动地进行一系列适应性转动，以其最小径线通过产道的全过程。临床上以枕左前位最多见，故以枕左前位的分娩机制为例，叙述如下（图6-9）。

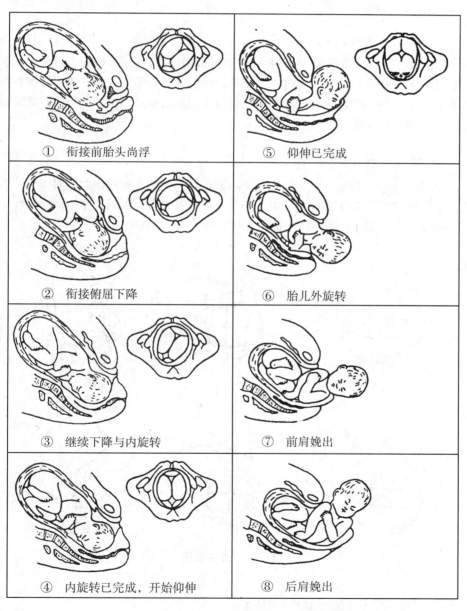

① 衔接前胎头尚浮

② 衔接俯屈下降

③ 继续下降与内旋转

④ 内旋转已完成，开始仰伸

⑤ 仰伸已完成

⑥ 胎儿外旋转

⑦ 前肩娩出

⑧ 后肩娩出

图6-9　枕左前位分娩机制

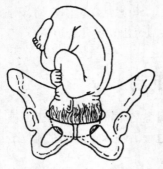

图 6-10　胎头衔接

一、衔接（engagement）

胎头双顶径进入骨盆入口平面，胎头颅骨的最低点接近或达到坐骨棘水平，称为衔接或入盆（图6-10）。胎头呈半俯屈状态进入骨盆入口，以枕额径衔接在骨盆入口右斜径上，枕骨在骨盆左前方。经产妇在分娩开始后胎头衔接，初产妇在预产期前 1～2 周内胎头衔接。若初产妇已临产而胎头仍未衔接，应警惕有头盆不称。

二、下降（descent）

胎头沿骨盆轴前进的动作称下降。该动作间断性的贯穿于分娩的全过程中，促使下降的因素有：①宫缩的压力通过羊水传导，经胎轴传至胎头；②宫缩时宫底直接压迫胎臀；③宫缩时胎体伸直伸长；④腹肌收缩使腹压增加。临床上以胎头下降的程度来判断产程进展是否顺利。

三、俯屈（flexion）

胎头继续下降至骨盆底时，原来处于半俯屈状态的胎头枕部遇肛提肌阻力，借杠杆作用进一步俯屈，使下颏贴近胸部，由衔接时枕额径（11.3cm）经俯屈变为枕下前囟径（9.5cm），以最小径线适应产道，有利于胎头继续下降（图6-11）。

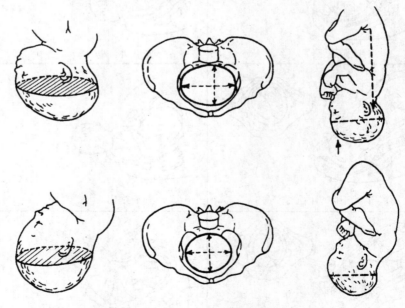

图 6-11　胎头俯屈

四、内旋转（internal rotation）

胎头到达中骨盆，为适应骨盆纵轴而旋转，使矢状缝与中骨盆及骨盆出口前后径相一致，称为内旋转。枕左前位时胎头枕部位置最低，下降时遇到肛提肌的阻力而被推向阻力小、部位宽的前方，使枕部向前转 45°，以适应中骨盆及出口前后径大于横径的解剖特点。胎头于第一产程末完成内旋转动作（图 6-12）。

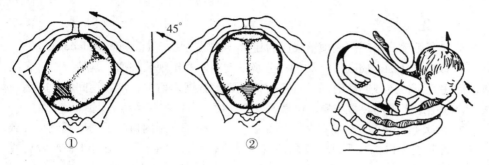

图 6-12　胎头内旋转　　　　　　　　图 6-13　胎头仰伸

五、仰伸（extention）

当胎头下降到阴道口时，因阴道前壁短后壁长，宫缩和腹压的力量迫使胎头下降，盆底肛提肌收缩又将胎头向前推进。在两者的合力作用下，以耻骨弓为支点，胎头逐渐仰伸，顶、额、面及颏相继娩出（图 6-13）。此时，胎儿双肩径沿左斜径进入骨盆入口。

六、复位（restitution）及外旋转（external rotation）

胎头娩出时，双肩径沿骨盆左斜径下降。胎头娩出后，枕部顺时针旋转 45° 以恢复头与肩的正常关系，称复位。此时，前肩在骨盆内向中线旋转 45°，使双肩径与骨盆出口前后径一致，枕部随之在外继续顺时针转 45°，以保持头与肩的垂直关系，称外旋转（图 6-14）。

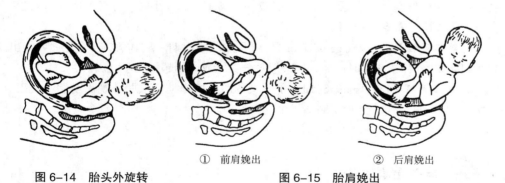

①　前肩娩出　　　　　②　后肩娩出

图 6-14　胎头外旋转　　　　　　图 6-15　胎肩娩出

七、胎儿娩出

前肩（右肩）由耻骨弓下先娩出，继之后肩（左肩）从会阴前缘娩出，胎体及下肢随之顺利娩出（图 6-15）。

第三节　先兆临产、临产与产程

一、先兆临产

分娩开始前，出现一些预示临产的症状，称先兆临产（threatened labor）。

1. 假临产（false labor）　孕妇在分娩发动前，常出现假临产。其特点是：宫缩持续时间短且不恒定，间歇时间长且不规律，宫缩强度不增加；常在夜间出现，清晨消失；宫缩引起下腹部轻微胀痛，但宫颈管不缩短，宫口扩张不明显。

2. 见红（show）　分娩前 24 ～ 48 小时内，因子宫颈内口附近的胎膜剥离，致使毛细血管断裂出血，与子宫颈管黏液混合排出，也称"见红"，是先兆临产较可靠的征象。

3. 胎儿下降感（lightening）　多数初孕妇感到上腹部较前舒适，进食量增多，呼吸较轻快，系胎先露下降进入骨盆入口使宫底下降的缘故。

考点提示
分娩先兆。

二、临产的诊断

临产（in labor）开始的标志为有规律且逐渐增强的子宫收缩，持续 30 秒或以上，间歇 5 ～ 6 分钟，进行性宫颈管消失、宫口扩张和胎先露部下降，用强镇静药物不能抑制宫缩。

考点提示
临产诊断标准。

三、总产程及产程分期

总产程（total stage of labor）指分娩的全过程，是从规律性宫缩开始，至胎儿胎盘娩出的过程，临床分为 3 个产程（labor）。

1. 第一产程（first stage of labor）　又称宫颈扩张期。从规律宫缩开始至宫颈口开全为止。初产妇因宫颈较紧，宫口扩张较慢，需 11 ～ 22 小时；经产妇因宫颈较松，宫口扩张较快，需 6 ～ 16 小时。

2. 第二产程（second stage of labor）　又称胎儿娩出期。从宫颈口开全至胎儿娩出。初产妇需 40 分钟～ 3 小时；经产妇一般数分钟完成，不超过 2 小时。

3. 第三产程（third stage of labor）　又称胎盘娩出期。从胎儿娩出至胎盘娩出。需 5 ～ 15 分钟，不超过 30 分钟。

考点提示
总产程。

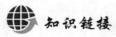 **知识链接**

新产程标准及处理的专家共识（2014）

产程正确处理对减少手术干预，促进安全分娩至关重要。目前，针对分娩人群的特点，如平均分娩年龄增高，孕妇和胎儿的平均体质量增加，硬脊膜外阻滞等产科干预越来越多，审视我们沿用多年的 Friedman 产程曲线，一些产程处理的观念值得质疑和更新。

第一产程：①潜伏期：潜伏期延长（初产妇＞20小时，经产妇＞14小时）不作为剖宫产指征。破膜后且至少给予缩宫素静脉滴注 12～18 小时，方可诊断引产失败。在除外头盆不称及可疑胎儿窘迫的前提下，缓慢但仍然有进展（包括宫口扩张及先露下降的评估）的第一产程不作为剖宫产指征。②活跃期：以宫口扩张 6cm 作为活跃期的标志。活跃期停滞的诊断标准：当破膜且宫口扩张≥6cm 后，如宫缩正常，而宫口停止扩张≥4 小时可诊断活跃期停滞；如宫缩欠佳，宫口停止扩张≥6 小时可诊断活跃期停滞。活跃期停滞可作为剖宫产的指征。

第二产程：第二产程延长的诊断标准如下。①对于初产妇，如行硬脊膜外阻滞，第二产程超过 4 小时，产程无进展（包括胎头下降、旋转）可诊断第二产程延长；如无硬脊膜外阻滞，第二产程超过 3 小时，产程无进展可诊断。②对于经产妇，如行硬脊膜外阻滞，第二产程超过 3 小时，产程无进展（包括胎头下降、旋转）可诊断第二产程延长；如无硬脊膜外阻滞，第二产程超过 2 小时，产程无进展则可以诊断。

由经验丰富的医师和助产士进行的阴道助产是安全的，鼓励对阴道助产技术进行培训。当胎头下降异常时，在考虑阴道助产或剖宫产之前，应对胎方位进行评估，必要时进行手转胎头到合适的胎方位。

第四节　分娩的临床经过及处理

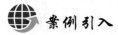 案例引入

李女士，孕 40 周，腹部阵痛 2 小时收住院。停经 40 余天出现早孕反应，近孕 5 个月时自觉胎动，孕期顺利。2 小时前出现下腹部阵痛并逐渐增强。

体格检查：体温 36.8℃，脉搏 80 次/分，呼吸 20 次/分，血压 110/70mmHg。产科检查：胎方位 LOA，胎心 140 次/分，宫缩持续 30 秒，间歇 5 分钟。肛诊检查：宫颈管消失，宫口扩张 2cm，头先露，先露平坐骨棘，胎膜未破。

讨论分析：

（1）张女士是否临产？

（2）应如何观察产程？

解析路径导航：

通过临床路径了解临产的判断。

（1）结合症状及产科检查情况确定是否临产。

（2）从宫缩、胎心、宫口扩张和胎儿先露下降的情况几个方面观察，了解具体观察方法和内容。

一、第一产程的临床经过及处理

（一）临床表现

1. 规律宫缩 产程开始时，宫缩力弱，间歇时间长（5～6分钟），持续时间短约30秒。随着产程进展，持续时间逐渐延长（50～60秒），间歇时间逐渐缩短（2～3分钟）。宫颈口近开全时宫缩持续时间可长达1分钟以上，间歇仅1分钟或稍长，且强度不断增加。

2. 宫颈口扩张（dilation of cervix） 宫口扩张的速度有一定的规律性，可分为潜伏期和活跃期。①潜伏期：从规律宫缩开始至宫口扩张6cm，初产妇不超过20小时，经产妇不超过14小时；②活跃期：宫口扩张6cm至宫口开全，产程进展较快，需1.5～2小时。

3. 胎头下降程度 是决定能否经阴道分娩的重点观察项目。通过定时肛门检查，掌握胎头下降程度，并能协助判断胎方位。

4. 胎膜破裂（rupture of membranes） 简称破膜，多发生在宫口近开全时。宫缩时，宫腔内压力增加，胎先露下降将羊水阻断为前、后两部。胎先露前的羊水称前羊水，形成的前羊水囊有助于扩张宫颈口。宫缩继续增强，宫腔内压力增到一定程度时胎膜自然破裂，前羊水流出。

（二）产程观察及处理

第一产程时间较长，应注意产妇心理活动，主动与产妇交谈。向产妇介绍有关分娩的知识，解除其疑虑，增强其安全感，争取产妇的配合。

1. 询问病史及检查 详细询问产科病史，进行必要的全身及产科检查，对分娩做出初步估计。

2. 一般处理

（1）精神安慰：产妇入院以后，由于离开了亲人及熟悉的家庭环境，心情比较紧张，从而抑制子宫收缩，引起产程延长，甚至造成难产。所以医护人员应关心体贴产妇，消除其恐惧心理，介绍正常的分娩过程，使其了解分娩是一种生理现象，以增加其对分娩的信心，使产妇安心等待分娩。若产妇对子宫收缩感到不适时，指导其做深呼吸运动，或为其按摩下腹部或压迫腰骶部以减轻症状。

（2）活动与休息：胎头入盆宫缩不强未破膜者，可在室内活动，有助于产程进展。凡有胎位异常或有合并症的产妇，如阴道流血、胎膜早破而胎头尚未入盆者，应卧床休息并加强观察，防止发生意外。

（3）饮食：在分娩过程中，体力消耗较大，应注意补充热量和水分。鼓励产妇少量多次进食，给予产妇易消化高热量的食物。对个别呕吐的产妇，必要时给予静脉补液，以保证充沛的精力和体力。

（4）测血压：第一产程，宫缩时血压升高5～10mmHg，间歇期恢复，每4～6小时测量血压一次，在宫缩间歇时测量并记录。对高血压产妇，随时注意血压变化情况，严防子痫发生。

（5）排尿与排便：临产后，鼓励产妇每2～4小时排尿1次，以防因膀胱充盈影响产程进展。初产妇在宫口开大不足4cm，经产妇宫口开大不足2cm时可用肥皂水灌肠，可防止粪便污染，又能通过反射作用刺激宫缩加速产程进展。但有胎位异常、胎膜早破、阴道流血、头盆不称、瘢痕子宫、产妇患有心脏病、宫缩过强及急产史者不宜灌肠。

3. 观察产程

（1）子宫收缩：可通过胎儿监护仪观察子宫收缩持续时间、间歇时间、强度，并加以记录。无监护仪时，最简单的方法是将手放在产妇腹壁上，宫缩时子宫体隆起变硬，间歇期松弛变软。

（2）胎心音：通常在产程开始后，应于两次宫缩之间每 1～2 小时听一次胎心，每次至少听 1 分钟。遇宫缩过强时应增加听取胎心次数，可半小时听一次。注意胎心音强弱、规律性、速率，并及时记录。胎心由强变弱，或胎心率＞160 次 / 分、＜120 次 / 分，均提示胎儿宫内窘迫，应立即处理。

（3）宫颈扩张情况：通过肛门检查可以了解宫颈扩张情况。检查时产妇两腿屈曲尽量分开，检查者右手戴手套以示指涂滑润剂少许，轻轻插入肛门。了解宫颈软硬、厚薄、宫颈口扩张程度、胎膜有无破裂，胎先露和先露部高低，骨盆腔情况。在宫缩时进行，次数不宜太多，临产初期每 2 小时 1 次，经产妇或宫缩较紧者，间隔应适当缩短。

（4）胎先露下降情况：通过肛门检查可了解胎先露下降情况。胎先露下降程度以坐骨棘平面为标志，先露部最低点达此水平为"0"，棘下 1cm 为"＋1"，棘上 1cm 为"－1"，依此类推（图 6-16、图 6-17）。

考点提示
胎先露下降的标志。

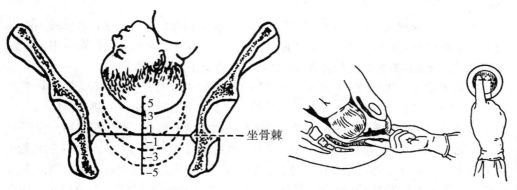

图 6-16　先露下降程度　　　　　图 6-17　肛门检查

（5）破膜情况：破膜后立即听胎心并及时记录破膜时间，注意观察羊水性质、颜色和量。头先露羊水中若混有胎粪，说明已发生胎儿窘迫，应立即阴道检查有无脐带脱垂并紧急处理。破膜后胎头尚未入盆或臀位者，应绝对卧床，抬高床尾，以防脐带脱垂并保持外阴清洁。破膜超过 12 小时，给予抗生素预防感染。

二、第二产程的临床经过及处理

（一）临床表现

宫口开全后，多已自然破膜。若仍未破膜，常影响胎头下降，应行人工破膜。此时每次宫缩持续时间 1 分钟或以上，间歇时间仅 1～2 分钟。先露部下降达骨盆底压迫直肠则引起产妇反射性的排便感，不由自主地向下屏气用力。随着产程进展，会阴逐渐膨隆变薄、肛门括约肌松弛，胎头于宫缩时露出阴道口，间歇期又缩回阴道内称胎头拨露（head visible on vulval gapping）（图 6-18）。经数次胎头拨露直至双顶径越过骨盆出口，宫缩间歇期胎头不再回缩称胎头着冠（crowning of head）（图 6-19）。着冠后胎头开始仰伸娩出，继之胎头复位外旋转，胎肩、胎体及四肢相继娩出，后羊水随之涌出，宫底下降到脐平。经产妇第二产程短，上述临床表现不易截然分开，有时仅需要几次宫缩，即可完成胎头的娩出。

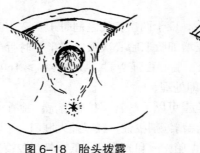 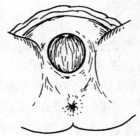

图 6-18 胎头拨露　　　　　　图 6-19 胎头着冠

（二）观察产程及处理

1. 密切监测胎心　此时宫缩强度及频率增加，易致胎儿窘迫，应勤听胎心，每 5 ～ 10 分钟听一次并做记录，或用胎儿监护仪监测。如有异常变化，应立即处理，尽快娩出胎儿。

2. 指导产妇屏气　宫口开全后，应指导产妇正确运用腹压。方法：宫缩时先深吸气，双手紧握产床两侧的把手，双腿屈曲，两足蹬在床上，如解大便样向下用力；宫缩间歇时全身肌肉放松，安静休息。如此反复，协助主力逼出胎儿。

3. 接产准备　初产妇宫口开全、经产妇宫口扩张 4cm 且宫缩规律有力时，将产妇送至分娩室，做好接产准备。让产妇仰卧于产床上，两腿屈曲分开，露出外阴部，在臀下放清洁塑料布或便盆，用消毒纱布球蘸肥皂水擦洗外阴部，顺序是阴阜、大腿内上 1/3 及大阴唇、小阴唇、会阴、肛门周围，然后用温开水冲洗干净。为防止冲洗液流入阴道，用消毒干纱布球盖住阴道口。最后以 0.1% 苯扎溴铵液或聚维酮碘消毒，消毒顺序依次为大阴唇、小阴唇、阴阜、大腿内上 1/3 及会阴、肛门周围（图 6-20）。

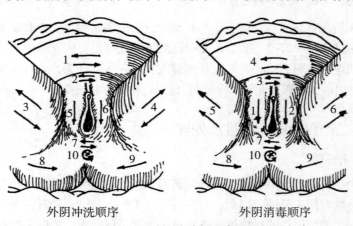

外阴冲洗顺序　　　　　　外阴消毒顺序

图 6-20 外阴冲洗与消毒顺序

随后取下阴道口的纱布球和臀下的塑料布或便盆，臀下铺消毒巾。接产者按无菌操作常规洗手、戴手套及穿手术衣后，打开产包，铺好消毒巾准备接产。

4. 接产

（1）会阴撕裂的诱因：会阴过紧缺乏弹性、耻骨弓过低、会阴水肿、胎儿过大、胎儿娩出过快等，均易造成会阴撕裂。

（2）接产要领：保护会阴的同时，协助胎头俯屈，使胎头以最小径线在宫缩间歇时缓慢通过阴道口，是预防会阴撕裂的关键。

（3）接产步骤：接产人员站在产妇右侧，当胎头拨露使阴唇后联合紧张时，开始保护会阴。方法：用无菌巾垫在会阴部，以右肘支在产床上，右手拇指与其他四指分开，用手掌大鱼际肌托住会阴部。宫缩时向上向内托压，左手同时轻压胎头枕部，协助胎头俯屈。宫缩间歇时保护会阴的右手稍放松，以免压迫过久引起会阴水肿。当胎头枕部在耻骨弓下露出时，左手协助胎头仰伸。如宫缩强、胎头枕骨出现在耻骨弓下时，嘱产妇张口哈气解除腹压，让胎头于宫缩间歇时缓慢娩出。胎头娩出后，保护会阴的右手不能松开，左手自鼻根向下颌挤压，挤出口鼻腔内的黏液和羊水，然后协助胎头复位及外旋转，使胎儿双肩径与骨盆出口前后径一致。左手向下轻压胎儿颈部，前肩自耻骨弓下娩出，再托胎颈向上后肩从会阴前缘娩出。双肩娩出后，松开保护会阴的右手，继之双手协助胎身及下肢娩出（图6-21）。

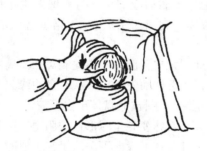 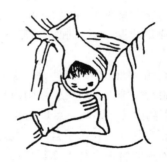

① 保护会阴协助胎头俯屈　　② 协助胎头仰伸

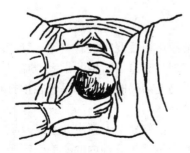 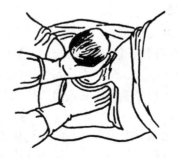

③ 助前肩娩出　　④ 助后肩娩出

图6-21 接产步骤

胎头娩出时，发现脐带绕颈一周且较松者，将脐带顺胎肩推上或从胎头滑下；若绕颈过紧，或绕两周以上者，可用两把止血钳将脐带一段夹住，从中间剪断，松解脐带后再协助胎肩娩出（图6-22）。

（4）会阴切开指征：胎儿过大或会阴过紧，估计分娩时会阴撕裂不可避免者，或母儿有病理情况急需结束分娩者。

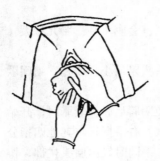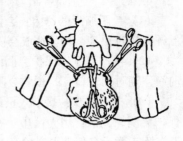

① 将脐带顺肩部推上　② 把脐带从头上退下　③ 用两把血管钳夹住，从中间剪断

图 6-22　脐绕颈的处理

三、第三产程的临床经过及处理

（一）临床表现

胎儿娩出后，产妇感觉轻松，宫底下降至脐平，宫缩暂停，数分钟后又重新开始。由于子宫收缩使宫腔突然缩小，但胎盘不能相应缩小，与宫壁发生错位剥离，剥离面出血形成胎盘后血肿。子宫继续收缩，剥离面积扩大，直至胎盘全部剥离而排出。

胎盘剥离及娩出方式有两种：①胎儿面先娩出：胎盘中央先剥离而后周围剥离，其特点是胎盘先排出，后见少量阴道出血；②母体面先娩出：从胎盘边缘先剥离，血液沿胎盘剥离面流出，其特点是先有阴道出血，后排出胎盘，出血量较多。

胎盘剥离的征象：①子宫底升高达脐上，宫体变硬呈球形；②阴道有少量流血；③阴道口外露的脐带自行下降延长；④在耻骨联合上缘向下深压子宫下段时，子宫底上升而外露的脐带不再回缩。

（二）处理

1. 新生儿处理

（1）清理呼吸道：胎儿娩出断脐后，继续用新生儿吸痰管或导尿管清除咽部和鼻腔的黏液及羊水，以免发生吸入性肺炎。清理呼吸道后新生儿常大声啼哭，表示呼吸道已通畅，正常呼吸已建立。确认已吸净而仍无啼哭时，可用手轻轻拍打新生儿足底促其啼哭。

（2）阿普加评分（Apgar score）及其意义：判断有无新生儿窒息及窒息的严重程度，用新生儿阿普加评分法。该评分法依据出生后 1 分钟内的心率、呼吸、肌张力、喉反射及皮肤颜色 5 项体征，每项 0 ～ 2 分，满分为 10 分。8 ～ 10 属正常新生儿；7 分以上只需一般处理；4 ～ 7 分缺氧较严重，为轻度窒息，需清理呼吸道、人工呼吸、吸氧、用药等措施才能恢复；0 ～ 3 分缺氧严重，为重度窒息，需紧急抢救，行喉镜直视下气管内插管并给氧。缺氧严重的新生儿应在出生后 5 分钟、10 分钟再次评分（表 6-1）。

表 6-1　新生儿 Apgar 评分法

体征	应得分数		
	0 分	1 分	2 分
心率/每分钟	0	< 100 次/分	≥ 100 次/分
呼吸	0	浅慢且不规则	佳
肌张力	松弛	四肢稍屈	四肢活动
喉反射	无反射	有些动作	咳嗽、恶心
皮肤颜色	口唇青紫 全身苍白	躯干红，四肢紫	全身红润

（3）处理脐带：新生儿啼哭后，在距脐根 10 ~ 15cm 处钳夹两把止血钳，于两钳之间剪断脐带。用无菌纱布擦净脐根周围，在距脐根 0.5cm 处用粗丝线结扎第一道，再在结扎线外 0.5cm 处结扎第二道，在第二道结扎线外 0.5cm 处剪断脐带，挤出残余血液。断面用聚维酮碘涂擦，待脐带断面干后，用无菌纱布覆盖包扎。目前多用脐带夹、血管钳、气门芯等方法取代双重结扎脐带法。处理脐带既要扎紧防止出血，又要避免用力过猛造成脐带断裂，同时注意新生儿保暖。

（4）处理新生儿：擦净新生儿皮肤上的血迹、羊水及足底胎脂，打足印及产妇拇指印于新生儿病历上。经详细体格检查后，系以标明新生儿性别、体重、出生时间、母亲姓名和床号的手腕带和包被。将新生儿抱给母亲，进行首次吸吮乳头。

2. 协助胎盘娩出　当出现胎盘剥离征象后，让产妇屏气，接产者左手握住宫底（拇指放在子宫前壁，其余 4 指置于子宫后壁）并按压，右手轻拉脐带协助娩出胎盘。当胎盘娩出至阴道口时，接产人员用双手捧住胎盘，向一个方向轻轻旋转并缓慢向外牵拉，使胎盘连同胎膜完整娩出。若发生胎膜部分断裂，可用止血钳夹住断端，继续旋转牵引，直到胎膜完全娩出。胎盘胎膜娩出后，按摩子宫可刺激子宫收缩，减少出血，同时观察出血情况（图 6-23）。

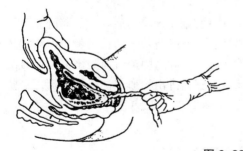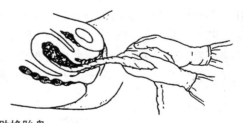

图 6-23　助娩胎盘

3. 检查胎盘及胎膜　将脐带提起，先检查胎膜是否完整，胎盘胎儿面边缘有无断裂的血管，及时发现副胎盘（succenturiate placenta，与正常胎盘分离的小胎盘，两者间有血管相连）（图 6-24）。再将胎盘母体面铺平，检查胎盘小叶有无缺损。若有胎盘小叶缺损，或疑有副胎盘，或有大块胎膜残留时，应在无菌

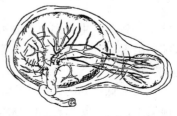

图 6-24　副胎盘

操作下，徒手入宫腔取出残留组织。如确认仅有少许胎膜残留，给予子宫收缩药待其自然排出，但应严密观察阴道出血情况。

4. 检查软产道　检查胎盘胎膜后，应仔细检查会阴、小阴唇内侧、尿道口周围、阴道及宫颈有无撕裂伤，如有裂伤应立即缝合。

5. 预防产后出血　正常分娩出血量不超过 300ml。对宫缩乏力的产妇或有产后出血史者，在胎儿前肩娩出时用缩宫素（oxytocin）10U 加入 10% 葡萄糖溶液 20ml 缓慢静脉注射，加强宫缩促使胎盘剥离减少出血。如胎盘未全部剥离而出血量多时，应立即采用手取胎盘术（manual removal of placenta）。胎盘娩出后出血多时，用麦角新碱 0.2mg 肌内注射或经下腹部直接注入子宫体肌壁内，或缩宫素 10 ～ 20U 加入 5% 葡萄糖溶液 500ml 静脉滴注。

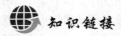
知识链接

手取胎盘术

　　发现宫颈内口较紧，应肌内注射阿托品 0.5mg 及哌替啶 100mg。术者更换手术衣及手套，外阴再次消毒，将一手手指并拢呈圆锥状直接伸入宫腔，手掌面向着胎盘母体面，手指并拢以手掌尺侧缘缓慢将胎盘从边缘开始逐渐自子宫壁分离，另一手在腹部协助按压宫底。待确认胎盘已经全部剥离，方可取出，并在取出后立即肌内注射子宫收缩药。操作务必轻柔，避免暴力强行剥离或用手指抓刮子宫壁，防止子宫破裂。若找不到疏松的剥离面无法分离者，可能是胎盘植入，不应强行剥离。取出的胎盘应立即检查是否完整。若有缺损，应再次徒手伸入宫腔，清除残留胎盘及胎膜，但应尽量减少进入宫腔操作的次数，避免感染。

6. 产后观察　产后应在产房观察 2 小时，注意宫缩情况、宫底高度、膀胱充盈情况、阴道流血量、会阴阴道有无血肿等，并测量血压及脉搏，一切正常者送回病房休息。若产妇自觉肛门坠胀，应进行肛查，以排除阴道血肿；阴道流血虽不多，但宫缩不良而宫底上升者，表明宫腔内有积血，应挤压子宫，排出积血，注射宫缩药；膀胱充盈可影响宫缩，易引起产后出血，应鼓励产妇排尿。

第五节　分娩镇痛

　　分娩时产生的剧烈疼痛可以导致体内一系列神经内分泌反应，使产妇发生血管收缩、胎盘血流减少、酸中毒等，对产妇和胎儿不利。因此，正确并有效的分娩镇痛有重要意义。

　　为降低产妇的分娩疼痛，提高分娩质量，在确保母婴安全、提高医疗服务质量的前提下，实施分娩镇痛的临床规范化操作及管理，中华医学会麻醉学分会产科学组制订了《分娩镇痛专家共识（2016版）》（主要针对椎管内分娩镇痛），以指导临床应用。

一、分娩镇痛原则

分娩镇痛遵循自愿、安全的原则，以达到最大程度地降低产妇产痛、最小程度地影响母婴结局为目的。

分娩镇痛首选椎管内分娩镇痛（包括连续硬膜外镇痛和腰－硬联合镇痛）。当产妇存在椎管内镇痛禁忌证时，在产妇强烈要求实施分娩镇痛情况下，根据医院条件可酌情选择静脉分娩镇痛方法，但必须加强监测和管理，以防危险情况发生。

二、分娩镇痛前产妇的评估

分娩镇痛前对产妇系统的评估是保证镇痛安全及顺利实施的基础。评估内容包括：病史、体格检查、相关实验室检查等。

1. 病史　产妇的现病史，既往史，麻醉手术史，药物过敏史，是否服用抗凝药物，合并症，并发症等。

2. 体格检查　基本生命体征，全身情况，是否存在困难气道，脊椎间隙异常，穿刺部位感染灶或占位性病变等禁忌证。

3. 相关实验室检查　常规检查血常规、凝血功能；存在合并症或异常情况者，进行相应的特殊实验室检查。

三、分娩镇痛适应证

1. 产妇自愿。

2. 经产科医师评估，可进行阴道分娩试产者（包括瘢痕子宫、妊娠期高血压及子痫前期等）。

四、分娩镇痛禁忌证

1. 产妇拒绝。

2. 经产科医师评估不能进行阴道分娩者。

3. 椎管内阻滞禁忌：如颅内高压、凝血功能异常、穿刺部位及全身性感染等，以及影响穿刺操作等情况。

（王　凌）

课后练习

一、单选题

1. 不属于临产后正常子宫收缩特点的是（　　　）

　A. 节律性　　B. 对称性　　C. 缩复作用　　D. 延展性　　E. 极性

2.临产开始的标志不包括（　　　）

　　A.见红

　　B.宫缩有规律且逐渐增强，持续 30 秒或以上，间歇 5 ～ 6 分钟

　　C.进行性子宫颈管展平消失

　　D.胎先露部下降

　　E.宫颈扩张

3.有关破膜的处理，错误的是（　　　）

　　A.破膜后即听胎心音

　　B.记录破膜的时间

　　C.观察羊水性质

　　D.胎头高浮者，需抬高床尾

　　E.破膜超过 24 小时，需给予抗生素

4.某产妇已进入第二产程，宫口开全，开始保护会阴的时机是（　　　）

　　A.宫口开全

　　B.胎头拨露使阴唇后联合紧张时

　　C.胎头着冠

　　D.胎头仰伸时

　　E.阴道口见胎头时

5.产妇胎盘已娩出，阴道流血量多，检查胎盘、胎膜，下列错误的是（　　　）

　　A.平铺胎盘，看胎盘母体面小叶有无缺损

　　B.提起胎盘，看胎膜是否完整

　　C.胎儿面边缘有无断裂的血管

　　D.疑有少许小块胎膜残留，应手入宫腔取出

　　E.疑有副胎盘或部分残留可手入宫腔取出

二、思考题

列表简述新生儿 Apgar 评分标准。

第七章　正常产褥

学习目标

1. 掌握　正常产褥概念。
2. 掌握　正常产褥期母体生殖系统、乳房、循环系统等生理性变化。
3. 熟悉　产褥期临床表现、针对产褥期母体生理性变化提供产褥期处理。
4. 了解　产褥期保健。

产褥期（puerperium）是从胎盘娩出至产妇全身各器官除乳腺外恢复至正常未孕状态所需的一段时间，通常为 6 周。

第一节　产褥期母体的变化

一、生殖系统变化

（一）子宫

产褥期子宫变化最大。在胎盘娩出后子宫逐渐恢复至未孕状态的全过程称为子宫复旧（involution uterus），一般为 6 周，主要表现为子宫体肌纤维缩复和子宫内膜的再生。

1. 子宫体肌纤维复旧　子宫复旧是肌浆中的蛋白质被分解排出，细胞质减少，肌细胞缩小所致。随着子宫体肌纤维不断缩复，子宫体积及重量均发生变化。胎盘娩出后，子宫收缩成球形。产后 1 周，子宫缩小至约妊娠 12 周大小，在耻骨联合上方可触及。产后 10 天，子宫降至骨盆腔内，腹部检查触不到宫底。产后 6 周子宫恢复到妊娠前大小。子宫重量也逐渐减少，分娩结束时约为 1000g，产后 1 周约为 500g，产后 2 周约为 300g，产后 6 周恢复至 50～70g。

2. 子宫内膜再生　胎盘、胎膜从蜕膜海绵层分离并娩出后，遗留的蜕膜表层发生变性、坏死、脱落，形成恶露的一部分自阴道排出。子宫内膜基底层逐渐再生新的功能层，内膜缓慢修复。约于产后第 3 周，除胎盘附着部位外，宫腔表面均由新生内膜覆盖。胎盘附着部位全部修复需至产后 6 周。

3. 宫颈　胎盘娩出后，宫颈松软，外口呈环状如袖口。产后 2～3 天，宫口仍可容纳 2 指。产后 1 周后宫颈内口关闭，宫颈管复原。产后 4 周宫颈恢复至非孕时形态。分娩时宫颈外口 3 点及 9 点处常发生轻度裂伤，使初产妇的宫颈外口由产前圆形（未产型），变为产后"一"字形横裂（已产型）。

（二）阴道

阴道因分娩时受胎先露部压迫，产后几日内可出现水肿，阴道壁松软、平坦、弹

考点提示

女性生殖系统各部位复旧时间。

性较差，阴道黏膜皱襞因过度伸展而减少甚至消失。产褥期阴道壁肌张力逐渐恢复，阴道腔逐渐缩小，阴道黏膜皱襞约在产后 3 周重新显现，但阴道于产褥期结束时仍不能完全恢复至未孕时的紧张度。

（三）外阴

分娩后外阴轻度水肿，产后 2 ～ 3 天内逐渐消退。会阴部血液循环丰富，若有轻度撕裂或会阴后 - 侧切开缝合，可在产后 3 ～ 5 天内愈合。处女膜在分娩时撕裂，形成残缺的处女膜痕。

（四）盆底组织

分娩形成的盆底肌肉及筋膜过度伸展和部分肌纤维断裂，在产褥期逐渐恢复，但较难恢复到妊娠前状态。产褥期应避免过早重体力劳动，若能于产褥期坚持做产后康复锻炼，盆底肌可能在产褥期内恢复至接近未孕状态。若盆底肌及其筋膜发生严重撕裂造成盆底松弛，加之产褥期过早参加重体力劳动，或者分娩次数过多、过频，易导致阴道壁脱垂及子宫脱垂。

二、乳房的变化

产后乳房的主要变化是泌乳。妊娠期孕妇体内雌激素、孕激素、胎盘催乳素升高，使乳腺发育及初乳形成，但又对抗垂体催乳激素，有抑制泌乳作用。分娩后雌激素、孕激素及胎盘催乳素水平急剧下降，在催乳素作用下，乳汁开始分泌。尽管垂体催乳激素是泌乳的基础，但以后乳汁的分泌在很大程度上依赖于哺乳时的吸吮刺激。婴儿每次吸吮乳头，来自乳头的感觉信号经传入神经纤维到达下丘脑，抑制下丘脑分泌的多巴胺及其他催乳素抑制因子，使腺垂体催乳素呈脉冲式释放，促进乳汁分泌。吸吮乳头还能反射性地引起神经垂体释放缩宫素（oxytocin），缩宫素使乳腺腺泡周围的肌上皮收缩，使乳汁从腺泡喷出，此过程又称喷乳反射。吸吮是保持乳腺不断泌乳的关键，不断排空乳房也是维持乳汁分泌的重要条件。乳汁分泌的质与量和产妇营养、情绪、睡眠和健康状况密切相关，保证产妇休息、足够睡眠和可口营养丰富饮食，并避免精神刺激至关重要。

产后 7 天内分泌的乳汁称为初乳（colostrum），质稠，含胡萝卜素呈淡黄色，含较多的蛋白质及矿物质，脂肪和乳糖含量较少，极易消化，是新生儿早期理想的天然食物。初乳含有多种抗体，尤其是分泌型 IgA（sIgA），有助于新生儿抵抗疾病的侵袭。产后 7 ～ 14 天分泌的乳汁为过渡乳，蛋白质含量逐渐减少，乳糖和脂肪含量逐渐增多。产后 14 天以后乳汁为成熟乳，呈白色，含有丰富的营养物质和免疫抗体。母乳中还含有矿物质、维生素和各种酶，对新生儿生长发育有重要作用。鉴于多数药物可经母血渗入乳汁中，故产妇于哺乳期间用药时，必须考虑该药物对新生儿有无不良影响。

三、循环系统及血液的变化

产褥早期血液仍处于高凝状态，纤维蛋白原、凝血酶、凝血酶原于产后 2 ～ 4 周内降至正常。红细胞计数及血红蛋白水平于产后 1 周左右回升。白细胞总数于产褥早期仍较高，可达 $(15 \sim 30) \times 10^9/L$，于产后 1 ～ 2 周恢复正常。由于胎儿和胎盘排出，胎盘循环终止，子宫缩复，大量血液从子宫涌入产妇体循环，加之妊娠期潴留的组织间液回吸收，产后 72 小时内，产妇循环血量增加 15% ～ 25%，应注意预防心衰的发生。循环血量于产后 2 ～ 3 周恢复至未孕状态。

四、消化系统的变化

产后 1 ～ 2 天产妇常感口渴，喜进流食或半流食，食欲欠佳，以后逐渐好转。妊娠期胃酸减少，胃肠道平滑肌收缩力下降，使胃肠道肌张力和蠕动减弱，产后需 1 ～ 2 周逐渐恢复。产褥期卧床少动，肠蠕动减弱，加之腹肌及盆底肌松弛，容易便秘。

五、泌尿系统的变化

妊娠期潴留在体内的大量液体，在产褥早期通过肾排泄，产后 1 周内尿量明显增加。妊娠期发生的肾盂及输尿管扩张，产后需 2 ～ 8 周恢复正常。在产褥期，尤其在产后 24 小时内，由于膀胱肌张力降低，对膀胱内压的敏感性降低，加之外阴切口疼痛、不习惯卧床排尿、器械助产、区域阻滞麻醉等原因，容易发生尿潴留。

六、内分泌系统的变化

产后雌激素及孕激素水平急剧下降，至产后 1 周时已降至未孕时水平。胎盘催乳素于产后 6 小时已不能测出。血 HCG 在产后 2 周不能测到，其他胎盘激素也多在产后几日内消失。垂体催乳素水平因是否哺乳而异，哺乳产妇的催乳素水平较高，吸吮乳汁时催乳素明显增高；不哺乳产妇的催乳素于产后 2 周降至非孕时水平。

月经复潮及排卵时间受哺乳影响。不哺乳产妇通常在产后 6 ～ 10 周月经复潮，在产后 10 周左右恢复排卵。哺乳产妇的月经复潮延迟（有的在哺乳期间月经一直不来潮），平均在产后 4 ～ 6 个月恢复排卵。产后较晚月经复潮者，首次月经来潮前多有排卵，故哺乳产妇月经虽未复潮，却仍有受孕可能。

七、腹壁的变化

妊娠期腹壁中线和外阴部的色素沉着，在产褥期逐渐消退。初产妇腹壁紫红色妊娠纹变成银白色陈旧妊娠纹。腹壁皮肤受增大的妊娠子宫影响，部分弹力纤维断裂，腹直肌出现不同程度的分离，产后腹壁松弛，腹壁紧张度约在产后 6 ～ 8 周恢复。

第二节　产褥期的临床表现

一、生命体征

绝大多数产妇产褥期的体温是正常的。但产程延长、过度疲劳、产伤严重者，体温可在产后 24 小时内略升高，一般不超过 38℃，属正常。产后 3 ～ 4 天，乳房充血、淋巴管极度充盈，乳汁不能排出而发热，体温可达 37.8 ～ 39℃，称为泌乳热（breast fever），一般持续 4 ～ 16 小时，体温即下降。产后脉搏略慢，为 60 ～ 70 次 / 分，于产后 1 周内恢复正常。产后腹压降低，膈肌下降，由胸式呼吸变为胸腹式呼吸，因此呼吸深慢，一般 14 ~ 16 次 / 分。产褥期血压平稳。

二、子宫复旧

胎盘娩出后，子宫圆而硬，宫底在脐下 1 指。产后第 1 天因盆底肌肉张力的恢复，将子宫托上，故子宫底的位置可达脐平。以后每日下降 1 ~ 2cm，至产后 10 天，子宫降入骨盆腔内。

三、产后宫缩痛

在产褥早期因子宫收缩引起下腹部阵发性剧烈疼痛，称为产后宫缩痛。产后宫缩痛于产后 1 ~ 2 天出现，持续 2 ~ 3 天自然消失，哺乳时加重，不需特殊用药，多见于经产妇。

四、恶露

产后在子宫复旧过程中，坏死的蜕膜、血液、宫腔渗出物等组织经阴道排出，称为恶露（lochia）。恶露分为以下三种。

1. 血性恶露（lochia rubra） 色鲜红，量多，含有大量血液、少量胎膜及坏死蜕膜组织。血性恶露持续 3 ~ 4 天。

2. 浆液恶露（lochia serosa） 色淡红，含有少量血液、较多坏死蜕膜组织、宫颈黏液及细菌。浆液恶露持续 10 天左右，浆液逐渐减少，白细胞增多，变为白色恶露。

3. 白色恶露（lochia alba） 白色，较黏稠，含大量白细胞、坏死蜕膜组织、表皮细胞及细菌。白色恶露约持续 3 周干净。

若恶露增多、血性恶露持续时间长且有臭味，应注意有无子宫复旧不全（uterus subinvolution）或宫腔内残留胎盘、多量胎膜或合并感染等，及时给予处理。

五、褥汗

产褥初期皮肤排泄功能旺盛，排出大量汗液，以夜间睡眠和初醒时更明显，于产后 1 周内自行好转。

第三节 产褥期处理及保健

一、产褥期处理

（一）产后 2 小时内的处理

产后 2 小时内极易发生严重并发症，如产后出血、子痫、产后心力衰竭等，故应在产房内严密观察产妇的生命体征、子宫收缩情况及阴道流血量，并注意宫底高度及膀胱是否充盈等。如发现子宫收缩乏力，应及时按摩子宫，并应用子宫收缩药。如阴道出血不多，但子宫收缩不良，宫底上升，提示宫腔积血，应挤压宫底排出积血，并给予子宫收缩药。如产妇自觉肛门坠胀，提示有阴道后壁血肿的可能，应进行肛查确诊后及时给予处理。在此期间还应协助产妇首次哺乳（早吸吮）及母婴皮肤接触。如产后2小时无异常，将产妇和新生儿送回病室，但仍需勤巡视。

（二）观察子宫复旧及恶露

每日应于同一时间手测宫底高度和观察恶露情况。测量前应嘱产妇排空膀胱，按摩子宫使其收缩后再测量，并观察恶露量、颜色及气味。若子宫复旧不全，血性恶露增多且持续时间延长，应及早给予子宫收缩药。若合并感染，恶露有腐臭味且子宫有压痛，应给予广谱抗生素控制感染。

（三）饮食和营养

正常产后1小时可让产妇进流食或清淡半流食，以后逐渐改为普通饮食。食物应富有营养、容易消化且有足够热量和水分。若哺乳，应多进食蛋白质、热量丰富的食物，并适当补充维生素和铁剂，推荐补充铁剂3个月。

（四）排尿与排便

产后应鼓励产妇尽早自行排尿。产后4小时内应让产妇排尿。若产妇排尿困难，应鼓励产妇坐起排尿，还可选用以下方法：①用热水熏洗外阴，用温开水冲洗尿道外口周围诱导排尿。②热敷下腹部，按摩膀胱，刺激膀胱肌收缩。③针刺关元、气海、三阴交、阴陵泉等穴位。④肌内注射甲硫酸新斯的明1mg，兴奋膀胱逼尿肌促其排尿。⑤若使用上述方法均无效时应予导尿，留置导尿管1~2天，使膀胱充分休息，待其水肿、充血消失后，张力自然恢复，即可自行排尿，并给予抗生素预防感染。

产后产妇容易发生便秘，应注意饮食结构，鼓励产妇多吃蔬菜、水果，早日下床活动。若发生便秘，可用缓泻药或开塞露通便，如无效可用温肥皂水灌肠。

（五）会阴处理

每日应检查外阴，用0.05%聚维酮碘液擦洗外阴，每日2~3次，平时应尽量保持会阴部清洁及干燥。会阴部有水肿者，可用50%硫酸镁液湿热敷，产后24小时后可用红外线照射外阴。会阴部有缝线者，每日检查切口愈合情况，观察有无红肿、硬结及分泌物，并于产后3~5天拆线。若伤口感染，应提前拆线引流或行扩创处理，并定时换药。

（六）乳房护理

提倡母乳喂养，母婴同室，做到早接触、早吸吮。于产后半小时内开始哺乳，此时乳房内乳量虽少，但可通过新生儿吸吮动作刺激泌乳。哺乳的时间及频率取决于新生儿的需要及乳母感到奶胀的情况，应按需哺乳。哺乳前，母亲应洗手并用温开水清洁乳房及乳头。哺乳时，母亲及新生儿均应选择最舒适位置，一手拇指放在乳房上方，余四指放在乳房下方，将乳头和大部分乳晕放入新生儿口中，用手扶托乳房，防止乳房堵住新生儿鼻孔。让新生儿吸空一侧乳房后，再吸吮另一侧乳房。哺乳后佩戴合适棉质乳罩。每次哺乳后，应将新生儿抱起轻拍背部1~2分钟，排出胃内空气以防吐奶。哺乳期以1年为宜，并可根据母亲及婴儿的意愿持续更久。哺乳开始后，若遇以下情况应分别处理。

1. 乳汁不足 鼓励乳母树立信心，及时调整饮食，多进汤汁类食物，保证充足睡眠。指导哺乳方法，也可服用药物催乳。

2. 乳胀 多因乳房过度充盈及乳腺管阻塞所致。哺乳前湿热敷 3 ~ 5 分钟，并按摩、拍打抖动乳房，频繁哺乳、必要时可用吸乳器吸乳，排空乳房，也可服用散结通乳中药。

3. 乳头皲裂 好发于初产妇，轻者可继续哺乳。哺乳前湿热敷 3 ~ 5 分钟，挤出少许乳汁，使乳晕变软，以利新生儿含吮乳头和大部分乳晕。哺乳后挤少许乳汁涂在乳头和乳晕上，短暂暴露和干燥，也可涂抗生素软膏或 10% 复方苯甲酸酊。皲裂严重者应停止哺乳，可挤出或用吸乳器将乳汁吸出后喂给新生儿。

4. 退奶 产妇因病不能哺乳，应尽早退奶。最简单的退奶方法是停止哺乳，不排空乳房，少食汤汁，但有半数产妇会感到乳房胀痛。应佩戴合适胸罩，口服镇痛药物，2 ~ 3 天后疼痛减轻。目前不推荐用雌激素或溴隐亭退奶。其他的退奶方法有：①生麦芽 60 ~ 90g，水煎当茶饮，每日 1 剂，连服 3 ~ 5 天；②芒硝 250g 分装两纱布袋内，敷于两乳房并包扎，湿硬时更换。③维生素 B_6 200mg 口服，每日 3 次，共 5 ~ 7 天。

二、产褥期保健

（一）生活指导

合理饮食，保持良好卫生习惯，居室应清洁舒适，室内空气流通，保持一定的温度和湿度。夏季不应关闭门窗，以防因高温、通风不良导致产褥中暑。冬天要注意保暖，避免产妇感冒和新生儿硬肿症的发生。

（二）适当活动及产后康复锻炼

产后尽早适当活动。自然分娩的产妇产后 6 ~ 12 小时内可起床轻微活动，产后第二天可室内随意走动。剖宫产或行会阴侧切的产妇，可适当推迟活动时间。待切口拆线无疼痛感后开始做产后康复锻炼。产后康复锻炼有利于体力恢复、恶露排出、排尿与排便，可以预防静脉血栓的发生，并可促进骨盆底与腹肌张力恢复。产后康复锻炼的运动量宜循序渐进。

（三）计划生育指导

产褥期内禁止性生活。产后 6 周，生殖器官恢复正常可进行性生活，但应采取避孕措施。原则是哺乳者以工具避孕为宜，不哺乳者可选用药物避孕。

（四）产后检查

产后检查包括产后访视和产后健康检查。

1. 产后访视 由社区医疗保健人员于产妇出院后 3 日、产后 14 日和产后 28 日分别做 3 次产后访视，目的是了解产妇及新生儿健康状况和喂养情况，并给予指导和处理。

2. 产后健康检查 产后 6 周产妇应带婴儿到医院做一次全面检查，即产后健康检查，包括全身检查和妇科检查。前者主要是测血压、脉搏，检查血常规、尿常规，了解哺乳情况，如有内科或产科合并症应做相关检查；后者主要是了解产妇生殖器官的恢复情况，及时发现异常情况，及时处理，以免延误治疗。

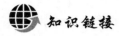 **知识链接**

母乳喂养

　　世界卫生组织已将保护、促进和支持母乳喂养作为卫生工作的重要环节。母乳喂养对母婴健康均有益。

　　1. 对婴儿有益　①提供营养及促进发育：母乳中所含营养物质最适合婴儿的消化吸收，生物利用率高；②提高免疫功能，抵御疾病：母乳中含有丰富的免疫蛋白和免疫细胞，前者如分泌型免疫球蛋白、乳铁蛋白、溶菌酶、纤维结合蛋白、双歧因子等，后者如巨噬细胞、淋巴细胞等；③有利于牙齿的发育和保护：吸吮时的肌肉运动有助于面部正常发育，且可预防因奶瓶喂养引起的龋齿；④增进母婴感情：母乳喂养时，婴儿与母亲皮肤频繁接触、母婴间情感联系对婴儿建立和谐、健康的心理有重要作用。

　　2. 对母亲有益　①有助于防止产后出血：吸吮刺激使催乳素产生的同时促进缩宫素的产生，缩宫素使子宫收缩，减少产后出血；②哺乳期闭经：哺乳者的月经复潮及排卵较不哺乳者延迟，母体内的蛋白质、铁和其他营养物质通过产后闭经得以储存，有利于产后恢复，有利于延长生育间隔；③降低母亲患乳腺癌、卵巢癌的危险。

（陈　玲）

课后练习

一、单选题

1. 关于初乳的特点错误的是（　　）

　　A. 因含胡萝卜素呈淡黄色

　　B. 初乳含蛋白质、矿物质、脂肪比成熟乳多，故较稠

　　C. 初乳含分泌型 IgA 比成熟乳多

　　D. 初乳是指产后 7 日内分泌的乳汁

　　E. 初乳乳糖含量比成熟乳少

2. 产后血容量恢复至未孕状态的时间为（　　）

　　A. 1～2 周　　　　B. 2 周　　　　C. 3～4 周　　　　D. 2～3 周　　　　E. 4 周

3. 下列哪项不是产褥期产妇的身体变化特点（　　）

    A. 妊娠期肠胃肌张力及蠕动力减弱约需 2 周恢复

    B. 产后 2 周内尿量增加

    C. 产褥期容易便秘

    D. 哺乳产妇未见月经来朝仍有受孕可能

    E. 腹壁皮肤部分弹力纤维断裂

4. 关于泌乳热的特点错误的是（　　）

    A. 泌乳热多见于产后 3～4 天

    B. 泌乳热系乳房血管、淋巴管极度充盈、乳房胀大所致

    C. 泌乳热可以高达 39℃

    D. 泌乳热不属病态

    E. 泌乳热一般持续 24 小时左右开始下降

5. 产后会阴水肿下列哪项处理是正确的（　　）

    A. 75% 酒精湿敷　　　　　B. 碘酒湿敷　　　　　C. 碘伏湿敷

    D. 新洁尔灭湿敷　　　　　E. 50% 硫酸镁湿敷

二、思考题

简述产后子宫复旧规律。

第八章 妊娠并发症

1. 掌握 流产、异位妊娠、前置胎盘、早产、羊水过多的定义、临床表现、诊断及治疗。

2. 掌握 胎盘早剥、妊娠期高血压疾病的病理、临床表现、诊断及治疗。

3. 熟悉 妊娠剧吐、羊水过少、过期妊娠的定义、诊断，熟悉双胎妊娠的诊断、并发症及治疗。

4. 了解 流产、异位妊娠、前置胎盘、胎盘早剥、妊娠期高血压疾病、早产的病因及预防。

第一节 自然流产

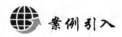

案例引入

患者，女，29 岁，已婚。因停经 47 天，点滴阴道流血 1 天，增多，伴下腹轻微阵痛 6 小时，于 2016 年 12 月 19 日上午 8 点就诊。患者月经规则，末次月经 2016-11-2，停经 40 天出现恶心厌油，1 天前无诱因出现阴道少量流血，量少于平时月经，无组织排出，感轻微阵发下腹痛。妇查：阴道少许血液，宫口未开，子宫如孕 40 天大小，双附件阴性。辅助检查：尿妊娠试验（+）。

讨论分析：

（1）此患者所患何种疾病？请说明诊断依据。

（2）为明确诊断应进一步做哪项检查？

（3）此患者应如何治疗？

解析路径导航：

通过临床路径了解先兆流产的诊治过程。

（1）根据停经后阴道流血伴腹痛等做出临床诊断并提出诊断依据。

（2）进一步检查协助明确流产类型。

（3）结合患者流产类型、目前情况及生育要求等明确治疗方案。

妊娠不足 28 周、胎儿体重不足 1000g 而终止者，称为流产（abortion）。发生于妊娠 12 周以前称为早期流产，发生于 12 周以后称为晚期流产。流产分为自然流产和人工流产。自然流产的发病率占全部妊娠的 10% ~ 15%，多数为早期流产。流产不仅影响女性健康，甚至可因急性出血或严重感染而威胁到女性生命。

一、病因

（一）胚胎因素

胚胎（或胎儿）染色体异常是早期流产最常见原因，占 50% ~ 60%，主要包括数目异常和结构异常。除遗传因素外，感染、药物等因素也可引起胚胎染色体异常。

（二）母体因素

1. 全身性疾病 患者全身性疾病导致严重感染或高热可刺激子宫收缩导致流产；某些细菌毒素和病毒通过胎盘进入胎儿血循环，使胎儿死亡可导致流产；此外，患者患心力衰竭、严重贫血或慢性肾炎、高血压等，可导致胎儿宫内缺氧或胎盘发生梗死而引起流产。

2. 生殖器官异常 子宫畸形（如子宫纵隔、双角子宫等）、子宫肌瘤（如黏膜下肌瘤等），均可影响胚胎着床发育而导致流产。宫颈内口松弛、宫颈重度裂伤可导致胎膜早破而发生流产。

3. 内分泌异常 如黄体功能不全、多囊卵巢综合征、高催乳素血症、甲状腺功能减退等均可导致流产。

4. 不良习惯 患者吸烟、酗酒、吸毒等可导致流产。

5. 强烈应激 妊娠期严重精神创伤和躯体不良刺激，如过度紧张、手术、腹部撞击、性交过频等，均可导致流产。

（三）胎盘因素

滋养细胞发育或功能不全是胚胎早期死亡并流产的重要原因之一，胎盘早剥引起的胎盘血循环障碍可导致晚期流产。

（四）免疫功能异常

妊娠类似同种异体移植，如果妊娠期间母体对胚胎和胎儿的免疫耐受降低，则可导致流产。与流产有关的危险因素有人白细胞抗原（HLA）、母儿血型不合、封闭抗体不足、抗磷脂抗体产生过多及存在抗精子抗体等。

（五）环境因素

外界不良因素可以直接或间接对胚胎或胎儿造成损害。妊娠期过多接触放射线和砷、铅、苯、甲醛、氯丁二烯、氧化乙烯等化学物质，均可引起流产。

二、病理

妊娠 8 周前的早期流产，胚胎多先死亡，随后底蜕膜出血，造成胚胎绒毛与底蜕膜层分离、出血，已分离的胚胎组织如异物，引起子宫收缩而被排出。由于此时胎盘绒毛发育尚不成熟，与子宫蜕膜联系不牢固，胚胎绒毛易完全从子宫壁剥离，出血不多。在妊娠 8 ~ 12 周时，胎盘尚未形成，但胎盘绒毛发育茂盛，与子宫蜕膜紧密连接，流产的妊娠产物不易完整排出，影响子宫收缩，出血量较多。妊娠 12 周后，胎盘已完全形成，流产过程与足月分娩相似，往往先出现腹痛，然后排出胎儿、胎盘。其他还可见血样胎块、肉样胎块、纸样胎儿、石胎等病理表现。

三、临床表现

主要症状为停经后阴道流血和下腹疼痛。根据患者就诊时的情况，流产可分为以下几种类型，实际是自然流产的发展过程。

（一）先兆流产（threatened abortion）

停经28周前出现少量阴道流血，常为暗红色或血性白带，无或伴有轻微下腹痛、腰坠痛。妇科检查：子宫大小与停经周数相符，宫颈口未开，胎膜未破，妊娠产物未排出。经休息与治疗后症状消失，可继续妊娠；若阴道流血量增多或腹痛加剧，则可能发展为难免流产。

（二）难免流产（inevitable abortion）

由先兆流产发展而来，流产已不可避免。阴道流血量增多，阵发性下腹痛加剧，或出现阴道流液（胎膜破裂）。妇科检查：宫颈口已扩张，有时可见胚胎组织或胎囊堵塞在宫颈口，子宫与停经周数相符或略小。

（三）不全流产（incomplete abortion）

难免流产继续发展，妊娠产物部分排出宫腔，尚有部分残留在宫腔内或嵌顿于宫颈口处，影响子宫收缩，导致大量出血，甚至发生失血性休克。妇科检查：宫颈口扩张，妊娠产物堵塞于宫颈口及持续性血液流出，子宫小于停经周数。

（四）完全流产（complete abortion）

妊娠物已完全排出，阴道流血逐渐停止，腹痛逐渐消失。妇科检查：子宫接近正常大小，宫颈口已关闭。

自然流产的发展过程，如下：

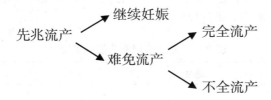

（五）特殊类型的流产

流产有3种特殊情况，为稽留流产、习惯性流产及流产合并感染。

1. **稽留流产**（missed abortion）　指胚胎或胎儿已死亡滞留宫腔内未及时自然排出者。患者有停经史，早孕反应消失，曾有先兆流产的症状或无任何症状，随孕周增加，子宫不再增大反而缩小。若已至妊娠中期，孕妇未感腹部增大，无胎动，妇科检查子宫颈口关闭，子宫小于妊娠周数，质地不软。未闻及胎心音。

2. **习惯性流产**（habitual abortion）　指自然流产连续发生3次或3次以上者。其临床特征与一般流产相同，多为早期流产。早期流产的原因有黄体功能不全、精神因素、甲状腺功能低下、染色体异常、精子缺陷等。晚期流产最常见的原因是宫颈内口松弛、子宫畸形、子宫肌瘤、母儿血型不合等。

3. 流产合并感染（septic abortion） 流产过程中，若阴道流血时间长，有组织残留于宫腔内或非法堕胎等，有可能引起宫腔感染，严重时感染可扩展到盆腔、腹腔甚至全身，并发盆腔炎、腹膜炎、败血症及感染性休克等，称流产合并感染。

四、诊断

（一）病史

询问患者有无停经史和反复流产的病史，有无早孕反应；有无阴道流血，如有阴道流血，应追问流血量及持续时间；有无腹痛，腹痛的部位、性质、程度；阴道有无水样排液及排液的色、量、味；有无组织排出等。

（二）体格检查

观察患者全身情况，有无贫血，测量血压、脉搏、体温等。妇科检查应在消毒情况下进行，注意子宫颈口是否扩张，有无组织堵塞，羊膜囊是否膨出；子宫位置、大小是否与停经月份相符合，有无压痛等；双侧附件有无压痛及包块。检查时操作要轻柔，以免加重症状。

（三）辅助检查

1. 可测定 β-HCG、孕酮、雌二醇 如明显低于正常水平，提示滋养细胞及胎盘功能不足，可能流产。临床上常用 β-HCG 测定，判断胚胎、胎儿预后。

2. B型超声检查 流产时，可用B型超声观察有无胎囊、胎心及胎动，确定胚胎是否存活，鉴别流产类型及某些流产原因，指导正确处理。

五、鉴别诊断

首先鉴别各种类型的流产（表8-1）。另外，流产还要与功能性子宫出血、异位妊娠、葡萄胎、子宫肌瘤等进行鉴别。

表8-1 各种类型流产的鉴别诊断

类型	先兆流产	难免流产	不全流产	完全流产
出血量	少	中→多	少→多	少→无
腹痛	无或轻	加重	减轻	无
组织排出	无	无	部分排出	全部排出
宫颈口	闭	可能扩张	扩张或组织堵塞	闭
子宫大小	与孕周相符	相符或略小	小于孕周	正常或略大
B型超声	胚胎存活	胚胎死亡	残留组织	未见胚胎组织
HCG	+	+/-	-	-
处理	保胎	尽早钳刮	立即吸宫或钳刮	不需处理

六、治疗

流产是妇产科常见病，首先应重视孕期保健与卫生，及时发现引起流产的病因并进行处理，降低流产率。一旦出现流产的症状，则应根据流产的不同类型，给予相应处理。

1. **先兆流产** 应卧床休息，禁止性生活，阴道检查操作要轻柔，必要时给予对胎儿危害小的镇静药。黄体功能不全者，每日或隔日 1 次肌注黄体酮 20mg，维生素 E 每日口服 100 ～ 200mg，以促进胚胎发育。甲状腺功能低下者每日口服小剂量甲状腺片。经 2 周治疗，若阴道流血停止，B 型超声检查提示胚胎存活者可继续妊娠。除了休息和服药外，更重要的是重视心理治疗，要安定孕妇情绪，解除其思想顾虑。另外，孕妇要生活有规律，并加强营养等。

2. **难免流产** 一旦确诊，应尽早促使胚胎及胎盘组织完全排出，防止大出血及感染。早期流产应及早行刮宫术，刮出物送病理检查。晚期流产时子宫较大，出血较多，可用缩宫素 10 ～ 20U 加入 5% 葡萄糖注射液 500ml 中静脉滴注，促进子宫收缩。对于宫腔内残留的妊娠物必要时给予刮宫，并用抗生素预防感染。

3. **不全流产** 确诊后立即行刮宫术或钳刮术，尽快清除宫腔内残留组织。若阴道出血量多，伴有休克者，应同时输血输液，纠正休克，术后抗生素预防感染。

4. **完全流产** 若无感染征象，一般不需特殊处理。

5. **稽留流产** 诊断确定后尽早排空宫腔内妊娠物。胎儿死亡过久，释放促凝物质进入血循环，容易并发 DIC。术前应检查血常规、血小板计数和凝血功能，并做好输血准备。如凝血功能正常，术前先口服炔雌醇 1mg，每日 2 次，连用 5 天，以提高子宫肌对催产素的敏感性，再促使胎儿和胎盘排出。如凝血功能异常，则需先纠正凝血功能。

6. **习惯性流产** 以预防为主，染色体异常的夫妇应于孕前进行遗传咨询，夫妇双方进行必要的检查，查明原因，进行针对性治疗。

7. **流产感染** 阴道流血不多者，应先控制感染后再行刮宫。阴道流血多者，抗感染、输血的同时，用卵圆钳将宫腔内残留组织夹出后给予广谱抗生素。切不可用刮匙全面搔刮宫腔，以免造成感染扩散，待感染控制后再彻底刮宫。子宫严重感染或盆腔脓肿形成，应行手术引流，必要时切除子宫。

第二节 异位妊娠

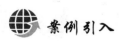 案例引入

患者，女性，29 岁，已婚，因停经 40 天，不规则阴道流血 4 天。昨晚突发左下腹撕裂样疼痛，伴恶心、呕吐，肛门坠胀感，急诊入院。平素月经规律，周期 5 ～ 6/30 天，体格检查：T 36.4℃，P 110 次 / 分，R 18 次 / 分，BP 80/50mmHg。左下腹有压痛、反跳痛，移动性浊音（＋）。妇科检查：阴道少量出血，举痛明显，后穹隆饱满，触痛明显，子宫：前位稍大，质软、压痛，似有漂浮感，左附件饱满，触痛

明显，可扪及包块，边界不清，右侧附件区亦有压痛。

讨论分析：

（1）此患者所患何种疾病？请说明诊断依据。

（2）为明确诊断还需做哪些检查？

（3）此患者应如何处理？

解析路径导航：

通过临床路径了解异位妊娠的诊治过程。

（1）根据停经病史、阴道流血、下腹疼痛及休克体征等做出临床诊断并提出诊断依据。

（2）进一步检查确定是否妊娠及妊娠位置。

（3）根据阴道后穹隆穿刺、尿妊娠试验、妇科超声等明确治疗方案。

凡受精卵在子宫体腔以外的任何部位着床者，统称异位妊娠（ectopic pregnancy），习称宫外孕（extrauterine pregnancy）。根据着床部位不同，分为输卵管妊娠、卵巢妊娠、腹腔妊娠、宫颈妊娠及子宫残角妊娠、阔韧带妊娠等。异位妊娠发病率约为2%，是孕产妇主要死亡原因之一，其中以输卵管妊娠最常见，约占95%。本节主要介绍输卵管妊娠。

输卵管妊娠是妇产科常见急腹症之一。当输卵管妊娠流产或破裂急性发作时，可引起腹腔内严重出血，如不及时诊断、积极抢救，可危及生命。输卵管妊娠的发生部位以壶腹部最多，约占78%，其次为峡部、伞部，间质部妊娠较少见（图8-1）。

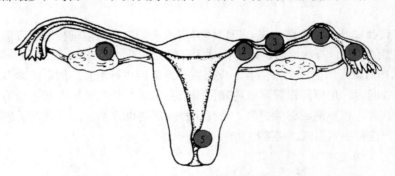

①壶腹部；②间质部；③峡部；④伞部；⑤子宫颈妊娠；⑥卵巢妊娠

图8-1 异位妊娠的发生部位

一、病因

1. 输卵管炎症 是输卵管妊娠的主要病因，可分为输卵管黏膜炎和输卵管周围炎。输卵管黏膜炎使输卵管管腔黏膜粘连，管腔变窄，纤毛功能受损，受精卵的运行受阻而于此处着床；输卵管周围炎常造成输卵管扭曲，管腔狭窄，输卵管蠕动功能减弱而影响受精卵的运行。淋病奈瑟菌和沙眼衣原体感染所致的输卵管炎常累及黏膜，而流产和分娩后感染往往引起输卵管周围炎。

2. 输卵管妊娠史或手术史　曾有输卵管妊娠史，再次妊娠复发的概率是 10%。有输卵管绝育史及手术史者，输卵管妊娠的发生率为 10% ~ 20%。尤其是腹腔镜下电凝输卵管及硅胶环套术绝育者，可因输卵管瘘或再通而导致输卵管妊娠。因不孕接受过输卵管粘连分离术、输卵管成形术者再妊娠时输卵管妊娠的可能性也增加。

3. 输卵管发育不良或功能异常　输卵管过长、肌层发育差、黏膜纤毛缺乏等可造成输卵管妊娠。雌激素、孕激素分泌失常使输卵管肌层的蠕动、纤毛的摆动及上皮细胞的分泌功能异常，影响受精卵的正常运行。此外，精神因素也可引起输卵管痉挛和蠕动异常，阻碍受精卵运送，导致输卵管妊娠。

4. 辅助生殖技术　近年来，辅助生育技术的应用使输卵管妊娠的发生率增加，特别是以前少见的异位妊娠，如卵巢妊娠、宫颈妊娠、腹腔妊娠的发生率有所增加。

5. 其他　宫内节育器避孕失败，子宫肌瘤或卵巢肿瘤压迫输卵管，子宫内膜异位症等，均可增加输卵管妊娠的可能性。

二、病理

（一）输卵管妊娠的结局

输卵管妊娠时，由于输卵管黏膜不能形成完整的蜕膜层，抵御绒毛的侵蚀能力减弱，且输卵管的管壁薄弱、管腔狭小，不能适应胎儿的生长发育，当输卵管膨大到一定程度，常出现以下结局。

1. 输卵管妊娠流产　多见于输卵管壶腹部妊娠，常发生在妊娠 8 ~ 12 周。受精卵种植在输卵管黏膜皱襞内，由于形成的蜕膜不完整，发育中的囊胚常向管腔突出，最终突破包膜而出血，囊胚与管壁分离（图 8-2）。如整个囊胚剥离落入管腔，刺激输卵管逆蠕动，囊胚经伞端排出到腹腔，即形成输卵管妊娠完全流产，出血一般不多。如囊胚剥离不完整，妊娠产物部分排出到腹腔，部分仍然附着于输卵管壁，即为输卵管妊娠不全流产。此时，滋养细胞继续侵蚀输卵管壁，导致反复出血，血液不断流出并积聚在子宫直肠陷凹，形成盆腔积血，量多时甚至流入腹腔，导致出现腹膜刺激征症状，同时引起休克。

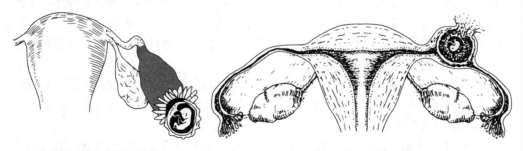

图 8-2　输卵管妊娠流产　　　　图 8-3　输卵管妊娠破裂

2. 输卵管妊娠破裂　多见于输卵管峡部妊娠，常发生在妊娠 6 周左右。受精卵着床于输卵管黏膜皱襞间，囊胚生长发育时绒毛侵蚀管壁的肌层及浆膜层，最终穿破浆膜层，形成输卵管妊娠破裂（图 8-3）。由于输卵管肌层血管丰富，一旦破裂，出血远较输卵管妊娠流产严重，短期内即可发生大量腹腔内出血，使患者出现休克，也可反复出血,在盆腔与腹腔内形成血肿。输卵管间质部妊娠虽少见,但结局几乎均为输卵管妊娠破裂,由于输卵管间质部肌层较厚,破裂常发生于孕 12 ~ 16 周,其破裂如同子宫破裂,症状更为严重。

3. 陈旧性宫外孕 输卵管妊娠流产或破裂未得到及时治疗,长期反复内出血形成的盆腔血肿不消散,血肿机化变硬并与周围组织粘连,临床上称为陈旧性宫外孕。

4. 继发性腹腔妊娠 输卵管妊娠流产或破裂,排到腹腔或阔韧带内的胚胎多数死亡。偶有存活者,若其绒毛组织附着于原位或重新种植而获得营养,可继续生长发育,形成继发性腹腔妊娠。

(二)子宫的变化

输卵管妊娠和正常妊娠一样,合体滋养细胞产生的 HCG 维持黄体生长,使类固醇激素分泌增加,子宫增大变软,子宫内膜出现蜕膜反应。如胚胎受损或死亡,滋养细胞活力消失,蜕膜自子宫壁剥离而发生阴道流血。如蜕膜完整剥离,可排出三角形蜕膜管型。但排出的组织中见不到绒毛,组织学检查无滋养细胞,此时血 β-HCG 下降。如胚胎死亡已久,内膜表现出增生期变化,有时可见 Arias-stella(A-S)反应。

三、临床表现

输卵管妊娠的临床表现与受精卵在输卵管的着床部位、有无流产或破裂、腹腔内出血量多少及发病时间有关。输卵管妊娠流产或破裂前,症状和体征均不明显,其过程与早孕或先兆流产相似。

(一)症状

典型症状为停经后腹痛与阴道出血。

1. 停经 除间质部妊娠停经时间较长外,其他输卵妊娠患者多数会停经 6 ~ 8 周。有 20% ~ 30% 患者无明显停经史,把异位妊娠时出现的不规则阴道流血误认为是月经,或由于月经过期仅数日而不认为是停经。

2. 腹痛 为患者就诊时最主要症状。输卵管妊娠发生流产或破裂前,常表现为一侧下腹部隐痛或酸胀感。当发生流产或破裂时,突感一侧下腹部撕裂样疼痛,常伴恶心、呕吐。如血液局限于病变区,表现为下腹局部疼痛;如血液积聚于直肠子宫陷凹,肛门有坠胀感;如血液流向全腹,疼痛则由下腹向全腹扩散;血液刺激膈肌时,可引起肩胛放射性疼痛。

3. 阴道出血 胚胎死亡后,常有不规则阴道出血,色暗红,量少,一般不超过月经量,但淋漓不净。可伴有蜕膜管型或蜕膜碎片排出,系子宫蜕膜剥离所致。阴道流血一般在病灶去除后停止。

4. 晕厥与休克 由于腹腔内急性出血,可引起血容量减少及剧烈腹痛。轻者常有晕厥,重者出现休克,其严重程度与腹腔内出血速度和出血量成正比。出血量越多越急,症状出现越迅速越严重,但与阴道出血量不成正比。

5. 腹部包块 输卵管妊娠发生流产或破裂时所形成的血肿时间较久者,由于血液凝固或与周围组织或器官发生粘连,形成包块,包块较大或位置较高者腹部检查可扪及。

（二）体征

1. **一般情况** 腹腔内出血较多时，呈急性贫血貌，可出现面色苍白、四肢厥冷、脉搏快而细弱及血压下降等休克症状。

2. **腹部检查** 下腹部有明显压痛及反跳痛，尤以患侧为剧烈，但腹肌紧张较轻。出血较多时，叩诊有移动性浊音。历时较长后形成血凝块，下腹可触及软性肿块，反复出血使肿块增大变硬。

3. **盆腔检查** 阴道后穹隆饱满，触痛。宫颈有明显举痛，将宫颈轻轻上抬或向左右摇动时，即可引起剧烈疼痛。子宫稍大而软，内出血多时，子宫有漂浮感。子宫一侧或后方可触及边界不清、大小不一、触痛明显的肿块。

四、诊断

输卵管妊娠未发生流产或破裂时，临床表现不明显，诊断较困难，需采用辅助检查方能确诊。输卵管妊娠发生流产或破裂后，诊断多无困难。若有困难时，严密观察病情变化，必要时应进行下列辅助检查协助诊断。

考点提示
输卵管妊娠的诊断。

1. **妊娠试验** 尿或血 HCG 检测是早期诊断异位妊娠的重要方法。由于异位妊娠患者体内的 HCG 水平较正常妊娠时低，应采用敏感的 β–HCG 放射免疫法或单克隆抗体酶标法进行检测。连续测定血 β–HCG，如倍增时间大于 7 天，则异位妊娠可能性极大。

2. **B 型超声诊断** B 型超声有助于诊断异位妊娠，还可以明确其部位和大小。阴道 B 型超声检查较腹部 B 型超声检查准确性高。若宫腔内空虚，宫旁出现低回声区，其内探及胚芽及原始心管搏动，可确诊异位妊娠。有时宫内可见假妊娠囊（蜕膜管型与血液形成），应注意与宫内妊娠的鉴别，以免误诊。

3. **阴道后穹隆穿刺** 是一种简单可靠的诊断方法，适用于疑有腹腔内出血的患者。如果抽出暗红色不凝血液，说明腹腔内有内出血。陈旧性宫外孕时，可抽出小血块或不凝固的陈旧血液。如未能抽出不凝血，不能排除输卵管妊娠，可能是无内出血、内出血量很少、血肿位置较高或直肠子宫陷凹有粘连等。

4. **腹腔镜检查** 目前腹腔镜检查是诊断异位妊娠的金标准，主要适用于原因不明的急腹症鉴别及早期输卵管妊娠。而且在确诊的同时可采取镜下手术治疗。但有 3% ~ 4% 的患者因妊娠囊过小而被漏诊。大量腹腔内出血或伴有休克者，禁做腹腔镜检查。

5. **子宫内膜病理检查** 诊断性刮宫仅适用于妊娠试验和 B 型超声不能确诊者，目的是排除宫内妊娠。宫腔排出物应常规送病理检查，如仅见蜕膜而无绒毛，虽应考虑为异位妊娠，但不能确诊。

五、鉴别诊断

输卵管妊娠应与流产、急性阑尾炎、黄体破裂及卵巢囊肿蒂扭转等鉴别，见表 8–2。

考点提示
输卵管妊娠的鉴别诊断。

表 8-2　异位妊娠的鉴别诊断

	输卵管妊娠	流产	急性阑尾炎	黄体破裂	卵巢囊肿蒂扭转
停经	多有	有	无	多无	无
腹痛	突然撕裂样剧痛自下腹一侧开始向全腹扩散痛	下腹中央阵发性坠痛	持续性疼痛,从上腹开始,经脐周转至右下腹	下腹一侧突发性疼痛	下腹一侧突发性疼痛
阴道流血	量少,暗红色,可有蜕膜管型排出	量由少至多,有小血块或绒毛排出	无	无或有如月经量	无
休克	程度与外出血不成正比	程度与外出血成正比	无	无或有轻度休克可抽出血液	无
盆腔检查	宫颈举痛,直肠子宫陷凹有肿块	无宫颈举痛,宫口稍开,子宫增大变软	无肿块触及,直肠指检右侧高位压痛	无肿块触及,一侧附件压痛	宫颈举痛,卵巢肿块边缘清晰,蒂部触痛明显
阴道后穹隆穿刺	抽出不凝血液	阴性	可抽出渗出液或脓液	可抽出血液	阴性
β-HCG检测	多为阳性	多为阳性	阴性	阴性	阴性
B 型超声	一侧附件低回声区,其内有妊娠囊	宫内可见妊娠囊	子宫附件区无异常回声	一侧附件低回声区	一侧附件低回声区,边缘清晰,有条索状蒂

考点提示 ▶

输卵管妊娠的治疗原则。

六、治疗

治疗原则主要以手术治疗为主,非手术治疗为辅。

(一)药物治疗

1. 化学药物治疗　主要适用于早期异位妊娠,要求保存生育能力的年轻妇女。符合以下条件者可采用此法。①无药物治疗的禁忌证;②输卵管妊娠未发生破裂或流产;③血 β-HCG < 2000U/L;④输卵管妊娠包块直径 ≤ 4cm;⑤无明显内出血。化疗一般采用全身用药,常用甲氨蝶呤(MTX)治疗,常用剂量是 0.4mg/(kg·d),肌内注射,5 天为一疗程。如单次剂量肌内注射,常用量为 50mg/m²,在治疗后第 4 天、第 7 天复查血 HCG,如 HCG 下降 < 15%,需重复治疗。亦可采用局部用药,在 B 型超声引导下穿刺或在腹腔镜下将甲氨蝶呤直接注入输卵管的妊娠囊内。

2. 中药治疗　治疗原则为活血化瘀,止血消肿。中药治疗既可免除手术创伤,又可治疗局部炎症和粘连,保留患侧输卵管。但应严格掌握指征,凡输卵管间质部妊娠、腹腔内大量出血、保守治疗效果不佳及胚胎继续生长者,不宜采用中药治疗,应尽早手术。

（二）手术治疗

分为保守手术和根治手术。输卵管妊娠手术可经腹或经腹腔镜完成，其中腹腔镜手术是近年治疗异位妊娠的主要方法，主要适用于：①生命体征不稳定或有腹腔内出血征象者；②诊断不明确者；③异位妊娠有进展者（如血 β-HCG 处于高水平，附件区大包块等）；④随诊不可靠者；⑤药物治疗禁忌证或无效者。

1. 保守手术　保守手术为保留患侧输卵管，适用于有生育要求的年轻妇女，特别是对侧输卵管已经切除或有明显病变者。

2. 根治手术　根治手术是切除患侧输卵管，适用于无生育要求的输卵管妊娠、内出血并发休克的急症者。

第三节　妊娠剧吐

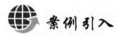

某女士，25 岁，初孕妇。停经 42 天出现早孕反应，逐渐加重直至频繁呕吐，不能进食，呕吐物中混有胆汁。患者体重减轻，唇舌干燥，眼窝下陷；出现大便秘结、少尿。尿常规检查：尿比重增高、尿酮体（＋）。

讨论分析：

（1）该孕妇初步诊断是何种疾病？请说明诊断依据。

（2）为明确诊断还需要做什么检查？

（3）应该如何治疗？

解析路径导航：

通过临床路径了解妊娠剧吐的诊治过程。

（1）根据停经后早孕反应重等症状结合脱水体征及辅助检查做出临床诊断并提出诊断依据。

（2）进一步做相关检查协助明确是否妊娠及疾病的严重程度。

（3）结合该孕妇症状、辅助检查结果及生育要求明确治疗方案。

大多数孕妇在早孕时出现头晕、倦怠、择食、食欲缺乏，以及轻度恶心、呕吐等症状，称早孕反应。早孕反应一般对生活与工作影响不大，不需特殊治疗，多在妊娠 12 周前后自然消失。少数孕妇早孕反应严重，恶心、呕吐频繁不能进食，影响身体健康甚至威胁孕妇生命时，称妊娠剧吐（hyperemesis gravidarum），发生率 0.5%～2%。

一、病因

病因迄今未明，可能主要与体内激素作用和精神状态的平衡失调有关。临床所见提示本病与血中绒毛膜促性腺激素（HCG）水平增高关系密切，但症状的轻重不一定和 HCG 成正比。此外，精神过度紧张、焦急、忧虑及生活环境和经济状况较差的孕妇易发生妊娠剧吐。

二、临床表现

妊娠 6 周左右出现剧烈恶心、呕吐，甚至不能进食和饮水，呕吐物中有胆汁或咖啡渣样物质。严重呕吐导致脱水、电解质紊乱及体重下降，体重较妊娠前减轻 ≥ 5%。由于长期不能进食，脂肪分解的中间产物酮体积聚引起代谢性酸中毒。患者极度疲乏，皮肤、黏膜干燥，眼球下陷，脉搏增快，体温轻度升高，严重时血压下降甚至肝肾功能受损。

三、诊断

根据病史及临床表现，首先应确定是否为正常妊娠，通过 B 型超声检查可确定。其诊断至少应具备：每日呕吐 ≥ 3 次，尿酮体阳性，体重较妊娠前减轻 ≥ 5%。为了解病情还应做以下辅助检查。

1. 尿液检查　测定尿量、尿比重、酮体，注意有无蛋白尿及管型尿。

2. 血液检查　测定红细胞数、血红蛋白含量、血细胞比容、全血及血浆黏度，了解有无血液浓缩。动脉血气分析测定血液 pH、二氧化碳结合力等，了解酸碱平衡情况。还应检测血钾、血钠、血氯含量、凝血功能、肝肾及甲状腺功能。

3. 必要时行眼底检查及神经系统检查。

四、治疗

1. 心理疗法　保证孕妇充分休息，给予精神安慰和支持，解除其思想顾虑。

2. 补液止吐、纠正酸中毒及电解质失衡　妊娠剧吐严重者应住院治疗，禁食。根据化验结果补充水分及电解质，每日补液量至少维持 3000ml。液体中可加入氯化钾、维生素 C 及维生素 B_6。对合并代谢性酸中毒者，可给予碳酸氢钠纠正。营养不良者可静脉补充氨基酸、脂肪乳。

3. 必要时终止妊娠　经过上述处理病情无改善，持续出现黄疸或蛋白尿，体温在 38℃ 以上，心率超过 120 次 / 分，应考虑终止妊娠。

第四节　前置胎盘

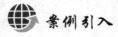

案例引入

某孕妇，28 岁，孕 3 产 0，曾有 2 次人工流产史。现停经 32 周，入院前正在工作，无明显诱因突然出现阴道流血 20 分钟，不伴腹痛。入院后检查：患者一般情况尚可，血压 98/66mmHg，宫底脐上 3 指，头位，胎头浮，胎心率 122 次 / 分，耻骨联合上方可听到胎盘血流杂音。

讨论分析：

（1）该孕妇初步诊断是何种疾病？请说明诊断依据。

（2）为明确诊断还需要做什么检查？

（3）应该如何治疗？

解析路径导航：

通过临床路径了解前置胎盘的诊治过程。

（1）根据孕晚期无痛性阴道出血及查体情况做出临床诊断并提出诊断依据。

（2）进一步完善产科超声等检查协助明确诊断，了解孕妇目前情况。

（3）结合该孕妇及胎儿情况、孕周等选择治疗方案。

正常妊娠时，胎盘附着于子宫体部的前、后或侧壁。妊娠 28 周后，若胎盘附着在子宫下段，甚至胎盘的下缘达到或覆盖宫颈内口处，位置低于胎儿先露部，称前置胎盘（placenta previa）。前置胎盘是妊娠晚期出血的主要原因之一，国内报道发病率为 0.24% ～ 1.57%。

考点提示

前置胎盘常见的病因。

一、病因

目前还不明确，可能与下列因素有关。

1. 子宫内膜病变或损伤　多次流产及刮宫、分娩、引产、子宫手术史导致子宫内膜炎症和损伤，使胎盘血供不足，胎盘为摄取足够营养延伸至子宫下段。

2. 胎盘异常　多胎妊娠、巨大儿、副胎盘等，使胎盘面积增大延伸到子宫下段所致。

3. 受精卵滋养层发育迟缓　位于宫腔内的受精卵，因滋养层发育迟缓尚未具备着床能力，继续下移至子宫下段着床而形成前置胎盘。

二、分类

根据胎盘下缘与宫颈内口的关系分为 3 类（图 8-4）。

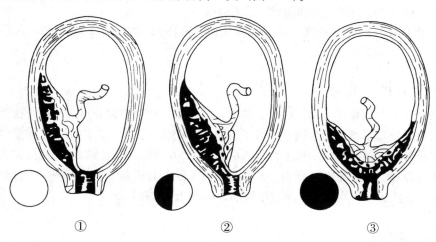

①边缘性前置胎盘；②部分性前置胎盘；③完全性前置胎盘

图 8-4　前置胎盘的类型

1. **边缘性前置胎盘** 胎盘附着于子宫下段，胎盘下缘到达宫颈内口，但不超越宫颈内口。

2. **部分性前置胎盘** 宫颈内口部分被胎盘组织覆盖。

3. **完全性（中央性）前置胎盘** 宫颈内口全部被胎盘组织覆盖。

三、临床表现

1. **症状** 妊娠晚期或临产时，突然发生无诱因、无痛性反复阴道流血是前置胎盘的主要症状。出血是由于妊娠晚期或临产后，子宫下段逐渐拉长，子宫颈内口逐渐扩张，而附着于该处的胎盘不能随之伸展，导致胎盘前置部分剥离，血窦开放而出血。阴道流血发生时间的早晚、出血量的多少及发生的次数与前置胎盘的类型有关。

完全性前置胎盘初次出血早，在妊娠 28 周左右，出血频繁，量较多，有时一次大量出血可使患者陷入休克状态；边缘性前置胎盘初次出血较晚，多在妊娠 37～40 周或临产后，量较少；部分性前置胎盘初次出血时间和出血量介于上述两者之间。

2. **体征** 患者一般情况与出血量有关，大量出血呈现面色苍白、出冷汗、脉搏细速、血压下降、四肢冰冷等休克表现。如孕妇失血过多可出现胎儿缺氧，甚至胎死宫内。腹部检查：子宫软、无压痛，大小与孕周相符，胎位清楚，如出血不多胎心亦正常。由于子宫下段有胎盘占据，影响胎先露部入盆，故胎先露高浮，常并发胎位异常。当胎盘附着在子宫下段前壁时，于耻骨联合上方可听到胎盘杂音。

四、诊断

根据妊娠晚期或临产时，发生无诱因无痛性反复阴道流血的症状，结合出血的时间、出血量、体征，可以初步做出诊断，进行下列检查可进一步确诊。

1. **B 型超声检查** 是诊断本病最安全可靠的方法。可清楚看到子宫壁、胎先露部、胎盘和宫颈的位置，明确前置胎盘的类型。

2. **产后检查胎盘及胎膜** 前置部位的胎盘有陈旧血块附着。胎膜破口距胎盘边缘 < 7cm 则为前置胎盘。

五、对母儿的影响

因子宫下段肌组织菲薄，收缩力较差，故常发生产后出血，量多且难于控制。子宫下段蜕膜发育不良，胎盘绒毛侵入子宫肌层形成植入性胎盘。由于前置胎盘剥离面接近宫颈外口，细菌易经阴道上行侵入胎盘剥离面，加之多数产妇因反复失血而致贫血、体质虚弱，易发生产褥感染。出血量多可致胎儿窘迫甚至胎死宫内。为挽救孕妇或胎儿生命而提前终止妊娠，早产率增加，围产儿死亡率高。

六、治疗

治疗原则是抑制宫缩、止血、纠正贫血和预防感染。根据病情决定期待疗法或终止妊娠。

（一）期待疗法

在保证孕妇安全的前提下尽可能延长孕周，以提高围产儿存活率。适用于妊娠 < 34 周、胎儿体重 < 2000g、胎儿存活、阴道流血量不多、一般情况良好的孕妇。

1. 一般处理　绝对卧床休息，取左侧卧位。禁止性生活，禁止肛门检查和不必要的阴道检查。每日间断吸氧，每次 20 分钟，以提高胎儿血氧供应。适当给予地西泮等镇静药，使孕妇保持心态平静。密切观察阴道流血量及胎心音、胎动情况。纠正孕妇贫血状况，补充营养及铁剂，如血红蛋白 < 70g/L 应输血。

2. 药物治疗　用宫缩抑制药如利托君、硫酸镁、沙丁胺醇等，上述药物可抑制子宫收缩延长孕周，以提高围产儿的存活率。估计近日需终止妊娠者，如胎龄 < 34 周应促进胎肺成熟，给予地塞米松 6mg/ 次，每日 2 次，连用 2 ~ 3 天，有利于减少产后新生儿呼吸窘迫综合征的发生。

（二）终止妊娠

1. 终止妊娠指征　①孕妇反复发生大量出血甚至休克者，无论胎儿成熟与否，为了孕妇安全应终止妊娠；②胎龄达 36 周，胎儿成熟度检查提示胎儿肺成熟者；③胎龄未达 36 周，出现胎儿窘迫征象或胎儿电子监护发现胎心异常者；④胎儿死亡后。

2. 剖宫产　可在短时间内娩出胎儿迅速结束分娩，对母儿相对安全，是处理前置胎盘的主要手段。剖宫产指征包括：完全性前置胎盘，持续大量阴道流血；部分性和边缘性前置胎盘出血较多，先露高浮，胎龄达妊娠 36 周以上，短时间不能结束分娩者；有胎心、胎位异常。术前积极纠正贫血、备血、预防感染，做好处理产后出血和抢救新生儿的准备。

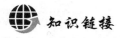 **知识链接**

前置胎盘行剖宫产时子宫切口的选择

子宫切口原则上应避开胎盘，可参考产前 B 型超声胎盘定位。①若胎盘附着于子宫后壁，选子宫下段横切口；②胎盘附着于侧壁，可选择偏向对侧的子宫下段横切口；③胎盘附着于前壁，则根据胎盘上缘所在的高度，选择子宫体部纵切口或子宫下段纵切口。

3. 阴道分娩　边缘性前置胎盘、枕先露、阴道流血不多、无头盆不称和胎位异常，估计在短时间内能结束分娩者可试产。先在备血、输液条件下行人工破膜，破膜后胎头下降压迫胎盘前置部位而止血，并可促进子宫收缩加快产程。如破膜后胎先露部下降不理想，仍有出血或分娩进展不顺利，应立即改行剖宫产术。

（三）预防产后出血及感染

胎儿娩出后及早使用缩宫素等促进子宫收缩，预防产后出血。产时、产后给予抗生素预防感染。

（四）紧急情况转运的处理

在无条件进行手术的地方，发现妊娠中、晚期阴道大量流血患者，应建立静脉通道、输血输液、止血、抑制宫缩，由有经验的医师护送，迅速转诊到上级医疗机构。

七、预防

采取积极有效的避孕措施，避免多产、多次刮宫或引产，减少子宫内膜损伤和炎症的发生。计划妊娠的妇女应戒烟、戒毒，避免被动吸烟。孕妇应加强孕期管理，按时产前检查，接受正确的孕期指导，以便早期诊断前置胎盘，并及时正确处理。

第五节　胎盘早剥

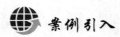案例引入

患者，女性，29岁，有家族性高血压病史。因停经36周，突发下腹痛伴阴道流血2小时入院。入院检查：血压150/95mmHg，贫血貌，腹部膨隆。宫高36cm，腹围110cm，子宫硬如板状，无明显宫缩间歇，腹壁压痛明显。胎位不清，未闻及胎心音。

讨论分析：

（1）该孕妇初步诊断是何种疾病？请说明诊断依据。

（2）为明确诊断还需要做什么检查？

（3）应该如何治疗？

解析路径导航：

通过临床路径了解胎盘早剥的诊治过程。

（1）根据高血压及妊娠病史、下腹痛伴阴道流血症状、体征做出临床诊断并提出诊断依据。

（2）进一步检查协助明确胎盘后有无积血，评估出血量及贫血程度。

（3）一旦明确诊断需尽快终止妊娠，具体方法根据胎盘剥离程度及临床症状、体征而定。

妊娠20周后或分娩期，正常位置的胎盘在胎儿娩出前，部分或全部从子宫壁剥离，称胎盘早剥（placental abruption）。国内发生率为0.46%～2.1%。胎盘早剥是妊娠晚期严重的并发症，起病急、发展快，若不及时诊断和处理可危及母儿生命。

一、病因

确切原因和发病机制尚不清楚，可能与以下因素有关。

1. 血管病变　孕妇患重度子痫前期、慢性高血压、慢性肾病或全身血管病变时，由于底蜕膜螺旋小动脉痉挛或硬化，引起远端毛细血管变性、坏死，甚至破裂、出血，血液流至底蜕膜层与胎盘之间形成胎盘后血肿，导致胎盘与子宫壁分离。

2. 机械性因素　外伤尤其是腹部直接受撞击或挤压；脐带过短或因脐带绕颈致使脐带相对过短，临产后胎儿下降牵拉脐带造成胎盘早剥。

3. 宫腔内压力骤降　羊水过多破膜后羊水流出过快，双胎妊娠第一胎儿娩出过速，均可使宫腔内压力突然降低，宫腔体积缩小，胎盘与子宫壁发生剥离错位。

4. 子宫静脉压突然升高　妊娠晚期或临产后孕妇长时间仰卧位，增大的子宫压迫下腔静脉，回心血量减少，使得子宫静脉淤血，蜕膜静脉床淤血或破裂，形成胎盘后血肿，导致胎盘自宫壁剥离。

二、类型及病理变化

主要病理变化是底蜕膜出血，形成血肿，使胎盘自附着处剥离。胎盘早剥分为显性、隐性及混合性剥离三种类型（图8-5）。

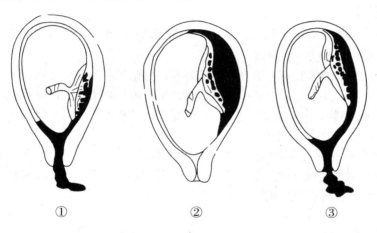

①显性剥离；②隐性剥离；③混合性剥离

图8-5　胎盘早剥的类型

1. 显性剥离（外出血）　底蜕膜出血形成胎盘后血肿，随着胎盘剥离面逐渐增大，出血量也增多，血液冲开胎盘边缘沿胎膜与子宫壁之间经宫颈管向外流出，出现阴道流血。

2. 隐性剥离（内出血）　如胎盘边缘仍附着于子宫壁上或由于胎先露部固定于骨盆入口，均使胎盘后血液不能外流而积聚于胎盘与子宫壁之间，无阴道流血。

胎盘早剥发生内出血时，血液积聚于胎盘与子宫壁之间。随着胎盘后血肿压力的增大，使血液浸入子宫肌层，引起肌纤维分离甚至断裂、变性，当血液浸及子宫浆膜层时，子宫表面呈现紫蓝色瘀斑，尤以胎盘附着处为著，称子宫胎盘卒中（uteroplacental apoplexy）。

3. 混合性剥离（混合性出血）　由于血液不能外流，胎盘后血液越积越多，宫底随之升高。当出血达到一定程度，血液仍可冲开胎盘边缘与胎膜而外流形成。

三、临床表现

妊娠晚期突然发生腹部持续性疼痛，伴或不伴有阴道流血。根据病情的严重程度，胎盘早剥可分为3度。

Ⅰ度：以外出血为主，常见于分娩期。胎盘剥离面积小，患者无腹痛或伴轻微腹痛，贫血不明显。腹部检查：子宫软，子宫大小与孕周相符，宫缩有间歇，胎位清楚，胎心多正常，产后检查见胎盘母体面有凝血块及压迹。

Ⅱ度：胎盘剥离面积占胎盘的1/3左右，主要表现为突然发生的持续性腹痛，腰酸或腰背痛，疼痛的程度与胎盘后积血多少成正比。无阴道流血或流血量不多，贫血程度与阴道流血量不符。腹部检查：子宫大于孕周，宫底随胎盘后血肿增大而升高。胎盘附着处压痛明显，宫缩有间歇，胎位可扪及，胎儿存活。

Ⅲ度：胎盘剥离面积超过胎盘的1/2，患者腹痛加剧，可出现恶心、呕吐、面色苍白、四肢湿冷、脉搏细速、血压下降等休克症状。腹部检查：子宫大于孕周，硬如板状，宫缩间歇时不能松弛，胎位扪不清，胎心消失。如患者无凝血功能障碍属Ⅲa，有凝血功能障碍属Ⅲb。

四、诊断

根据病人病史、症状、体征，Ⅱ度、Ⅲ度胎盘早剥容易确诊，Ⅰ度胎盘早剥表现不典型，需借助B型超声检查。

1. B型超声检查 胎盘与宫壁间有低回声液性暗区，胎盘异常增厚，血肿增大时可见向羊膜腔凸入的绒毛板。B型超声检查结果为阴性时也不能排除胎盘显性剥离存在的可能，但可排除前置胎盘。另外，根据有无胎动和胎心搏动，检查胎儿宫内的安危情况。

2. 实验室检查 主要了解患者的贫血程度及凝血功能障碍情况，包括血常规、血小板、出凝血时间及血纤维蛋白原等有关DIC的检查。Ⅱ度、Ⅲ度胎盘早剥患者可并发急性肾衰竭，应进行尿常规、肾功能检查等。

五、鉴别诊断

1. 前置胎盘 Ⅰ度胎盘早剥也可呈无痛性阴道流血，体征不明显，尤其是子宫后壁的胎盘早剥。但前置胎盘的病因与胎盘早剥不同，B型超声检查胎盘下缘即可鉴别。

2. 先兆子宫破裂 临床表现与Ⅱ度、Ⅲ度胎盘早剥较相似。患者宫缩强烈，下腹疼痛拒按，烦躁不安，失血程度与阴道流血量不成正比，出现胎儿窘迫征象。但病史上先兆子宫破裂多有头盆不称、分娩梗阻或剖宫产史，检查可发现病理性缩复环、肉眼血尿。而胎盘早剥子宫硬如板状，B型超声可见胎盘后血肿。

六、并发症

1. 弥散性血管内凝血（DIC） 是胎盘早剥严重的并发症，特别是伴有死胎时，约1/3可发生。临床表现为皮肤、黏膜及注射部位出血，子宫出血不凝或凝血块较软，甚至发生血尿、咯血和呕血。

2. 产后出血 当发生子宫胎盘卒中时，可严重影响子宫肌壁的收缩而导致产后出血，经积极治疗多可好转。但若并发DIC，产后出血则难以控制。

3. 急性肾衰竭 胎盘早剥多继发于妊娠期高血压疾病、慢性高血压、慢性肾病等，上述血管病变使肾血管管壁损伤致肾缺血，加上失血过多、DIC等因素，使肾灌注量更少，导致肾皮质或肾小管缺血坏死，出现急性肾衰竭。

4. 羊水栓塞　胎盘早剥时剥离面血窦开放，羊水可经此处进入母体血循环，其有形成分形成栓子，导致羊水栓塞。

七、治疗

（一）纠正休克

对于危重患者，积极开放静脉通道，迅速补充血容量，改善血液循环。最好输新鲜血，既可补充血容量又可补充凝血因子，应使血细胞比容 > 0.30，每小时尿量 > 30ml。

（二）及时终止妊娠

胎儿娩出前胎盘剥离有可能继续加重，一旦确诊Ⅱ、Ⅲ度胎盘早剥应及时终止妊娠。根据孕妇病情轻重、胎儿宫内状况、产程进展、胎产式等，决定终止妊娠的方式。

1. 阴道分娩　Ⅰ度胎盘早剥患者，一般情况良好，以外出血为主，宫口已扩张，估计短时间内能结束分娩，可经阴道分娩。人工破膜使羊水缓慢流出，子宫容积缩小，腹部包裹腹带压迫胎盘使其不再继续剥离，必要时滴注缩宫素缩短第二产程。产程中应密切观察心率、血压、宫底高度、阴道流血量及胎儿宫内状况，发现异常征象立即改行剖宫产术。

2. 剖宫产　适用于：①Ⅰ度胎盘早剥出现胎儿窘迫征象者；②Ⅱ度胎盘早剥不能在短时间内结束分娩者；③Ⅲ度胎盘早剥，产妇病情恶化，胎儿已死，不能立即分娩者；④破膜后产程无进展。剖宫产取出胎儿与胎盘后，宫体立即注射宫缩药，并按摩子宫促进子宫收缩。发现有子宫胎盘卒中，在按摩子宫同时，可以用热盐水纱垫湿热敷子宫，多数子宫收缩转佳。若发生难以控制的大量出血，应快速输入新鲜血、凝血因子，并切除子宫。

3. 积极防治并发症

（1）凝血功能障碍：在迅速终止妊娠、阻断促凝物质继续进入母体血循环基础上纠正凝血机制障碍，包括及时输入新鲜血、血小板、纤维蛋白原，合理应用肝素和抗纤溶药物。

（2）产后出血：胎儿娩出后立即给予子宫收缩药物，如缩宫素、前列腺素制品等，并按摩子宫。如经各种措施仍不能控制出血，子宫收缩不佳时，需及时做子宫切除术。如大出血且无凝血块，应考虑为凝血功能障碍，按凝血功能障碍处理。

（3）肾衰竭：及时补充血容量是必要的。如血容量已经补足，每小时尿量仍 < 17ml，可给予呋塞米 20 ~ 40mg 静脉推注，必要时重复给药。监测尿量、血钾、肌酐等，出现尿毒症时应进行透析治疗以挽救孕妇生命。

八、预防

健全孕产妇三级保健制度，对妊娠期高血压疾病、慢性高血压、肾病孕妇，应加强妊娠期管理；应在宫缩间歇期进行人工破膜；妊娠晚期或分娩期，应鼓励孕妇做适量的活动，避免长时间仰卧；避免腹部外伤；羊膜腔穿刺应在 B 型超声引导下进行，以免误穿胎盘等。

第六节 早产

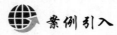 案例引入

　　黄某，孕 35 周，不慎跌倒后出现轻微腹痛伴少量阴道血性分泌物，经休息后腹痛未消失，急来我院。入院后检查：血压 132/85mmHg，宫缩约 10 分钟出现 1 次，每次持续 10~20 秒，伴宫颈管缩短，胎心 145 次 / 分。

讨论分析：

　　（1）该孕妇初步诊断是何种疾病？请说明诊断依据。

　　（2）应该如何治疗？

解析路径导航：

　　通过临床路径了解先兆早产的诊治过程。

　　（1）根据孕周、跌倒后出现腹痛伴阴道血性分泌物结合查体宫缩及宫颈情况做出临床诊断并提出诊断依据。

　　（2）结合该孕妇孕周及是否临产明确治疗方案。

考点提示

早产的定义。

　　妊娠满 28 周至不足 37 周（196 ~ 258 天）间分娩者称早产（preterm birth）。出生的新生儿称早产儿，出生体重在 2500g 以下。早产儿因各器官发育尚不成熟，生活能力低下，是围产儿死亡的重要原因，发生率为 5% ~ 15%。近年由于对早产儿监护和治疗方法的进步，其生存率明显提高。

一、病因及分类

　　早产据发生原因分为三类：自发性早产、未足月胎膜早破早产和治疗性早产。

　　1. 自发性早产　最常见的类型，约占总数的 45%。发生的机制主要为：①孕酮撤退；②缩宫素作用；③蜕膜活化。

　　其高危因素有：早产史、妊娠间隔小于 18 个月或大于 5 年、早孕期有先兆流产、宫内感染、细菌性阴道病、不良生活习惯（每日吸烟 ≥ 10 支，酗酒）、孕期高强度劳动、子宫过度膨胀（多胎妊娠、羊水过多）等。

　　2. 未足月胎膜早破早产　高危因素常见有：未足月胎膜早破早产史、宫颈功能不全、营养不良、子宫畸形、宫内感染、细菌性阴道病、子宫过度膨胀、辅助生殖技术助孕等。

　　3. 治疗性早产　由于母亲或胎儿的健康原因，不允许继续妊娠，在 37 周前采取医疗措施终止妊娠者。常见的有：子痫前期、胎儿窘迫、羊水过少或过多、胎盘早剥、前置胎盘、妊娠合并症等。

二、临床表现及诊断

　　与足月分娩过程相似，临床上分为先兆早产和早产临产两个阶段。

1. **先兆早产**　不规则子宫收缩，宫颈管逐渐缩短，伴有少量阴道血性分泌物。

2. **早产临产**　规律宫缩（20 分钟内 ≥ 4 次或 60 分钟内 ≥ 8 次），同时伴有宫颈管缩短 ≥ 80%、宫颈进行性扩张 1cm 以上。

考点提示

先兆早产、早产临产的临床表现及诊断。

三、治疗

（一）镇静休息

取左侧卧位，可减少自发性宫缩增加子宫胎盘的血流量，增加胎盘对氧气、营养和代谢物质的交换。对精神过度紧张而影响休息者，可用地西泮 2.5mg 口服，每日 3 次。

（二）抑制宫缩

通过抑制宫缩，先兆早产能明显延长孕周，早产临产虽不能阻止早产，但可以延长 3 ~ 7 天后分娩，为促进胎肺成熟赢得了时间。

1. **β 受体激动药**　此类药物作用于子宫的 $β_2$ 受体，抑制子宫收缩。目前临床常用的药物有：①沙丁胺醇：2.4 ~ 4.8mg，6 ~ 8 小时一次，宫缩消失后停药。②利托君：100mg 加入 5% 葡萄糖液 500ml 静脉滴注，初始剂量为 5 滴 / 分，根据宫缩情况进行调节，每 10 分钟增加 5 滴，最大量至 35 滴 / 分，待宫缩抑制后持续滴注 12 小时，停止静脉滴注前 30 分钟改为口服 10mg，每 4 ~ 6 小时一次。

2. **硫酸镁**　镁离子对钙离子有拮抗作用，能抑制子宫收缩。常用方法为：25% 硫酸镁 16ml 加入葡萄糖液 100ml 中，在 30 ~ 60 分钟内静脉滴注完，而后以每小时 1 ~ 2g 的剂量维持，每日总量不超过 30g。用药过程中必须监测镁离子浓度，密切注意呼吸、膝反射及尿量。如膝腱反射消失、呼吸 < 16 次 / 分、尿量每分钟 < 17ml，须立即停药，并给予钙剂拮抗。

3. **钙离子拮抗药**　能选择性地减少 Ca^{2+} 的内流，从而干扰细胞内 Ca^{2+} 的浓度，抑制子宫收缩。常用硝苯地平 10mg 口服，每日 3 ~ 4 次。已用硫酸镁者慎用。

（三）促进胎肺成熟

妊娠不足 34 周，一周内有可能分娩的孕妇，应用糖皮质激素促进胎儿肺成熟，预防新生儿呼吸窘迫综合征的发生。方法：地塞米松 6mg 肌内注射每日 2 次，连用 2 天。时间紧急时也可静脉推注地塞米松 10mg。

考点提示

促进胎肺成熟的目的及用药。

🌐 **知识链接**

新生儿呼吸窘迫综合征

新生儿呼吸窘迫综合征（RDS）指新生儿出生后出现短暂（数分钟至数小时）的自然呼吸，继而发生进行性呼吸困难、发绀、呻吟等急性呼吸窘迫症状和呼吸衰竭。患儿肺内形成透明膜为其主要病变，故又称新生儿肺透明膜病。由于缺乏肺表面活性物质，呼气末肺泡萎陷，致使生后不久出现进行性加重的呼吸衰竭。主要见于早产儿，胎龄越小，发病率越高。此外，糖尿病母亲婴儿、剖宫产儿、过低体重儿、过期产儿、双胎的第二婴和男婴、多胎、宫内窘迫或新生儿窒息、存在遗传史，RDS 的发生率也较高。

（四）终止妊娠的处理

如早产临产，应尽力提高早产儿的存活率，减少并发症。产程中给产妇吸氧，宫口开全后行会阴侧切术，缩短第二产程。慎用吗啡、哌替啶等抑制新生儿呼吸中枢的药物。注意早产儿的护理，如保暖，细心喂养，应用抗生素预防感染，肌注维生素 k_1 预防早产儿颅内出血等。

四、预防

积极预防早产是降低围产儿死亡率的重要措施之一。

1. 定期产前检查，积极治疗泌尿道、生殖道感染，孕晚期节制性生活，以免胎膜早破。对早产高危孕妇，应定期行风险评估，及时处理。

2. 加强对高危妊娠的管理，积极治疗妊娠合并症、并发症，减少治疗性早产率，提高治疗性早产的新生儿存活率。

3. 宫颈内口松弛者应于 14～18 周行宫颈环扎术。

第七节　妊娠期高血压疾病

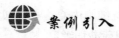 案例引入

某女士，35 岁，初孕妇，孕 36 周。自孕 8 个月开始出现双膝以下凹陷性水肿，微量尿蛋白，经治疗有所缓解后自己停药。近 1 周来自觉头晕、头痛，有时恶心、呕吐。检查：体温 36.3℃，脉搏 84 次／分，血压 160/110mmHg，双下肢水肿。腹软无宫缩，宫高 33cm，胎心 140 次／分。血肌酐 140μmol/L，血小板 $80×10^9$/L，尿蛋白（+++）。

讨论分析：

（1）该孕妇初步诊断是何种疾病？请说明诊断依据。

（2）为明确诊断还需要做什么检查？

（3）应该如何治疗？

解析路径导航：

通过临床路径了解妊娠期高血压疾病的诊治过程。

（1）根据患者无高血压病史，孕 8 个月以后出现高血压伴有头晕、头痛等症状，结合辅助检查做出临床诊断并提出诊断依据。

（2）结合初步诊断进一步检查了解肝肾功能及视网膜小动脉痉挛程度。

（3）结合该孕妇孕周、胎心及初步诊断明确治疗方案。

妊娠期高血压疾病（hypertensive disorders complicating pregnancy）是妊娠期特有的疾病，发生率为 5%～12%，多发生在妊娠 20 周以后至产后 24 小时内。临床表现主要为高血压、蛋白尿、水肿，严重时出现抽搐、昏迷、心肾功能衰竭，甚至母婴死亡，是孕产妇和围产儿病死率升高的主要原因。

一、高危因素与病因

（一）高危因素

初产妇、孕妇年龄＞40 岁、多胎妊娠、有妊娠期高血压病史及家族史、慢性高血压、慢性肾炎、糖尿病、营养不良、低社会经济状况等均与妊娠期高血压疾病发病风险增加密切相关。

（二）病因

确切病因目前至今尚无定论，可能与以下因素有关。

1. **免疫机制**　妊娠被认为是成功的自然同种异体移植，胎儿在妊娠期内不受排斥，主要是胎盘的免疫屏障作用。研究者发现患本病者同种异体抗原超负荷，使母胎免疫平衡失调，封闭抗体产生不足，从而导致妊娠期高血压疾病的发生。

2. **子宫螺旋小动脉重铸不足**　妊娠期高血压患者的滋养细胞浸润过浅，只有蜕膜层血管重铸，俗称"胎盘浅着床"。螺旋小动脉重铸不足使胎盘血流量减少，引发子痫前期一系列表现。造成子宫螺旋小动脉重铸不足的机制尚待研究。

3. **血管内皮细胞受损**　细胞毒性物质和炎症介质可引起血管内皮细胞损伤，当血管内皮细胞受损时，导致血管的收缩因子和舒张因子比例失调，致使血压升高，从而导致一系列的病理变化。

4. **遗传因素**　妊娠高血压疾病具有家族倾向性，提示遗传因素与该病发生有关，但遗传方式尚不明确。

5. **营养缺乏**　目前已发现多种营养物质如蛋白质、钙、镁、锌、硒等缺乏与子痫前期发生发展有关。有研究发现饮食中如钙摄入不足，可引起血清钙下降，导致血管平滑肌细胞收缩。硒可防止机体受脂质过氧化物的损害，提高机体的免疫功能，避免血管壁损伤。锌在核酸和蛋白质的合成中有重要作用。维生素 E 和维生素 C 均为抗氧化物，可抑制磷脂过氧化作用，减轻内皮细胞的损伤。这些证据有待进一步核实。

二、病理生理变化及对母儿的影响

本病基本病理生理变化是全身小血管痉挛（以小动脉痉挛为主），引起全身各器官各脏器的血液灌流量减少，对母儿造成危害，严重时可导致母儿死亡。

1. **脑**　脑血管痉挛导致脑组织缺氧、脑水肿，出现头晕、头痛、呕吐，严重时可发生抽搐、昏迷等症状。脑血管痉挛时间较长可发生脑血栓，加重抽搐和昏迷。颅内压增高可导致脑出血、脑疝甚至死亡。

2. **肾**　肾血管痉挛使肾小球缺血、缺氧，血管壁通透性增加，血浆蛋白自肾小球漏出形成蛋白尿。蛋白尿的多少标志着妊娠期高血压疾病的严重程度。由于血管痉挛，肾血流量及肾小球滤过率下降，导致血浆尿酸浓度及肌酐值升高。肾功能损害严重时可致少尿及肾衰竭。

3. 肝 子痫前期可出现肝功能异常，各种转氨酶水平升高，血浆碱性磷酸酶升高。肝损害严重时可出现门静脉周围出血，肝包膜下血肿形成而致肝破裂，危及母儿的生命。

4. 心血管 血管痉挛，血压升高，外周阻力增加，导致心肌缺血、间质水肿、心肌点状出血或坏死，严重时导致心力衰竭。

5. 血液 由于全身小动脉痉挛，血管壁渗透性增加，血液浓缩，大部分患者血容量不能像正常孕妇那样增加，血细胞比容上升。另外，在妊娠期孕妇的血液已处于高凝状态。重症妊娠期高血压疾病患者可发生微血管病性溶血，主要表现为：血小板 $< 100 \times 10^9/L$，肝酶升高、溶血（也称 HELLP 综合征），反映了凝血功能的严重程度及疾病的严重程度。

6. 内分泌及代谢 由于血浆孕激素转换酶增加，妊娠晚期盐皮质激素、去氧皮质酮升高可致钠潴留，血浆胶体渗透压降低，细胞外液可超过正常妊娠引起水肿，但水肿与妊娠高血压疾病的严重程度及预后关系不大。

7. 子宫胎盘血流灌注 胎盘绒毛的浅着床及血管痉挛导致胎盘血流灌注量下降，而使胎盘功能下降，胎儿生长受限，胎儿窘迫。若胎盘床血管破裂可致胎盘早剥，严重时母儿死亡。

三、分类与临床表现

妊娠期高血压疾病分类及临床表现见表 8–3。

表 8–3 妊娠期高血压疾病分类与临床表现

分类		临床表现
妊娠期高血压		妊娠期首次出现，收缩压 ≥ 140mmHg 和（或）舒张压 ≥ 90mmHg，并于产后 12 周内恢复正常；尿蛋白（–）；可伴有上腹部不适或血小板减少，产后方可确诊
子痫前期	轻度	孕 20 周以后出现，收缩压 ≥ 140mmHg 和（或）舒张压 ≥ 90mmHg；24 小时尿蛋白 ≥ 0.3g 或（+）；伴有上腹不适、头痛等症状
	重度	收缩压 ≥ 160mmHg 和（或）舒张压 ≥ 110mmHg；24 小时尿蛋白 ≥ 2.0g；少尿或血肌酐 > 106 μ mol/L；血小板 < 100×10⁹/L；微血管病性溶血（血 LDH 升高）；血清 ALT 或 AST 升高；持续性上腹疼痛；持续性头痛或其他脑神经或视觉障碍。出现上述任一不良情况即可诊断
子痫		子痫前期基础上发生不能用其他原因解释的抽搐
慢性高血压并发子痫前期		慢性高血压孕妇妊娠 20 周前无尿蛋白，妊娠 20 周后出现 24 小时尿蛋白 ≥ 0.3g 或随机尿蛋白 ≥（+）；或妊娠 20 周前有尿蛋白，妊娠 20 周后尿蛋白明显增加；或血压进一步升高或血小板 < 100×10⁹/L
妊娠合并慢性高血压		妊娠 20 周前收缩压 ≥ 140mmHg 和（或）舒张压 ≥ 90mmHg（除外滋养细胞疾病），妊娠期无明显加重；或妊娠 20 周后首次诊断高血压并持续到产后 12 周以后

子痫可发生于产前、产时、产后，以产前子痫最常见。当发生子痫抽搐时，典型发作过程先表现为眼球固定，瞳孔放大，瞬即头扭向一侧，牙关紧闭，继而口角及面部肌颤动，数秒钟后发展为全身及四肢肌强直，双手紧握，双臂屈曲，迅速发生强烈抽动。抽搐时呼吸暂停，面色青紫。持续1分钟左右抽搐强度减弱，全身肌松弛，呼吸恢复，但患者仍昏迷，最后意识恢复，但困惑、易激惹、烦躁。

四、诊断

根据病史、临床表现、体征及辅助检查即可做出诊断，应注意有无并发症及凝血功能障碍。

（一）病史

有本病高危因素及上述临床表现，特别注意有无头痛、视力改变、上腹不适等。

（二）高血压

同一手臂至少2次测量，收缩压≥140mmHg和（或）舒张压≥90mmHg定义为高血压。如血压较基础血压升高30/15mmHg，但低于140/90mmHg时，不作为诊断依据，但应严密观察。

（三）尿蛋白

如尿液检查有蛋白存在，应行清洁中段尿检查或留取24小时尿做定量检查，避免阴道分泌物或羊水污染尿液，造成误诊。

（四）水肿

本病患者水肿的特点是自踝部逐渐向上延伸的凹陷性水肿，经休息后不缓解。水肿局限于膝以下为"＋"，延及大腿为"＋＋"，延及外阴及腹壁为"＋＋＋"，全身水肿或伴有腹腔积液为"＋＋＋＋"。妊娠期高血压疾病的水肿无特异性，因此不能作为本病的诊断标准及分类依据。

（五）辅助检查

1. **血液检查** 包括全血细胞计数、血红蛋白含量、血细胞比容、血黏度、凝血功能、血脂，根据病情需要可反复检查。

2. **肝肾功能测定** 谷丙转氨酶、胆红素、血尿素氮、血肌酐及尿酸测定，综合判断肝肾功能。测定血电解质及二氧化碳结合力，了解有无电解质紊乱及酸中毒。

3. **眼底检查** 根据视网膜小动脉痉挛程度了解疾病发展的严重程度。动静脉管径比由2:3变1:2～1:4，严重时视网膜水肿、视网膜剥离，棉絮状渗出物及出血，出现视力模糊或突然失明。

4. **其他检查** B型超声检查胎儿胎盘及肝、胆、脾、胰、肾等情况，心电图、超声心动图、胎盘功能、胎儿成熟度检查等，视病情而定。

五、治疗

妊娠期高血压疾病治疗的目的是控制病情、延长孕周、确保母儿安全。治疗原则包括：休息、解痉、镇静、合理降压，必要时利尿，密切观察病情，适时终止妊娠。

（一）一般治疗

1. 妊娠期高血压可住院也可门诊治疗，子痫前期及子痫患者应住院治疗。

2. 注意休息，保证睡眠充足，必要时可睡前口服地西泮 2.5 ~ 5mg，休息时取左侧卧位。饮食应保证充足的蛋白质及热量，不必限制食盐的摄入。

（二）解痉

硫酸镁是解除痉挛首选的药物，也是预防子痫和控制子痫的一线药物。

1. 主要作用机制 镁离子抑制运动神经末梢乙酰胆碱的释放，阻断神经肌肉接头间的信息传导，使肌肉松弛而达到解除痉挛的目的。镁离子还具有解除血管痉挛，减少内皮损伤和改善氧代谢的作用，对胎儿影响小。

2. 用药方法 静脉给药：负荷剂量以 25% 硫酸镁 10 ~ 20ml（2.5 ~ 5g）加入 10% 葡萄糖液 20ml 中，缓慢静脉推注（15 ~ 20 分钟），或者加入 5% 葡萄糖液 100ml 中快速静滴，继而以 25% 硫酸镁 60ml 溶于 5% 葡萄糖液 500ml 中静脉滴注，滴速为每小时 1 ~ 2g。午夜后改为肌内注射：以 25% 硫酸镁 20ml 加 2% 利多卡因 2ml，臀肌深部注射。24 小时硫酸镁用量为 25 ~ 30g。

3. 毒性反应与注意事项 血清镁离子有效治疗浓度为 1.8 ~ 3.0mmol/L，超过 3.5mmol/L 即可出现中毒症状。硫酸镁中毒首先为膝反射减弱或消失，继而引起全身肌张力减退及呼吸抑制，甚至心搏骤停。因此，在用药过程中应注意：①膝反射必须存在；②呼吸 ≥ 16 次 / 分；③每小时尿量 ≥ 17ml 或 24 小时尿量 ≥ 400ml；④备有 10% 葡萄糖酸钙作为解毒药。一旦出现中毒症状应立即停药，并静脉缓慢（5 ~ 10 分钟）推注 10% 葡萄糖酸钙 10ml 解毒。

（三）镇静

镇静药物可缓解产妇的紧张情绪，促进睡眠，一般在应用硫酸镁有禁忌或其疗效不显著时使用。常用药物有：①地西泮 2.5 ~ 5mg 口服，每日 3 次或睡前服用，对重症患者可用 10mg 缓慢静脉推注或肌内注射；②冬眠 1 号合剂（哌替啶 100mg、氯丙嗪 50mg、异丙嗪 50mg）1/3 ~ 1/2 量肌内注射或半量加入 5% 葡萄糖液 250ml 内静脉滴注。应用此药物注意预防血压下降过快。

（四）降压

仅用于血压过高的患者，收缩压 ≥ 160mmHg 和（或）舒张压 ≥ 110mmHg 时必须降压治疗。为保证子宫胎盘血供，血压不可低于 130/80mmHg。选药原则为对胎儿无不良反应，不影响心排血量、肾血流量、子宫胎盘灌注量，不致血压急剧下降或下降过低。

1. 拉贝洛尔 其作用是降低血压，但不影响肾及胎盘血流量，并可促进胎儿肺成熟。用法：50 ~ 150mg 口服，每日 3 ~ 4 次。也可静脉注射：首次剂量 20mg，如 10 分钟内无效再给 40mg，10 分钟后仍无效可再给予 80mg，最大单次剂量 80mg，24 小时总剂量不能超过 220mg。

2. 硝苯地平 其作用是解除外周血管痉挛，使全身血管扩张，血压下降。由于其降压作用迅速，目前不主张舌下含化。用法：10mg 口服，每日 3 次，24 小时总量不超过 60mg。

（五）合理扩容

一般不主张应用扩容药，仅用于严重的低蛋白血症、贫血，可选用人血清清蛋白、血浆、全血等。

（六）利尿

一般不主张常规使用利尿药，仅用于全身水肿、肺水肿、脑水肿、并发急性心力衰竭及血容量过高的患者。

1. 呋塞米 20～40mg 加于 25% 葡萄糖液 20ml 缓慢静脉推注。该药有较强的排钠、排钾作用，易导致电解质紊乱，应予以注意。

2. 甘露醇 20% 甘露醇 250ml 快速静脉滴注，15～20 分钟内滴完。主要用于脑水肿，有心力衰竭和肺水肿者禁用。

（七）适时终止妊娠

子痫前期及子痫患者病情严重，经治疗病情无改善，终止妊娠是必须采取的措施。

1. 终止妊娠指征 ①重度子痫前期患者，妊娠不足 26 周经积极治疗病情不稳定者；②重度子痫前期患者，妊娠 28～34 周经积极治疗 24～48 小时病情继续发展，促进胎肺成熟后终止妊娠；③重度子痫前期患者，妊娠超过 34 周，胎盘功能减退，胎儿成熟度检查提示胎儿已成熟者或妊娠周数已超过 37 周的；④子痫控制 2 小时后。

2. 终止妊娠的方式 妊娠期高血压疾病患者，如果没有剖宫产指征，建议阴道试产。如果病情严重，结合母儿情况，可放宽剖宫产指征。

（八）子痫处理

子痫是妊娠期高血压疾病最严重的阶段，是导致母儿死亡的主要原因。其处理原则为：控制抽搐，纠正缺氧及酸中毒，控制血压，抽搐控制后终止妊娠。

1. 子痫患者的急救处理 保持气道通畅，密切观察病情，避免声光刺激，预防抽搐导致的坠地损伤及唇舌咬伤。

2. 控制抽搐 硫酸镁是控制子痫和预防子痫复发的首选药物。当患者应用硫酸镁有禁忌或硫酸镁治疗无效时，可考虑应用地西泮、冬眠合剂控制抽搐。

用药方法：① 以 25% 硫酸镁 20ml 加入 10% 葡萄糖液 20ml 中，静脉推注（＞5 分钟），继而以硫酸镁每小时 1～2g 的速度静脉滴注维持血药浓度，同时应用有效镇静药物，控制抽搐；② 20% 甘露醇 250ml 快速静脉滴注降低颅内压。

3. 控制血压 脑血管意外是子痫患者死亡的最常见原因。当收缩压 ≥ 160mmHg 和（或）舒张压 ≥ 110mmHg 时必须降压治疗，预防发生心脑血管意外。

4. 纠正缺氧及酸中毒 面罩和气囊吸氧，根据二氧化碳结合力及尿素氮值，给予适量 4% 碳酸氢钠纠正酸中毒。

5. 终止妊娠 一般子痫控制 2 小时后考虑终止妊娠。

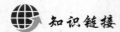 知识链接

子痫患者的护理

①将患者安置在单间、暗室，避免声音和光线的刺激，一切护理操作要轻柔、相对集中。②应有专人护理，床边加床档，防止抽搐或昏迷时坠地。③备开口器或纱布包的压舌板，以便及时置于患者上下臼齿之间，防抽搐时唇舌咬伤。④患者义齿应取出，必要时以缠有纱布的卵圆钳牵拉舌头，防止舌后坠堵塞呼吸道。⑤保持呼吸道通畅，患者昏迷或未完全清醒时应禁食、禁水，将头偏向一侧，以防呕吐物引起窒息或吸入性肺炎，并备好气管插管、吸引器，以便及时吸出呕吐物及呼吸道分泌物。⑥密切监测生命体征及尿量，及时记录液体出入量等。

（九）产后处理

重度子痫前期患者产后继续应用硫酸镁 24～48 小时预防产后子痫。子痫前期患者产后 3～6 天仍有可能病情加重或反复，要注意检测血压、尿蛋白。哺乳期可继续应用产前使用的降压药物，禁用血管紧张素转换酶抑制药和血管紧张素受体拮抗药（卡托普利、依那普利除外）。患者重要脏器功能恢复后方可出院。

六、预防

1. 建立健全三级妇幼保健网 积极开展围妊娠期及围生期的保健工作。

2. 加强健康教育 使孕妇掌握孕期卫生的基础知识，自觉地进行产前检查。

3. 指导孕妇合理饮食与休息 孕妇应进食富含蛋白质、维生素及铁、钙、镁等微量元素的食物及新鲜水果，减少动物脂肪及盐的摄入。保持足够的休息和愉快的心情，休息时坚持左侧卧位。

4. 及时补钙 对妊娠高血压疾病高危因素者，补钙可预防本病的发生、发展。国内外研究表明，每天补钙 1～2g 可有效减少妊娠期高血压疾病的发生。

第八节　多胎妊娠

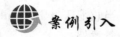 案例引入

30 岁初孕妇，停经 6 个月，感到腹部过度增大，下肢浮肿，走路气短，来院第一次产前检查。宫高、腹围均明显大于孕周，腹部触及两个胎头及多个肢体。在不同部位听到不同频率的两个胎心音：134 次 / 分、122 次 / 分。

讨论分析：

（1）该孕妇初步诊断是何种疾病？请说明诊断依据。

（2）为明确诊断还需要做什么检查？

（3）应该如何治疗？

解析路径导航：

通过临床路径了解双胎妊娠的诊治过程。

（1）根据孕期腹部过度膨大出现压迫症状及查体所见做出临床诊断并提出诊断依据。

（2）进一步检查协助明确胎儿数目。

（3）结合该孕妇及胎儿情况、孕周制订妊娠期方案。

一次妊娠宫腔内同时有两个或两个以上胎儿时称为多胎妊娠（multiple pregnancy），其中以双胎妊娠（twin pregnancy）最为常见。近年来由于辅助生殖技术的广泛应用，多胎妊娠发生率明显升高。多胎妊娠孕妇并发症多，早产发生率及围产儿死亡率均高，故属于高危妊娠的范畴。本节主要介绍双胎妊娠。

一、分类及特点

（一）双卵双胎

两个卵子分别受精形成的双胎妊娠，称为双卵双胎（dizygotic twin），约占双胎妊娠的70%。其发生与应用促排卵药物、多胚胎宫腔内移植及遗传因素有关。两个卵子分别受精形成两个受精卵，各自的遗传基因不完全相同，因此形成的两个胎儿有差异，如血型、性别不同或相同，但外貌、指纹、精神类型等多种表型不同。胎盘多为两个，也可融合成一个，但各自血液循环独立。胎盘胎儿面有两个羊膜腔，中间隔有两层羊膜、两层绒毛膜。

（二）单卵双胎

由一个受精卵分裂形成的双胎妊娠，称为单卵双胎（monozygotic twin）。单卵双胎约占双胎妊娠的30%，不受种族、遗传、年龄、胎次、医源的影响，原因不明。一个受精卵分裂形成两个胎儿，具有相同的遗传基因，故两个胎儿性别、血型及外貌等均相同。由于受精卵发生分裂的时间不同，形成以下几种类型。

1. **双羊膜囊双绒毛膜单卵双胎**　约占单卵双胎的30%。分裂发生在桑椹期，相当于受精后3天内，形成两个独立的受精卵、两个羊膜囊。两个羊膜囊之间隔有两层绒毛膜、两层羊膜，胎盘为两个或一个。

2. **双羊膜囊单绒毛膜单卵双胎**　约占单卵双胎的68%。分裂发生在受精后第4～8天，此时已分化出滋养细胞，羊膜囊尚未形成。胎盘为一个，两个羊膜囊之间仅有两层羊膜。

3. **单羊膜囊单绒毛膜单卵双胎**　占单卵双胎的1%～2%。受精卵在受精后第9～13天分裂，此时羊膜囊已形成，两个胎儿共存于一个羊膜腔内，共有一个胎盘。

4. **联体双胎**　受精卵在受精第13天后分裂，此时原始胚盘已形成，机体不能完全分裂成两个，形成不同形式的联体儿，极罕见。如两个胎儿共有一个胸腔或共有一个头部等。寄生胎也是联体双胎的一种形式，发育差的内细胞团被包入正常发育的胚胎体内。联体双胎发生率为单卵双胎的 1/1500。

二、诊断

1. 病史及临床表现 双胎妊娠多有家族史，妊娠前曾用促排卵药或体外受精多个胚胎移植。表现为早孕反应重，腹部增大明显，腹部胀满，下肢水肿、静脉曲张等压迫症状出现早且明显，妊娠晚期常有呼吸困难，活动不便。

2. 产科检查 子宫大于孕周，妊娠中晚期腹部可触及多个小肢体或 3 个以上胎极；胎头较小，与子宫大小不成比例；不同部位可听到两个胎心，其间有无音区，或同时听诊 1 分钟，两个胎心率相差 10 次以上。双胎妊娠时胎位多为纵产式，以两个头位或一头一臀常见。

3. B 型超声检查 妊娠 5 周后，宫腔内可见两个妊娠囊；妊娠 6 周后，可见两个原始心管搏动。B 型超声检查可筛查胎儿结构畸形，如联体双胎、开放性神经管畸形等，还可帮助确定两个胎儿的胎位。

三、并发症

孕妇出现流产、早产概率增加；妊娠期还可出现妊娠高血压疾病、妊娠期肝内胆汁淤积症、贫血、羊水过多、胎膜早破、胎盘早剥、胎位异常、胎儿畸形、双胎输血综合征；分娩期可出现子宫收缩乏力、胎头交锁与胎头碰撞；产后出现产后出血概率亦增加。

四、治疗

（一）妊娠期

1. 补充营养 进食高蛋白、高维生素、高钙及富含必需脂肪酸的食物，尤其注意补充铁剂和叶酸。

2. 防治早产 增加卧床休息时间，减少活动，一旦34周前出现子宫收缩给予保胎。

3. 定期进行产前检查 注意防治妊娠期并发症，一旦出现妊娠期高血压疾病、妊娠期肝内胆汁淤积症等应及早治疗。

4. 监护胎儿生长发育情况及胎位变化 一旦发现胎儿畸形，尤其是联体双胎，应及早终止妊娠。

（二）终止妊娠指征

①合并急性羊水过多，孕妇压迫症状明显，腹部过度膨胀，呼吸困难，严重不适；②胎儿畸形；③母亲有严重并发症，如子痫前期或子痫，不允许继续妊娠时；④已到预产期尚未临产，胎盘功能减退者。

（三）分娩期

多数能经阴道分娩。第一产程要严密观察产程及胎心、胎位变化，做好输液、输血、抢救新生儿准备。密切注意子宫收缩情况，出现宫缩乏力时可加用低浓度缩宫素缓慢静滴加强宫缩。第二产程中，在第一胎儿娩出后，胎盘侧脐带必须立即夹紧，以防第二胎儿失血。助手应在腹部将第二胎儿固定成纵产式并监测胎心，注意阴道流血，尽早发现脐带脱垂和胎盘早剥。如15分钟仍未出现宫缩，可行人工破膜，并给予缩宫素静滴，促进子宫收缩。必要时行产钳助产、内转胎位术及臀牵引术等。

剖宫产指征：①第一胎儿为肩先露、臀先露；②宫缩乏力致产程延长，经保守治疗效果不佳；③胎儿窘迫，短时间内不能经阴道结束分娩；④联体双胎孕周＞26周；⑤严重妊娠并发症需尽快终止妊娠，如重度子痫前期、胎盘早剥等。

无论阴道分娩还是剖宫产，均应积极防治产后出血。①临产时应备血；②胎儿娩出前应建立静脉通道；③第二胎儿娩出后立即使用宫缩药，并使其作用维持到产后2小时以上。

第九节 羊水过多

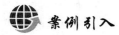 案例引入

王某，停经 26^{+4} 周，近两周来自觉腹部增大明显，出现气促、心悸症状，进食量减少，睡觉时不能平卧。一个月前曾做畸形筛查显示正常。产科检查：腹壁紧张，宫高26cm，腹围92cm，胎心132次/分，遥远、微弱。胎体触不清，有液体震荡感。

讨论分析：

（1）该孕妇初步诊断是何种疾病？请说明诊断依据。

（2）为明确诊断还需要做什么检查？

（3）应该如何治疗？

解析路径导航：

通过临床路径了解急性羊水过多的诊治过程。

（1）根据病史、症状、体征做出临床诊断并提出诊断依据。

（2）进一步检查估计羊水量以明确诊断。

（3）结合该孕妇孕周、自觉症状、胎儿有无畸形等明确治疗方案。

妊娠期间羊水量超过2000ml者，称为羊水过多（polyhydramnios）。羊水过多发生率为0.5%～1%。如羊水量在数日内急剧增加，称急性羊水过多；如羊水量在数周内缓慢增加，称慢性羊水过多。

考点提示
羊水过多的定义。

一、病因

羊水过多者约有1/3原因不清楚，称为特发性羊水过多。明显的羊水过多往往与胎儿畸形及妊娠合并症有关，如妊娠合并糖尿病、妊娠期高血压疾病、多胎妊娠、母儿血型不合、重度贫血等，约有25%合并胎儿畸形。

二、诊断

（一）临床表现

1. **急性羊水过多**　较少见，多发生在妊娠 20 ～ 24 周。由于羊水急剧增多，数日内子宫迅速增大，导致一系列压迫症状。孕妇自觉腹部胀痛，行动不便，因膈肌上抬引起呼吸困难，甚至发绀、不能平卧。增大的子宫压迫下腔静脉影响静脉回流，故出现下肢及外阴部水肿及静脉曲张。产科检查：腹壁皮肤紧张发亮，皮下静脉清晰。子宫明显大于孕周，有液体震荡感，胎位触不清，胎心遥远或听不清。

2. **慢性羊水过多**　较多见，多发生在妊娠 28 ～ 32 周。数周内羊水缓慢增多，压迫症状较轻，孕妇能逐渐适应，仅感腹部增大较快。产科检查：子宫底高度及腹围大于孕周，腹壁紧张，皮肤发亮、变薄。触诊时感觉子宫张力大，有液体震荡感，胎位不清，胎心遥远。

（二）辅助检查

1. **B 型超声检查**　是确诊羊水过多首选的辅助检查方法，可以了解羊水的量及胎儿发育情况。当羊水最大暗区垂直深度（AFV）≥ 8cm 或羊水指数（AFI）≥ 25cm，即可诊断羊水过多。

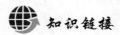

知识链接

羊水的测量

B 型超声测量羊水时，以母体脐部为中心，划分出左上、左下、右上、右下 4 个象限，分别测量 4 个象限内羊水池的最大深度。羊水最大暗区垂直深度为 AFV。4 个值之和为羊水指数（AFI），AFI 通常是 8~25cm。AFV ≥ 8cm 或 AFI ≥ 25cm 为羊水过多。

2. **甲胎蛋白（AFP）测定**　当羊水或母血中 AFP 含量显著增高时，往往提示胎儿神经管畸形。

三、对母儿影响

1. **对母体的影响**　羊水过多时子宫张力增高，孕妇易并发妊娠期高血压疾病。胎膜早破、早产发生概率加大。突然破膜宫腔内压力降低，易出现胎盘早剥。子宫过度膨大，使子宫肌纤维伸展过度，可致产后子宫收缩乏力，产后出血发生率明显增多。

2. **对胎儿的影响**　胎位异常、胎儿窘迫、早产增多。破膜时羊水流出过快可导致脐带脱垂，严重时可导致死胎、死产。羊水过多的程度越重，围产儿的病死率越高。

四、治疗

取决于胎儿有无畸形、妊娠周数及孕妇自觉症状的严重程度。

（一）羊水过多合并胎儿畸形

一旦确诊应及时终止妊娠。方法有：①人工破膜引产，注意应采取高位破膜，使羊水缓慢流出，以防发生腹压骤降、休克、胎盘早剥。如破膜后 12 小时仍未临产，可给予静脉滴注缩宫素诱发宫缩。②经羊膜腔穿刺放出适量羊水后，可注入依沙吖啶引产。

（二）羊水过多合并正常胎儿

1. 症状较轻者可继续妊娠，低盐饮食，注意休息，必要时 B 型超声监测下羊膜腔穿刺放羊水。前列腺素合成酶抑制药如吲哚美辛，有抗利尿作用，可减少胎儿尿量。吲哚美辛有促进动脉导管提前闭合的作用，不宜长期、大量应用。

2. 压迫症状显著，妊娠不足 37 周者，可经腹羊膜腔穿刺放羊水，缓解压迫症状。在 B 型超声监测下，避开胎盘，以腰椎穿刺长针垂直进针穿刺。放羊水速度不宜过快，每小时约 500ml，一次放羊水量不超过 1500ml。注意严格消毒预防感染，密切观察孕妇血压、心率、呼吸变化，监测胎心，必要时给予镇静药，预防早产。如有必要，3～4 周后再次放羊水，以降低宫腔内压力。

如羊水反复增长，自觉症状严重，妊娠 ≥ 34 周，胎肺已成熟，可终止妊娠。如胎肺未成熟，可在羊膜腔内注入地塞米松 10mg 促进胎肺成熟，24～48 小时后再考虑终止妊娠。

考点提示

急性羊水过多合并正常胎儿的治疗。

第十节　羊水过少

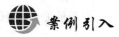 案例引入

某孕妇，妊娠 35 周，自述近两周来胎动时常感腹痛。产科检查：宫高 28cm、腹围 84cm，臀位，胎心 110 次/分，有子宫紧裹胎体感。B超：臀位、双顶径 80mm，AFV 2cm，AFI 4.9cm，胎儿无明显畸形，胎盘 Ⅱ 级。

讨论分析：

（1）该孕妇初步诊断是何种疾病？请说明诊断依据。

（2）为明确诊断还需要做什么检查？

（3）应该如何治疗？

解析路径导航：

通过临床路径了解羊水过少的诊治过程。

（1）根据孕周及羊水指数等做出临床诊断并提出诊断依据。

（2）进一步检查胎儿电子监护等了解胎儿宫内情况，明确储备能力。

（3）结合该孕妇孕周、症状、胎儿宫内情况等明确治疗方案。

考点提示

羊水过少的定义。

妊娠晚期羊水量少于 300ml 者，称为羊水过少（oligohydramnios）。羊水过少的发生率为 0.4% ~ 4%。羊水过少严重影响围产儿预后，易发生胎儿窘迫、新生儿窒息。羊水量少于 50ml 时，围产儿病死率高达 88%。

一、病因

羊水过少主要与羊水产生减少或羊水外漏增加有关，部分羊水过少原因不明。常见原因有胎儿畸形、胎盘功能减退、羊膜病变、母体因素（孕妇脱水、血容量不足及服用某些药物，如前列腺素合成酶抑制药等）。

二、诊断

（一）临床表现

多不典型。孕妇于胎动时常感腹痛，胎盘功能减退时常有胎动减少。子宫敏感性升高，轻微刺激即可引起宫缩。腹部检查：宫高、腹围均小于同期孕周，合并胎儿生长受限者更明显。临产后阵痛剧烈，宫缩多不协调，宫口扩张缓慢，产程延长。人工破膜后见羊水量极少，多有污染。易发生胎儿窘迫与新生儿窒息，围产儿死亡率较高。

（二）辅助检查

1. B 型超声检查 是最重要的辅助检查方法。妊娠晚期羊水最大暗区垂直深度（AFV）≤ 2cm 为羊水过少，≤ 1cm 为严重羊水过少。羊水指数（AFI）≤ 5cm 诊断为羊水过少，≤ 8cm 为羊水偏少。B 型超声检查还能及时发现胎儿生长受限，以及胎儿肾缺如、肾发育不全、输尿管或尿道梗阻等畸形。

2. 羊水量直接测量 破膜后直接测量羊水，若 < 300ml 即可诊断。其缺点是无法早期诊断羊水过少。

3. 胎儿电子监护 羊水过少胎儿的胎盘储备功能减低，无应激试验（NST）可呈无反应型。分娩时主要威胁胎儿，可因子宫收缩致脐带受压加重，出现胎心变异减速和晚期减速。

三、治疗

根据胎儿有无畸形和孕周大小选择治疗方案。

（一）羊水过少合并胎儿畸形

确诊胎儿畸形应尽早终止妊娠。可选用 B 型超声引导下经腹羊膜腔穿刺注入依沙吖啶引产。

（二）羊水过少合并正常胎儿

1. 终止妊娠 足月妊娠怀疑有羊水过少应立即行人工破膜，羊水清亮者可在严格监护下阴道试产。合并胎盘功能减退、胎儿窘迫，或破膜时羊水量少且胎粪严重污染者，估计短时间不能结束分娩的，应选择剖宫产终止妊娠。

2. 期待治疗 妊娠未足月，胎儿无明显畸形，无感染征象可经腹行羊膜腔内灌注法，以降低胎心变异减速的发生、羊水粪染及剖宫产率。与此同时，应选用宫缩抑制药预防早产。

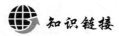 知识链接

羊膜腔内灌注法

　　妊娠中、晚期羊膜腔内灌注法可减少因羊水过少所致的胎儿体表、肌肉骨骼的畸形和肺发育不良等；可解除脐带受压，减少胎心变异减速、胎便排出及剖宫产的发生，提高围产儿的存活率。在 B 型超声检查定位后，避开胎盘、胎儿，行羊膜腔穿刺，将 37℃ 的 0.9% 的氯化钠液，以每分钟 15~20ml 的速度缓慢灌注羊膜腔内，直至胎心率变异减速消失或 AFV 达到 8cm 方可停止。一般一次灌注需 0.9% 氯化钠液 100~700ml。在灌注中严格无菌操作，灌注后应使用宫缩抑制药，以防流产与早产的发生。

第十一节　过期妊娠

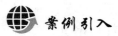 案例引入

　　某孕妇，妊娠 42^{+3} 周尚未分娩，自数胎动数为 5 次 /2 小时而就诊。检查：子宫符合足月妊娠大小，宫颈软，胎心 102 次 / 分。胎儿电子监护仪做无应激试验（NST）为无反应型，缩宫素激惹试验（OCT）出现胎心晚期减速。

　　（1）该孕妇初步诊断是何种疾病？请说明诊断依据。

　　（2）应该如何治疗？

　　解析路径导航：

　　通过临床路径了解过期妊娠的诊治过程。

　　（1）仔细核对孕周，根据病史、体征、辅助检查做出临床诊断并提出诊断依据。

　　（2）结合该孕妇孕周、胎心及胎儿电子监护结果等明确治疗方案。

　　平时月经周期规则，妊娠达到或超过 42 周（≥ 294 天）尚未分娩者，称为过期妊娠（postterm pregnancy），其发生率为 3% ~ 15%。随着妊娠过期时间延长，围产儿的患病率和死亡率也逐渐增加。

> **考点提示**
> 过期妊娠的定义。

一、病因

　　过期妊娠的原因尚不明确，可能与雌孕激素比例失调、胎儿畸形、头盆不称、遗传等因素有关。

二、病理生理

（一）胎盘

过期妊娠的胎盘病理有两种类型。一种是胎盘功能正常，胎盘外观和镜检均与妊娠足月胎盘相似，仅重量略有增加。另一种是胎盘功能减退，胎盘绒毛内血管床减少，间质纤维化增加，出现钙化灶。胎盘老化使物质交换与转运能力下降。

（二）羊水

正常妊娠38周后，羊水量开始减少。妊娠42周后，羊水迅速减少，约30%孕妇羊水量减少至300ml以下，使羊水粪染率明显增高。

（三）胎儿

过期妊娠胎儿的生长方式有以下三种类型。

1. 正常生长发育　当胎盘功能正常时，胎儿继续生长发育，约25%成为巨大儿。颅骨钙化明显，胎头不易变形，导致经阴道分娩困难，胎儿及母体损伤机会增多。

2. 胎儿过熟综合征　胎盘功能减退时，胎盘血流不足，导致氧气和营养不能足够供应，胎儿不易再继续生长发育。胎儿可表现为胎脂消失，皮下脂肪减少，皮肤干燥、松弛、多皱褶、脱皮，头发和指（趾）甲长，身体瘦长，容貌似"小老人"。因为胎儿缺氧，肛门括约肌松弛，常有胎粪排出，羊水及胎儿皮肤黄染，胎膜和脐带呈黄绿色。围产儿的患病率及死亡率增高。

3. 胎儿生长受限　小样儿与过期妊娠共存，约1/3为生长受限小样儿。

三、对母儿影响

过期妊娠使胎儿窘迫、胎粪吸入综合征、胎儿过熟综合征、新生儿窒息及巨大儿等围产儿发病率及死亡率均明显增高。因胎儿巨大易导致产程延长和难产增高，使手术产率及母体产伤明显增加。

四、诊断

（一）核实预产期

诊断过期妊娠之前必须准确核实预产期，确认妊娠是否真正过期。如平时月经周期规则，可按末次月经第1日的时间来推算预产期；如平时月经周期不规则，或记不清末次月经的时间，可根据以下情况进行推算。

1. 根据孕前基础体温升高的时间（排卵期）推算预产期。

2. 根据早孕反应出现时间、胎动开始时间及早孕期妇科检查发现的子宫大小推算孕周，并推算预产期。

3. 根据辅助生殖技术的日期推算预产期。

4. B型超声检查，于早孕期测妊娠囊直径，孕中期以后测胎儿顶臀长、双顶径、股骨长等，孕晚期测羊水量推算预产期。

（二）监测胎儿宫内情况

1. 胎动计数　如胎动明显减少提示胎儿宫内缺氧。

2. 胎儿电子监护　如无应激试验（NST）为无反应型需进一步做缩宫素激惹试验（OCT）。如反复出现胎心晚期减速者，提示胎盘功能减退，胎儿明显缺氧。

3. B型超声检查　观察胎动、胎儿肌张力、胎儿呼吸运动及羊水量等。检测脐血流阻力 S/D 比值有助于监测胎儿宫内安危。

五、治疗

过期妊娠诊断明确后，应尽快终止妊娠。

（一）产前处理

根据胎盘功能、胎儿大小、宫颈成熟度等综合分析，选择恰当的分娩方式。①宫颈条件成熟者给予缩宫素引产，如胎头已衔接，可行人工破膜，破膜后羊水清且多，可静脉滴注缩宫素，在严密监护下经阴道分娩。②宫颈条件未成熟者，需促宫颈成熟后引产，常用前列腺素阴道制品和宫颈扩张球囊。

（二）产时处理

1. 剖宫产　过期妊娠时胎盘功能减退，胎儿储备能力下降，应适当放宽剖宫产指征。

2. 阴道分娩　第一产程产妇左侧卧位、吸氧，严密观察产程进展，及时进行胎心监护。第二产程应尽量缩短，可行会阴侧切及胎头吸引术或产钳术。

无论剖宫产还是阴道分娩，均要做好抢救新生儿的准备。胎儿娩出后应及时清理呼吸道，必要时用喉镜气管插管吸出气管内容物，减少胎粪吸入综合征的发生。

（简　萍　王雪莉）

重点·考点·笔记

> **考点提示**
>
> 胎儿宫内缺氧时胎动计数及胎儿电子监护的变化情况。

课后练习

一、单选题

1. 前置胎盘的典型症状是（　　　）

　A. 腹痛　　　　　　　　　B. 胎心异常

　C. 外出血量与休克不成正比　　D. 妊娠晚期无痛性阴道流血

　E. 子宫大小与孕周不相符

2. 关于习惯性流产下列何项是错误的（　　　）

　A. 自然流产连续发生 3 次或以上者称习惯性流产

　B. 习惯性流产的防治重在孕前寻找原因对因处理

　C. 习惯性流产的治疗是安胎，安胎措施必须持续到足月

　D. 习惯性流产发生在晚期，其原因多数是宫颈内口松弛

　E. 习惯性流产病因在男女双方，必须夫妇同时积极检查和治疗

3.胎盘早剥的主要病理变化是（　　　）

    A.底蜕膜出血   B.小动脉痉挛   C.羊水栓塞

    D.凝血功能障碍   E.急性肾衰竭

4.孕35周孕妇，宫缩规律，间歇5～6分钟，每次持续约40秒。查宫颈管消退80%，宫口扩张3cm，应诊断为（　　　）

    A.先兆临产   B.早产临产   C.假临产

    D.足月临产   E.生理性宫缩

5.28岁，初产妇，妊娠38周。妊娠中期产前检查未见异常，2周前自觉头痛、眼花。查血压为160/110mmHg，尿蛋白（++），宫缩不规律，胎心128次/分，此时首选的处理措施为（　　　）

    A.门诊治疗，注意随访   B.温肥皂水灌肠

    C.静脉滴注硫酸镁   D.人工破膜，静滴缩宫素

    E.行剖宫产术

二、思考题

叙述妊娠期高血压疾病的分类及临床表现。

第九章 妊娠合并症

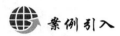 学习目标

  1. 掌握 妊娠合并症对妊娠和分娩的影响，产科处理原则及妊娠合并心脏病患最易发生心衰的时间。

  2. 熟悉 妊娠、分娩对妊娠合并症的影响，妊娠合并症终止妊娠的指征。

  3. 了解 妊娠合并症的诊断及其处理。

第一节 妊娠合并心脏病

案例引入

  王女士，37 岁，孕 20 周，孕 2 产 1，诉家务劳动后感胸闷气短，近一周夜间经常咳嗽咳痰，不能平卧。检查：心率 120 次 / 分，心尖区可闻及Ⅲ级收缩期杂音，双肺底闻及小水泡音，双下肢浮肿（＋）。

  讨论分析：

  （1）该患者初步诊断是什么疾病？请说明诊断依据。

  （2）为确诊，进一步做哪项检查？预计结果如何？

  （3）最适宜的处理是什么？请说明具体治疗方案。

  解析路径导航：

  通过临床路径了解妊娠合并心脏病的诊治过程。

  （1）结合该孕妇劳累后胸闷气短、夜间咳嗽咳痰不能平卧，查体心率及心肺听诊情况做出临床诊断并提出诊断依据。

  （2）根据初步诊断确定进一步检查项目协助明确诊断并推测检查结果。

  （3）结合孕周及心功能明确治疗方案。

  妊娠合并心脏病是产科严重合并症，发病率约为 1%。妊娠、分娩、产褥期均可使心脏病患者的心脏负担加重而诱发心力衰竭，是孕产妇死亡的主要原因之一，在我国孕产妇死亡排位中排第二位，为非直接产科死亡的第一位。正确诊断和处理妊娠合并心脏病对降低孕产妇及围产儿死亡率有非常重要的意义。

一、妊娠、分娩、产褥期对心脏病的影响

  1. 妊娠期 自妊娠 6 周起，母体血容量开始增多，至妊娠 32 ～ 34 周达最高峰，

考点提示

妊娠合并心脏病孕产妇主要死亡原因。

血液总量增加 30% ~ 45%，并维持高水平到足月。血容量的增加，使心率加快，约增加 10 次／分，每分钟心排血量增加，导致心肌耗氧量增大，心脏负担加重。妊娠晚期子宫明显增大，致膈肌抬高，心脏呈横位，血管扭曲，右心室压力升高等，机械性地加重了心脏的负担。当妊娠合并心脏病时，妊娠晚期容易发生失代偿而致心力衰竭。

2. 分娩期 分娩期为心脏负担最重的时期。第一产程由于每次宫缩 250 ~ 500ml 血液从子宫中被挤入体循环，因此全身血容量增加。第二产程除子宫收缩外，骨骼肌都参加活动，使外周阻力更加增加；又因屏气用力，动静脉压同时增加，尤其是肺循环压力极度增高；加之腹压加大，使内脏血液涌向心脏；因此，在第二产程时心脏的负担特别重。第三产程在胎儿娩出后，子宫缩小，胎盘循环停止，子宫血窦内有 500ml 血突然进入体循环；另外，腹腔内压力骤减，血液流向内脏，回心血量急剧减少，造成血流动力学的急剧变化；此时，患心脏病的产妇易发生心力衰竭。

3. 产褥期 产后 3 天内，子宫的复旧及机体组织内潴留的水分进入循环系统，致体循环血量再度短暂增加，心脏负荷再度加重，仍有可能发生心力衰竭。

综上所述，妊娠合并心脏病孕妇在妊娠 32 ~ 34 周、分娩期及产后 3 天内心脏负荷最重，易发生心力衰竭，临床上应给予密切监护。

二、心脏病对妊娠的影响

妊娠合并心脏病对胎儿的影响，与病情严重程度及心脏功能代偿状态等有关，其围产儿的死亡率是正常妊娠的 2 ~ 3 倍。病情较轻、代偿机能良好者，对胎儿影响不大；病情重，则因长期慢性缺氧，可致胎儿宫内发育受限和胎儿窘迫；若发生心衰，可因子宫淤血及缺氧而引起流产、早产、死胎或死产。

三、妊娠合并心脏病的种类

（一）先天性心脏病

根据血流动力学变化将先天性心脏病分为 3 组。

1. 无分流型（无青紫型） 即心脏左右两侧或动静脉之间无异常通路和分流，无发绀。包括主动脉缩窄、主动脉瓣狭窄、肺动脉瓣狭窄、单纯性肺动脉扩张、原发性肺动脉高压等。

2. 左向右分流组（潜伏青紫型） 此型有心脏左右两侧血流循环途径之间异常的通道。如房间隔缺损、室间隔缺损、动脉导管未闭等。

3. 右向左分流组（青紫型） 此型右侧心血管腔内的静脉血，通过异常交通分流入左侧心血管腔，大量静脉血注入体循环，故可出现持续性青紫。如法洛四联症、艾森曼格综合征等。

大部分无发绀型患者能安全度过孕产各期；少部分患者有不同程度的肺动脉高压，在第二产程屏气用力时使肺动脉压力进一步升高，同时分娩期失血，体循环压力下降，而发生血液右向左分流，出现发绀而诱发心衰。发绀型患者对妊娠血流动力学改变的耐受力差，合并妊娠，母儿的死亡率高达 30% ~ 50%，因此不宜妊娠。

（二）风湿性心脏病

以二尖瓣狭窄最为多见，其次是二尖瓣关闭不全，主动脉病变少见。二尖瓣狭窄时，狭窄的二尖瓣阻碍血流从左心房到左心室，使左心房压力骤增，造成急性肺水肿及心力衰竭。风湿性心脏病患者按是否可以妊娠分为下列两种类型。

1. 可以妊娠的风湿性心脏病患者 心脏瓣膜病变轻，心功能Ⅰ～Ⅱ级的风湿性心脏病患者。可允许妊娠，并争取在年轻时生育，因心脏病代偿功能随年龄增大而降低。

2. 不宜妊娠的风湿性心脏病患者

（1）心功能Ⅰ～Ⅱ级二尖瓣狭窄的患者，由于妊娠后对心肺血流动力学危害较大，故不宜妊娠。

（2）心脏病变重，心功能Ⅲ级以上；或虽为Ⅰ～Ⅱ级，但过去有心衰史，年龄在35岁以上；或经产妇过去妊娠，分娩有心力衰竭史者，再次妊娠时易复发，故不宜妊娠。

（3）风湿性心脏病有肺动脉高压、慢性心房颤动、高度房室传导阻滞，并发细菌性心内膜炎，孕产期心力衰竭或休克发生率高，皆不宜妊娠。

因此，风湿性心脏病患者早期和年轻时是生育的最佳时机，越晚病情的危险越大。

（三）妊娠期高血压疾病性心脏病

既往无心脏病史及体征，妊娠期出现妊娠期高血压疾病，多骤然发生心衰。诊断及时、治疗得当，常能度过妊娠及分娩，产后病因消除，病情会渐缓解，多不遗留器质性心脏病变。

（四）围产期心肌病

是指既往无心脏病史，于妊娠最后3个月或产后6个月首次发生的，以累及心肌为主，类似扩张型心肌病者称为围产期心肌病。本病的特点之一是体循环或肺循环栓塞的出现频率较高。多发生在30岁左右的经产妇。如能早期诊断、及时治疗，一般预后良好。安静、增加营养、服用维生素类药物十分重要。

围产期心肌病死亡的主要原因是左室附壁血栓导致的血栓栓塞，因此必要的抗凝治疗是围产期心肌病治疗中比较重要的一部分。围产期心肌病发病率虽然不高，但后果严重，基于再次妊娠有复发的倾向，应积极预防，采取避孕或绝育措施。

（五）心肌炎

心肌炎可发生在妊娠任何阶段，是心肌本身局灶性或弥漫性炎性改变，目前认为与病毒感染有关。急性心肌炎病情控制良好者，可在密切监护下妊娠。心功能严重受累者，妊娠期发生心衰的危险性较大。

四、诊断

（一）妊娠合并心脏病的诊断

1. 病史 初诊时应详细询问妊娠前有无心脏病史，尤其是风湿性心脏病和风湿病史，以及过去诊疗情况，有无心力衰竭等。

2. 体格检查 ①发绀，杵状指，持续颈静脉怒张。②心脏听诊，如发现舒张期杂音，一般提示有器质性病变。Ⅲ级或Ⅲ级以上收缩期杂音，性质粗糙而时限较长者应考虑心脏病。有时诊断比较困难，待产后随访再确诊。③严重的心律失常，如心房扑动、心房颤动、房室传导阻滞、舒张期奔马律出现，均提示有心肌病变。期前收缩和阵发性室上性心动过速有时可在无心脏病的孕妇中发现，应注意识别。

（二）心功能的分级

以孕妇日常体力活动耐受能力为依据，将心脏功能分为四级，适用于各种类型心脏病。

Ⅰ级：一般体力活动不受限制。

Ⅱ级：一般体力活动略受限制，活动后有疲劳、心悸、轻度气短或胸闷等不适，休息后恢复如常。

Ⅲ级：一般体力活动显著受到限制，轻微日常工作即有疲劳、心悸、气短或心绞痛等不适，休息时无症状。

Ⅳ级：休息时即有心功能不全症状，任何轻微体力活动即可致不适或加重不适，有明显心力衰竭现象。

（三）早期心力衰竭的诊断

1. 轻微活动即有心悸、胸闷、气短。

2. 夜间常因胸闷而坐起呼吸，或到窗口呼吸新鲜空气。

3. 休息时，心率＞110次/分。

4. 肺底部可听到少量持续性湿啰音等，咳嗽后不消失。

（四）心力衰竭的诊断

1. **症状** 气急、发绀、咳嗽、咯血及粉红色泡沫样痰（其内可找到心衰细胞）、端坐呼吸、心动过速或心房纤颤等。

2. **体征** 心率增快、呼吸次数增多、唇面发绀、颈静脉怒张、下肢明显浮肿、静卧休息时呼吸脉搏仍快、肺底部有持续性湿啰音及肝脾增大、压痛等。

3. **辅助检查** X线检查可显示心界扩大，心电图提示心律失常或心肌缺损。

五、防治

（一）心脏病患者对妊娠耐受力的判断

取决于心脏病的种类、病变程度、是否手术矫治、心功能级别及具体医疗条件等因素。

1. **可以妊娠** 心功能Ⅰ~Ⅱ级，既往无心衰史，心脏病变较轻。

2. **不宜妊娠** 心功能Ⅲ~Ⅳ级，既往有心衰史或妊娠早期即发生心衰者、心脏病变较重、有肺动脉高压、发绀型先天性心脏病、急性心肌炎、严重心律失常、活动性风湿热、亚急性细菌性心内膜炎及有严重的心律失常者。

（二）妊娠期处理

1. **终止妊娠** 凡不宜妊娠的心脏病孕妇，应在妊娠12周前终止妊娠，行治疗性人工流产术。超过妊娠12周终止妊娠时，引产的危险不亚于继续妊娠，故一般不主张终止妊娠，应在严密观察治疗下使其安全度过妊娠与分娩期。对顽固性心衰患者，应与内科医生配合，在严格监护下行剖宫产术，常能改善预后。

2. 继续妊娠 对心功能Ⅱ级以下患者应加强产前检查，至少每2周1次，妊娠32周后应每周检查1次，及早发现心衰的征象。为了预防心衰的发生，患者应有足够的休息，避免较重的体力劳动，进低盐饮食，注意预防呼吸道感染，有贫血者应积极治疗，最好在预产期前2～4周入院待产。有心衰者应及时入院治疗。

（1）体位、活动度及休息：日间餐后有0.5～1小时的休息，夜间要有10小时的睡眠，休息时取左侧卧位和头肩高位；限制体力劳动，适当减少活动量。心功能Ⅲ级以上者要以卧床为主，尽可能采用半卧位或半坐位，以患者舒适为标准。

（2）加强母胎监护，指导孕妇自我监测：测2小时胎动计数并记录，发现异常及时汇报医生，同时进行胎心监护并给予氧气吸入等，及时了解胎儿及胎盘功能。

（3）心衰治疗：孕妇对洋地黄类药物耐受性较差，用药时（尤其在快速洋地黄化时）应注意毒性反应，如呕吐、脉搏缓慢及胸痛等。孕期不主张预防性应用洋地黄类药物，早期心衰时最好服用作用及排泄较迅速的洋地黄类药物，如地高辛0.25mg，口服，每日2次。2～3天后酌情改为每日1次，不要求达饱和量，以防心衰加重时能有加大剂量的余地。

（三）分娩期处理

妊娠的晚期应选择好适宜的分娩方式，减少心衰的发生，改善预后。

1. 剖宫产术 适应于心功能Ⅲ级或Ⅲ级以上及有产科指征者。剖宫产时血流动力学的改变比阴道分娩小，故应放宽剖宫产指征。可考虑在硬膜外麻醉下行剖宫产术，同时心脏监护，术中、术后应严格限制输液量。不宜妊娠者，应同时行输卵管结扎术，术中由心血管医师协助监护。

考点提示
剖宫产指征。

2. 经阴道分娩 心功能Ⅰ～Ⅱ级、胎儿不大、胎位正常、宫颈条件良好者，可经阴道分娩。产时严密监护心功能。

（1）第一产程：安慰和鼓励产妇，稳定其情绪。患者取半坐卧位，每半小时测血压、脉搏、呼吸一次，持续进行胎儿电子监护。适当应用镇静药，如哌替啶50～100mg肌内注射。给予抗生素预防感染。发现早期心衰，应积极处理，高浓度面罩给氧，尽快给予强心利尿药物等。可遵医嘱给予氨茶碱、毒毛旋花子甙K或毛花苷C，必要时给吗啡。注意维持电解质平衡。如心衰不易控制，则应在控制心衰的同时行剖宫产术。

（2）第二产程：宫口开全后，行阴道助娩术（胎头吸引术、产钳术或臀牵引术），尽可能缩短第二产程，以免产妇过度用力。

（3）第三产程：胎儿娩出后，腹部立即置放1kg重的沙袋（或用手按压），以防因腹压骤减致大量血液倾注内脏血管引起周围循环衰竭。为防止产后出血，必要时可肌内注射缩宫素10～20U，禁止使用麦角新碱，防止静脉压升高。

考点提示
第二、第三产程处理原则。

（四）产褥期处理

产后勿立即移动产妇，严密观察，2小时后情况稳定，可送回病房。产后3天内，尤其是前24小时内必须加强观察，警惕发生心衰，并做好一切抢救准备。产后应卧床休息两周，有心衰者应酌情延长，一般以不哺乳为宜，无心衰者，可酌情哺乳。产后易并发感染及亚急性细菌性心内膜炎，可预防性应用抗生素。病情较轻者，应注意避孕；对不宜再生育者，应劝行绝育手术。手术可在产后 1 周左右进行，此时心脏情况已趋稳定，体力基本恢复，产后感染已排除。有心衰者，先行控制后，再选择适当时间行绝育术。

（五）心脏病手术指征

妊娠期血流动力学的改变使心脏储备能力下降，影响心脏手术的恢复，加之术中用药及体外循环对胎儿的影响，一般不主张在孕期手术。应尽可能在幼年、孕前或延至分娩后再行心脏手术。

第二节 妊娠合并病毒性肝炎

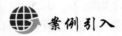 案例引入

张女士，25 岁，孕 40 周，1 周前开始感食欲缺乏，乏力。3 天前病情加重，巩膜发黄，小便变黄，胎动消失 1 天，不规则下腹痛 6 小时。入院查：血压 140/90mmHg，腹膨隆，如孕足月，可触及不规律宫缩，未闻及胎心。ALT 248U，胆红素 170μmol/L，尿蛋白（－），尿胆红素阴性。

讨论分析：

（1）此患者患何种疾病？请说明诊断依据。

（2）为明确诊断应做何检查，预计结果如何？

（3）此患者应如何治疗？请说明具体治疗方案。

解析路径导航：

通过临床路径了解妊娠合并病毒性肝炎的诊治过程。

（1）根据食欲不振病史，结合出现巩膜发黄、下腹痛、胎动胎心消失等临床表现及辅助检查结果做出临床诊断并提出诊断依据。

（2）结合初步诊断进一步检查病原及肝肾功能等协助明确诊断。

（3）结合孕妇目前诊断及胎儿死亡明确终止妊娠方法及具体治疗方案。

病毒性肝炎是常见的传染病，病原体主要包括甲型、乙型、丙型、丁型、戊型 5 种肝炎病毒，其中以乙型肝炎最为常见。孕妇肝炎发病率约为非孕妇的 6 倍，而急性重型肝炎发病率为非孕妇的 66 倍，是孕产妇主要死亡原因之一，国内死亡率为 1.7% ～ 8.1%。

一、妊娠、分娩对病毒性肝炎的影响

1. 妊娠期 妊娠新陈代谢增加，营养消耗增多，肝糖原储备不足，胎盘产生的大量雌激素、孕激素及催乳素在肝分解，使肝负担加重。妊娠对病毒性肝炎患者的影

响：①容易感染；②容易混淆而漏诊或误诊；③可使原有的疾病病情加重；④容易发展为急性重型肝炎；⑤容易转为慢性肝炎。

2. 分娩期 分娩过程中的疲劳、出血、损伤及麻醉药物等引起组织缺氧和新陈代谢障碍，加重肝功能损害。

二、病毒性肝炎对妊娠的影响

（一）对母体的影响

妊娠早期合并病毒性肝炎，可使妊娠反应加重。发生于妊娠晚期，患者妊娠期高血压疾病的发生率增高，可能与肝病时醛固酮灭活能力下降有关。分娩时由于肝凝血因子合成功能减退，产后出血率增高。若为重症肝炎，常并发 DIC，直接威胁母儿生命。

（二）对胎儿的影响

妊娠早期患肝炎，胎儿畸形发生率升高约 2 倍。妊娠时肝炎病毒感染胚胎、胎儿，可引起流产、早产、死胎、死产或新生儿死亡。

（三）母婴传播

其传播情况因病毒的类型不同而有所不同。

1. 甲型肝炎病毒（HAV）和戊型肝炎病毒（HEV） 一般都是经粪-口途径传播，不通过胎盘或其他途径传给胎儿。孕妇一旦感染 HEV，病情常很严重，其抗原检测困难，急性期常难以诊断。

2. 乙型肝炎病毒（HBV） 通过注射、输血和生物制品、密切的生活接触等途径传播。母婴传播是重要途径，孕期经胎盘垂直传播、分娩时通过软产道接触母血或羊水传播，产后通过母乳传播。

3. 丙型肝炎病毒（HCV） 传播途径主要有输血、输血制品、注射、性生活、母婴传播等。HBV 感染易导致慢性肝炎，最后发展为肝硬化、肝癌。

4. 丁型肝炎病毒（HDV） 必须同时伴 HBV 感染而存在。传播方式基本同 HBV。HDV 的母婴垂直传播少见，而性传播相对重要。

三、临床表现及诊断

（一）病史

有与病毒性肝炎患者密切接触史，或半年内曾接受输血，注射血液制品史。

（二）临床表现

不同的类型潜伏期不同，甲型肝炎潜伏期为 2～7 周，乙型肝炎，潜伏期为 1.5～5 个月，丙型肝炎潜伏期为 2～26 周，丁型肝炎潜伏期为 4～20 周，戊型肝炎潜伏期为 2～8 周。甲型肝炎发病急，病程短，14～21 天可完全恢复。乙型肝炎起病缓慢，病程长达 3～5 个月，易迁延成慢性。甲、乙两型肝炎的临床表现相似，有消化系统症状（恶心、呕吐）及乏力、肝区胀痛、肝大、压痛，可伴黄疸、皮疹等。

重点·考点·笔记

考点提示 ▶
乙型肝炎病毒血清病原学阳性的临床意义。

（三）实验室检查

血清丙氨酸氨基转移酶（ALT）增高，血清胆红素升高，尿胆红素阳性。人感染肝炎病毒后血液中会出现相关的血清学标志物。甲型肝炎若抗 HAV-IgM 阳性，提示 HAV 急性感染；若抗 HAV-IgG 阳性，提示 HAV 感染后长期或终生存在。乙型肝炎病毒外层含有乙肝表面抗原（HBsAg）、内层含有核心抗原（HBcAg）、核心抗体（抗 HBc）及相关乙肝 e 抗原（HBeAg），乙型肝炎实验室检测项目及其临床意义见表 9-1。

表 9-1　乙型肝炎病毒血清病原学阳性者的临床意义

项目	临床意义
HBsAg	是 HBV 感染的标志，多见于乙肝患者或病毒携带者
HBsAb	曾感染过 HBV，或已接种乙肝疫苗，提示机体获得了免疫力
HBeAg	反映乙肝病毒复制的活性，传染性很强
HBeAb	一般当 HBeAg 在血中消失，而后出现抗 HBe，提示病毒复制减少，传染性降低，病情多渐趋稳定
HBcAb-IgM	乙肝病毒复制阶段，出现在于 HBV 感染期
HBcAb-IgG	慢性持续性肝炎或既往感染者

根据临床症状、体征、肝功能测定和血清学指标的检测，对妊娠合并乙肝的诊断可明确。新生儿是否发生乙肝病毒宫内感染，可依据血清学诊断：①新生儿脐血清 HBsAg 阳性可为参考指标；②新生儿脐血清 HBcAb-IgM 阳性即可确定宫内感染；③如有条件测脐血清，乙肝病毒 DNA 阳性，即可确诊。

（四）妊娠合并重症肝炎

考点提示 ▶
重症肝炎的诊断标准。

妊娠晚期易发生急性重型肝炎，起病急骤，寒战、高热、黄疸进行性加重，进一步加剧后出现持续呕吐、消化道出血、腹水、肝浊音界缩小，最后出现肝性昏迷等，其诊断要点如下。

1. 血清胆红素 ≥ 171μmol/L，或黄疸加深。

2. 凝血酶原时间明显延长，较正常值延长 0.5～1 倍甚或更长。全身有出血倾向，ALT 升高反不如胆红素明显，即酶胆分离现象；清蛋白/球蛋白比值倒置。

3. 肝进行性缩小，严重者可出现肝臭。

4. 中毒性肠麻痹，出现腹水和严重的消化道症状，如食欲缺乏，频繁呕吐等。

5. 迅速出现肝性脑病的神经症状，嗜睡、烦躁不安、神志不清及不同程度的肝昏迷。

6. 肝肾功能综合征。

四、鉴别诊断

1. **妊娠呕吐引起的肝损害**　妊娠早期因呕吐致严重失水、尿少，长期饥饿引起代谢性酸中毒，尿酮体（＋），有时血清胆红素及 ALT 轻度升高，少数病例出现黄疸。在纠正酸中毒及补充水分后症状好转。病原血清学检查为阴性。

2. 妊娠期高血压疾病引起的肝损害　表现为高血压、蛋白尿、水肿。ALT、AST 轻、中度升高，胃肠道症状不明显，妊娠终止后恢复。但应警惕妊娠期病毒性肝炎合并妊娠期高血压疾病。

3. 妊娠肝内胆汁淤积症（ICP）　亦称为妊娠特发性黄疸，发病率仅次于病毒性肝炎，占妊娠期黄疸的 1/5。常有家庭史或口服避孕药后发病的病史。临床表现为全身瘙痒、黄疸，但孕妇一般情况好，无典型肝炎表现。妊娠终止后瘙痒、黄疸迅速消退，再次妊娠可复发。实验室检查：ALT 轻度升高；血清直接胆红素升高，但不超过 102.6 μmol/L；血清胆酸在症状出现前明显升高。

4. 妊娠急性脂肪肝　本病少见，病因不明，但母婴死亡率达 85%。本病多发于妊娠 35 周左右，以初产妇居多。临床表现与重症肝炎相似，尿胆红素多为阴性，B 型超声检查显示典型脂肪肝图像。若凝血酶原时间尚正常时做肝活检，病理学结果为肝小叶中心肝细胞急性脂肪变性可确诊。

五、治疗

妊娠期病毒性肝炎与非孕期病毒性肝炎处理原则相同。

（一）一般处理

注意休息，加强营养，补充高维生素、高糖类饮食。避免使用镇静药、麻醉药、雌激素等可能损害肝的药物。注意预防感染，产时严格消毒，并用广谱抗生素，以防内源性感染诱发肝昏迷。积极预防产后出血，观察凝血功能指标，若有异常及早补充凝血因子，纠正凝血功能障碍，并给以大量缩宫素加强宫缩。

（二）保肝治疗

每天需给大量维生素 C、维生素 K_1 及维生素 B_1、维生素 B_6、维生素 B_{12} 等，同时给予能量合剂促进肝细胞代谢。此外可应用葡醛内酯、多烯磷脂酰胆碱、腺苷蛋氨酸、还原型谷胱甘肽注射液、丹参注射液、门冬氨酸钾镁等药物，可减轻免疫反应损伤，改善肝循环，有助于肝功能恢复。必要时输新鲜血、人体清蛋白或血浆，可纠正低蛋白血症。

（三）妊娠合并重症肝炎的处理

需专人护理，正确记录血压、呼吸、脉搏及出入量。为预防及治疗肝昏迷，应限制蛋白质摄入量每日 < 0.5g/kg，增加糖类饮食，使热能保持在每日 6276kJ（1500kcal）以上，并予以大量维生素。保持大便通畅，减少氨及毒素的吸收。口服新霉素抑制大肠杆菌，减少游离氨及其他毒素的形成。每日给三磷腺苷 20mg、100U 辅酶 A 及 3g 维生素 C 加入 10% 葡萄糖溶液 250ml，静脉滴注以保护肝。为了防止肝细胞坏死，可用胰高血糖素–胰岛素联合治疗，即胰高血糖素 1～2mg 加胰岛素 4～8U，溶于 5% 葡萄糖溶液 250ml 内，再加入 10% 氯化钾 8ml，静脉滴注，注意防止低血糖。

出现肝昏迷或有前驱症状时，给谷氨酸钠（钾）每日 23～46g 或精氨酸每日 25～50g 静脉滴注以降低血氨，改善脑功能。无论有无感染征象，均应给予对肝肾功能影响最小的广谱抗生素。如发生肾功能衰竭或 DIC 应积极处理。产前 4 小时至产后 12 小时内不宜应用肝素，以免产后出血。

（四）产科处理

1. 妊娠期　妊娠早期患急性肝炎,应积极治疗,病情好转应行人工流产。妊娠中晚期一般不主张终止妊娠,避免手术或药物对肝的影响。若经过各种保守治疗无效,病情继续发展,可考虑终止妊娠。

2. 分娩期　分娩前数日肌内注射维生素 K_1,每日 20 ~ 40mg。准备好新鲜血液,做好抢救休克和新生儿窒息的准备,注意缩短第二产程、预防产后出血和产褥感染。胎肩娩出后立即静脉注射缩宫素,以减少产后出血。产后应常规留脐血检测肝功能和肝炎血清学指标。重症肝炎,有肝昏迷者积极治疗 24 小时后,应尽快结束分娩,以剖宫产为宜。术后禁用哌替啶等镇痛药,以免加重肝负担使病情加剧,甚或死亡。

3. 产褥期　继续护肝,防止产褥感染,选用对肝肾无不良影响的抗生素控制感染。不宜哺乳者,退奶药物禁用雌激素。

（五）新生儿的处理

对 HBsAg 阳性孕妇所生的新生儿,采取被动免疫和主动免疫相结合的方法:新生儿出生后 24 小时内注射乙肝疫苗 30μg,出生后 1 个月、6 个月各注射乙肝疫苗 10μg。若 HBsAg、HBeAg 均阳性的孕妇所生的新生儿,出生后 24 小时内应注射乙肝免疫球蛋白（HBIG）100U,出生后 1 个月、6 个月各注射乙肝疫苗 10μg。

六、预防

加强健康教育,注意饮食卫生,增强抵抗力。加强围生期保健,重视孕期监护,产前门诊应常规检查肝功能和肝炎病毒抗原抗体系统。肝炎患者或病毒携带者应在入院分娩时及产后隔离,所用器械、敷料、衣服等应彻底消毒。

第三节　妊娠合并糖尿病

🌐 案例引入

张女士,28 岁,孕 2 产 1,停经 37⁺⁵ 周,阴道流水 4 小时入院。入院查体:宫高 37cm,腹围 110cm,腹软无宫缩,胎心率 145 次 / 分,规则,头先露,未衔接。内诊:外阴经产型,阴道畅,宫颈管未消,宫口开大 1cm,枕左前位,S⁻⁴。辅助检查:B 型超声检查示双顶径 97mm。空腹血糖 8.7mmol/L。既往有分娩巨大儿史。

讨论分析:

（1）该患者初步诊断是什么疾病?请说明诊断依据。

（2）最适宜的分娩方式是什么?预计结果如何?

（3）新生儿如何处理?请说明具体治疗方案。

解析路径导航:

通过临床路径了解妊娠合并糖尿病的诊治过程。

（1）根据孕周、症状、体征及辅助检查,结合既往史做出临床诊断,提出诊断依据。

（2）结合胎儿大小及产科检查情况选择最适宜的分娩方式。

（3）结合孕妇孕周及血糖确定新生儿治疗方案。

　　妊娠合并糖尿病包括两种类型：妊娠期糖尿病（GDM）和糖尿病合并妊娠。妊娠期糖尿病是指在妊娠期首次发现或发生的各种程度的糖代谢异常者，国外报道其发生率为 1% ～ 14%，我国为 1% ～ 5%，分娩后多数孕妇糖耐量试验恢复正常，但将来患糖尿病的机会增加。糖尿病合并妊娠是指原有糖尿病基础上合并妊娠或妊娠之前有隐性糖尿病，妊娠后发展为糖尿病。妊娠合并糖尿病是高危妊娠，它严重危害母儿的健康，妊娠期进行糖尿病的筛查有很重要的意义。

一、妊娠对糖尿病的影响

　　妊娠可加重糖尿病。妊娠早期，胎儿对营养物质需求量随孕周增加，胎儿从母体获取葡萄糖，因此孕妇空腹血糖水平随妊娠进展而降低。应用胰岛素治疗的糖尿病孕妇，容易出现低血糖，严重者可发生酮症酸中毒。妊娠中晚期，孕妇体内各种具有抗胰岛素作用的物质增加，如胎盘催乳素、雌激素、孕酮、皮质醇、胎盘胰岛素酶和瘦素等，使孕妇对胰岛素的敏感性随孕周增加而下降，为维持正常糖代谢水平，胰岛素的用量必须随之增加。对于胰岛素分泌受限的孕妇，妊娠期不能正常代偿这一生理变化而使血糖升高，使原有糖尿病加重或出现 GDM。分娩的过程中，体力消耗量大，临产后进食又少，脂肪酸的氧化分解增强，若没有及时调整胰岛素的用量，易致酮症酸中毒。产后随着胎盘的娩出，全身内分泌激素逐渐恢复到非妊娠时期的水平，胎盘分泌的抗胰岛素物质迅速减少，胰岛素的需要量应及时减少，否则容易发生低血糖。

二、糖尿病对孕妇、胎儿及新生儿的影响

　　1. 妊娠高血压疾病发生率升高　糖尿病引起小血管内皮细胞增厚及管腔狭窄，组织供血不足。糖尿病孕妇妊娠期高血压疾病的发病率比正常孕妇高 4 ～ 8 倍。

　　2. 产科感染率增加　糖尿病孕妇抵抗力下降，易合并感染，以泌尿系统感染最常见。

　　3. 羊水中糖量过高　刺激羊膜分泌增加，胎儿尿量增多，使羊水过多的发病率较非糖尿病孕妇多 10 倍。相关并发症还有胚胎死亡、流产、胎膜早破、早产、胎儿畸形等。

　　4. 巨大胎儿发生率高　发生率高达 25% ～ 42%。其原因是葡萄糖通过胎盘进入胎儿血循环中，而胰岛素却不能通过胎盘，使胎儿长期处于高血糖状态，促进蛋白质、脂肪合成和抑制脂解作用所致。巨大儿导致难产发生率增高，剖宫产率升高，由于胎儿过大，常导致肩难产或软产道损伤。

　　5. 产后出血　因巨大胎儿造成产程延长，产道损伤等，易发生产后出血。

　　6. 易发生糖尿病酮症酸中毒　由于妊娠期复杂的代谢变化，高血糖及胰岛素的不

足，可进一步发展到脂肪分解，血清酮体急剧上升，发展成代谢性酸中毒。在孕早期血糖下降，胰岛素没有及时减量也可引起饥饿性酮症。糖尿病酮症酸中毒是导致孕妇死亡的主要原因。

7. 新生儿呼吸窘迫综合征发生率增高 高血糖刺激胎儿胰岛素分泌增加，形成高胰岛素血症。胰岛素拮抗糖皮质激素促进肺泡Ⅱ型细胞表面活性物质合成及释放的作用，致胎肺成熟延迟，出生后易发生新生儿窒息。

8. 新生儿低血糖 新生儿离开母体高血糖环境后，高胰岛素血症仍存在，若不及时补充糖分，易发生低血糖，增加了新生儿的死亡率。

三、临床表现与诊断

（一）病史及临床表现

既往有死胎、死产、巨大儿、畸形儿分娩史及糖尿病家族史；孕期体重骤增、明显肥胖，或出现三多一少（多食、多饮、多尿和体重减轻）症状，或出现外阴瘙痒，阴道及外阴念珠菌感染等，应想到糖尿病的可能。

（二）糖尿病合并妊娠的诊断

符合下述任何一项均可诊断。

1. 妊娠前已确诊为糖尿病。

2. 妊娠前未进行血糖检查但具有高危因素者，如达到以下任何一项标准应诊断为糖尿病合并妊娠：①空腹血糖 ≥ 7.0mmol/L；②糖化血红蛋白 ≥ 6.5%；③伴有典型高血糖或高血糖危象症状，同时随机血糖 ≥ 11.1mmol/L。

（三）妊娠期糖尿病诊断

1. **血糖测定** 无条件地区，妊娠 24～28 周孕妇检查空腹血糖。如空腹血糖 ≥ 5.1mmol/L，可以直接诊断妊娠期糖尿病；4.4mmol/L ≤空腹血糖< 5.1mmol/L，应尽早行葡萄糖耐量试验；空腹血糖< 4.4mmol/L，暂不行葡萄糖耐量试验。

2. **葡萄糖耐量试验（OGTT）** 有条件地区，应对妊娠 24～28 周孕妇行 75g 糖耐量试验。禁食 8～14 小时后，口服 75g 葡萄糖。测空腹血糖及服糖后 1 小时、2 小时三个时点的血糖，正常值为 5.1mmol/L、10.0mmol/L、8.5mmol/L，任何一点血糖值达到或超过上述标准可诊断为妊娠期糖尿病。

四、治疗

（一）产前咨询

已有严重的心血管病史、肾功能减退、眼底有增生性视网膜炎者不宜妊娠，如已妊娠应在早期行人工流产术终止妊娠。如血糖控制较好者，可以继续妊娠。如允许继续妊娠，患者应在高危门诊检查与随访。孕 28 周前，每月检查一次；孕 28 周后每 2 周检查一次。每次均应做尿糖、尿酮体、尿蛋白及血压和体重的测定。糖尿病孕妇一般应在孕 34～36 周住院，病情严重，应提前住院。

（二）妊娠期血糖的控制

1. 饮食治疗 是糖尿病的基础治疗。每日热量为 150kJ/kg，其中糖类占饮食总热量的 50%～60%，蛋白质占 20%～25%，脂肪占 25%～30%，然后将上述热量及营养成分转化为食谱，三餐热量分布为 1/5、2/5、2/5，并补充维生素、钙及铁。如果饮食能控制血糖，孕妇又无饥饿感，则不需药物治疗。

2. 药物治疗 目前口服降糖药二甲双胍、格列本脲在 GDM 患者中应用的安全性和有效性不断得到证实，但我国尚缺乏相关研究，故国内尽量不用口服降糖药。当饮食控制失效时，最好应用胰岛素控制血糖水平。应用胰岛素的剂量应根据血糖值测定，血糖控制标准：空腹血糖控制在 3.3～5.3mmol/L，餐前 30 分钟控制在 3.3～5.3mmol/L，餐后 2 小时控制在 4.4～6.7mmol/L，夜间控制在 4.4～6.7mmol/L。应用胰岛素治疗应注意预防低血糖及酮症酸中毒。

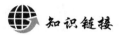

GDM 患者胰岛素用量调整

1. 妊娠期使用胰岛素　一般妊娠早期胰岛素需要量较妊娠前约减少 1/3，妊娠中期胰岛素需要量逐渐增多，到妊娠后期用量可较妊娠前增加 2/3 以上。胰岛素剂型可用短效、中效或短长效混合注射，每天分 2～3 次注射。

2. 分娩期使用胰岛素　分娩日早晨用产前胰岛素的 1/3～1/2，使产妇的血糖保持稳定，以免发生新生儿低血糖。剖宫产前 3～7 天停用。术中和术后必须随时监测血糖、尿糖、酮体，并调整糖和胰岛素的比例。

3. 产褥期使用胰岛素　产后 24 小时内胰岛素剂量可减少到产前的 1/2，48 小时减至原用量的 1/3 量，有的患者产后甚至可完全不需用胰岛素治疗。使尿糖保持在 "＋"～"＋＋" 为宜。多数患者需 3～6 周才能恢复到妊娠前剂量。

（三）孕期母儿监护

对孕妇动态监测血糖、尿酮体和糖化血红蛋白，及时调节胰岛素用量避免出现低血糖，监测胎儿生长发育、胎儿的成熟度、胎盘成熟度等。在孕 20～22 周行 B 型超声检查以排除胎儿畸形。妊娠 28 周以后每 4～6 周复查一次 B 型超声检查，监测胎儿发育、羊水量及胎儿脐血流阻力等。孕 32 周起每周做 1 次无激惹试验（NST），孕 36 周起每周做 2 次无激惹试验（NST），以及进行 B 型超声检查生物物理评分、多普勒测定胎儿脐血流 S/D 等。超声检查 BPD ＞ 8.5cm 者，表示胎儿体重＞ 2500g，胎儿已成熟；BPD ＞ 10cm，可能为巨大胎儿。必要时提前住院监护，计划分娩前 48 小时测定 L/S 比值，促胎肺成熟，以减少新生儿呼吸窘迫综合征的发生。

考点提示

妊娠期监测内容。

（四）产科处理

1. 终止妊娠的指征 ①糖尿病经治疗后不能有效地被控制，如伴有先兆子痫；②孕妇营养不良；③眼底动脉硬化；④动脉硬化性心脏病；⑤胎儿生长发育受限，妊娠 36 周后胎儿在子宫内死亡的发生率增高，妊娠合并糖尿病往往在孕 36 ~ 38 周终止妊娠；⑥严重感染；⑦胎儿畸形或羊水过多。终止妊娠前应加强糖尿病的治疗。

2. 分娩时间及分娩方式的选择 糖尿病程度较轻，用药后获得控制，情况稳定，胎盘功能良好，胎儿不大，则可妊娠至足月，经阴道分娩。糖尿病患者决定引产或经阴道分娩者，产程不宜过长，应在 12 小时内结束分娩，否则孕妇的糖尿病就难以控制，有发生酮症酸中毒的可能。

如果糖尿病病史较长，病情比较严重，胎儿过大，有相对性头盆不称，胎盘功能不良，有死胎或死产史，经阴道分娩如有胎儿窘迫或产程进展缓慢者，应考虑剖宫产，选择硬膜外麻醉。术日需停用皮下注射的胰岛素，改为小剂量胰岛素持续静脉滴注，使围术期血糖稳定，并防止新生儿发生低血糖。

（五）新生儿处理

糖尿病产妇娩出的新生儿应按早产儿处理，注意低血糖、低血钙、高胆红素血症。新生儿应尽量少暴露，注意保暖，以预防体温过低。动态监测血糖，避免出现低血糖。为防止低血糖的发生，应在开奶同时定期滴服葡萄糖液，一般新生儿出生后 0.5 小时开始喂葡萄糖水 10 ~ 30ml，以后每 4 小时一次，连续 24 小时，多数新生儿在生后 6 小时内血糖恢复至正常值。

第四节　妊娠合并贫血

贫血是由多种病因引起，通过不同的病理过程，使人体外周血红细胞容量减少，低于正常范围下限的一种常见的临床症状。常以血红蛋白（Hb）浓度作为诊断标准。由于妊娠期血容量增加，且血浆增加多于红细胞增加，血液呈稀释状态，又称"生理性贫血"。在妊娠各期，贫血对母儿均可造成一定危害，在妊娠期各种类型贫血中，缺铁性贫血最常见。

一、妊娠期贫血的诊断标准

由于妊娠期血液循环的生理变化，妊娠期贫血的诊断标准不同于非妊娠期。WHO标准为：孕妇外周血红蛋白 < 110g/L 及血细胞比容 < 0.33 为妊娠期贫血。妊娠期贫血分为轻度贫血和重度贫血，血红蛋白 > 60g/L 为轻度贫血，血红蛋白 ≤ 60g/L 为重度贫血。

二、贫血与妊娠的相互影响

（一）对母体的影响

妊娠可使原有贫血病情加重，而贫血则使孕妇妊娠风险增加。由于贫血母体耐受力差，孕妇易产生疲倦感，而长期倦怠感会影响孕妇在妊娠期的心理适应，将妊娠视为一种负担而易影响亲子间的感情及产后心理康复。重度贫血可导致贫血性心脏病、妊娠期高血压疾病性心脏病、产后出血、失血性休克、产褥感染等并发症的发生，甚至危及孕产妇生命。

（二）对胎儿的影响

孕妇骨髓和胎儿在竞争摄取母体血清铁的过程中，一般以胎儿组织占优势。由于铁通过胎盘的转运为单向性运输，因此，一般情况下胎儿缺铁程度不会太严重。孕妇缺铁严重时，会影响骨髓造血功能致重度贫血，则影响胎盘供给营养物质和供氧能力。胎儿缺乏生长发育所需的营养物质，易造成胎儿生长受限、胎儿窘迫、早产、死胎或死产等不良后果。

【缺铁性贫血】

缺铁性贫血是妊娠期最常见的贫血，占妊娠期贫血的95%。由于胎儿生长发育和妊娠期血容量的增加，对铁的需要量增加，尤其是在妊娠后半期，孕妇因铁摄入不足或吸收不良均可发生贫血。

一、妊娠期缺铁的发生机制

铁的需要量增加是孕妇缺铁的主要原因。以每毫升血液含铁0.5mg计算，妊娠期因血容量增加而需铁650～750mg，胎儿生长发育需铁250～350mg，两者共需铁1000mg左右。每日饮食中含铁10～15mg，吸收利用率仅为10%，即1～1.5mg，而孕妇每日需铁约4mg。妊娠后半期，虽然铁的最大吸收率可达40%，但仍不能满足需要，致使孕妇易患缺铁性贫血。

二、临床表现及诊断

1. **病史** 既往有月经过多、消化道或呼吸道慢性失血等慢性疾病史；有长期偏食、妊娠早期呕吐、胃肠功能紊乱导致的营养不良病史等。

2. **临床表现** 轻者无明显症状，或只有皮肤、口唇黏膜和睑结膜稍苍白；重者可有头晕、乏力、耳鸣、心悸、气短、食欲缺乏、腹泻、腹胀、皮肤黏膜苍白、毛发干燥、脱发、指甲脆薄及口腔炎、舌炎等。

3. **实验室检查**

（1）血象：外周血涂片为小红细胞低血红蛋白性贫血。血红蛋白 < 110g/L，红细胞 < 3.5×10^{12}/L，血细胞比容 < 0.3，白细胞计数及血小板计数均在正常范围内。

（2）血清铁浓度：能灵敏反映缺铁情况，正常成年妇女血清铁为7～27μmol/L。如孕妇血清铁浓度 < 6.5μmol/L，可以诊断为缺铁性贫血。

（3）骨髓象：红系造血呈轻度或中度增生活跃，以中幼红细胞、晚幼红细胞增生为主，骨髓铁染色可见细胞内外铁均减少，尤以细胞外铁减少明显。

三、治疗

治疗原则为补充铁剂和消除导致缺铁性贫血的原因。一般性治疗包括增加营养和食用含铁丰富的饮食，对胃肠道功能紊乱和消化不良给予对症处理等。

1. 补充铁剂 以口服给药为主。琥珀酸亚铁 0.1g 或硫酸亚铁 0.3g，每日 3 次口服，同时服用维生素 C 0.1 ~ 0.3g 以促进铁吸收。也可选用 10% 枸橼酸铁胺 10 ~ 20ml 口服，每日 3 次。对妊娠晚期重度缺铁性贫血或因严重胃肠道反应不能口服铁剂者，可用右旋糖酐铁或山梨醇铁注射液，深部肌内注射，首次给药从小剂量开始。第 1 日 50mg，若无不良反应，第 2 日可增至 100mg，每日 1 次。

2. 输血 多数缺铁性贫血孕妇经补充铁剂后血象很快改善，不需输血。当血红蛋白 ≤ 60g/L、接近预产期或短期内需行剖宫产术者，应少量、多次输红细胞悬液或全血，避免加重心脏负担而诱发急性左心衰。

3. 产时及产后处理 严重贫血产妇于临产后应配血备用。密切监护产程进展，防止产程过长，可阴道助产缩短第二产程，但应注意避免产伤发生。积极预防产后出血。当胎儿前肩娩出后，肌内注射或静脉注射缩宫素 10 ~ 20U。若无禁忌证，胎盘娩出后可给予卡孕栓等前列腺素制品，同时给予缩宫素 20U 加入 5% 葡萄糖注射液中静脉滴注，持续至少 2 小时。出血多时应及时输血。产程中严格无菌操作，产时及产后应用广谱抗生素预防感染。

四、预防

妊娠前应积极治疗失血性疾病如月经过多等，增加铁贮备。孕期加强营养，多进食含铁丰富的食物，如猪肝、豆类等。在产前检查时，孕妇必须定期检测血常规，尤其在妊娠晚期。

【巨幼细胞贫血】

巨幼细胞贫血是由叶酸或维生素 B_{12} 缺乏引起 DNA 合成障碍所致的贫血。外周血呈大细胞正血红蛋白性贫血。国外报道发病率为 0.5% ~ 2.6%，国内报道为 0.7%。

一、病因

叶酸和维生素 B_{12} 均为 DNA 合成过程中的重要辅酶。当叶酸和（或）维生素 B_{12} 缺乏，可引起 DNA 合成障碍，导致红细胞核发育停滞，细胞质中核糖核酸（RNA）大量聚积，细胞增大，而红细胞核发育呈幼稚状态，形成巨幼红细胞。因其寿命较正常红细胞短，过早死亡而发生贫血。妊娠期本病 95% 是叶酸缺乏。引起叶酸与维生素 B_{12} 缺乏的原因有：①长期偏食或挑食；②孕妇患有慢性消化道疾病；③妊娠期叶酸的需要量增加且肾排泄增加。

二、巨幼红细胞性贫血对妊娠的影响

重度贫血时，贫血性心脏病、妊娠期高血压疾病、胎盘早剥、早产、产褥感染等疾病的发病率明显增多。叶酸缺乏可致胎儿神经管缺陷等多种畸形，此外胎儿生长受限、死胎等的发生率也明显增多。

三、临床表现与诊断

1. 贫血 本病多发生在妊娠中晚期，起病较急，贫血多为重度。表现为头晕、乏力、心悸、气短、皮肤黏膜苍白等。

2. 消化道症状 食欲缺乏、厌食、恶心、呕吐、腹泻、腹胀等。

3. 周围神经炎症状 手足麻木、针刺、冰冷等感觉异常及行走困难等。

4. 其他 低热、表情淡漠、水肿、脾大者也较常见。

5. 实验室检查

（1）外周血象：为大细胞性贫血，大卵圆形红细胞增多，中性粒细胞分叶过多，粒细胞体积增大，核肿胀，网织红细胞减少，血小板通常减少。

（2）骨髓象：红细胞系统呈巨幼细胞增生，不同成熟期的巨幼细胞系统占骨髓细胞总数的 30% ～ 50%，核染色质疏松，可见核分裂。

（3）叶酸及维生素 B_{12} 值：血清叶酸 < 6.8nmol/L，红细胞叶酸 < 227nmol/L 提示叶酸缺乏。血清维生素 B_{12} < 90pg，提示维生素 B_{12} 缺乏。

四、防治

1. 加强孕期营养 改变不良饮食习惯，多食新鲜蔬菜、水果、瓜豆类、肉类、动物肝及肾等食物。凡是具有高危因素的孕妇，需从妊娠 3 个月开始，每日口服叶酸 0.5 ～ 1mg，连续服用 8 ～ 12 周。

2. 补充叶酸 确诊为巨幼细胞性贫血的孕妇，应每日口服叶酸 15mg，或每日肌内注射叶酸 10 ～ 30mg，直至症状消失、贫血纠正。如治疗效果不显著，而检查发现缺铁，应同时补充铁剂和维生素 C。有神经系统症状者，应在使用叶酸同时补充维生素 B_{12}。

3. 维生素 B_{12} 100 ～ 200μg 肌内注射，每日 1 次，2 周后改为每周 2 次，直至血红蛋白值恢复正常。

4. 如血红蛋白 ≤ 60g/L，应少量间断输新鲜血或红细胞悬液。

5. 分娩时应避免产程延长，积极预防产后出血和感染。

（兰丽坤）

课后练习

一、单选题

1. 心脏病孕妇妊娠期间，最危险期的时期是（　　　）

　A. 妊娠 35 ～ 38 周　　　　B. 妊娠 32 ～ 34 周　　　　C. 妊娠 24 ～ 27 周

　D. 妊娠 28 ～ 31 周　　　　E. 产褥期 7 天之后

2. 妊娠晚期合并急性病毒性肝炎，对产妇威胁最大的原因是（　　）

    A. 易发生妊娠高血压疾病　　　　　B. 易发生早产

    C. 易发生宫缩乏力、产程延长　　　D. 易发展为重症肝炎，孕产妇死亡率高

    E. 易发生产后出血 DIC

3. 乙肝母婴传播途径中哪项除外（　　）

    A. 经胎盘传播　　　　　　　　　　B. 分娩时接触母血及羊水传播

    C. 产后接触母亲唾液　　　　　　　D. 乳汁传播

    E. 粪便传播

4. 糖尿病对孕妇的影响，下述哪项不正确（　　）

    A. 孕妇白细胞吞噬作用增强

    B. 妊娠高血压疾病发病率高于普通孕妇

    C. 羊水过多发生率较非孕妇增加 10 倍

    D. 手术产发生率高于正常孕妇

    E. 易发生真菌性阴道炎

5. 初产妇，28 岁，孕 35 周，既往有肝炎病史。半月前感觉食欲差、乏力。近 5 天病情加重，伴呕吐，上腹疼痛，巩膜发黄，神志欠清入院。查体：血压 130/90mmHg，ALT45U，胆红素 185 μmol/L，尿胆红素（＋），尿蛋白（－）。最可能的诊断是（　　）

    A. 妊娠急性脂肪肝　　　　　　　　B. 妊娠肝内胆汁淤积症

    C. 妊娠高血压疾病肝损害　　　　　D. 妊娠合并重症肝炎

    E. 药物性肝损害

二、思考题

妊娠合并心脏病患者最易发生心衰的时间?

第十章 异常分娩

分娩是一个动态的过程，影响分娩的四大因素是产力、产道、胎儿和产妇的精神心理因素。这些因素在分娩过程中相互影响、相互适应。其中任何一个或一个以上因素发生异常或者四个因素之间不能相互适应，使分娩进展受到阻碍称为异常分娩（abnormal labor），俗称难产（dystocia）。在分娩过程中，顺产和难产可以相互转化，如处理不当，顺产可变为难产；如处理得当，难产亦可转化为顺产。因此，当出现异常分娩时，要仔细分析四大因素间的相互关系，及时恰当处理，确保分娩顺利进行。异常分娩包括：产力异常、产道异常、胎儿异常。

第一节 产力异常

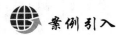
案例引入

28岁孕妇，孕1产0，停经40周，腹部阵痛10小时入院，精神疲惫。查：宫缩（10～20）秒/（5～6）分钟，宫缩时腹软，胎心148次/分；肛查：先露头，固定，宫颈管消失，宫口开大2cm。骨盆内外测量正常。

讨论分析：

（1）此产妇分娩过程出现了什么异常？请说明诊断依据。

（2）此产妇应如何处理？请说明具体处理方案。

解析路径导航：

通过临床路径了解协调性宫缩乏力的诊治过程。

（1）根据孕周及宫缩情况做出临床诊断并提出诊断依据。

（2）根据初步诊断明确具体加强宫缩的方法。

产力是分娩的动力，包括子宫收缩力、腹肌和膈肌的收缩力及肛提肌的收缩力，其中以子宫收缩力为主，贯穿于分娩全过程。产力异常（abnormal uterine action）主要是指子宫收缩力异常。在分娩过程中，子宫收缩的节律性、对称性和极性不正常或强度、频率有改变，称为子宫收缩力异常。子宫收缩力异常在临床上分为子宫收缩乏力（简称宫缩乏力）和子宫收缩过强（简称宫缩过强）两类，每类又分为协调性和不协调性子宫收缩（图10-1）。

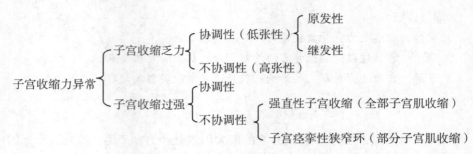

图 10-1　子宫收缩力异常的分类

【子宫收缩乏力】

一、病因

1. 胎位异常或头盆不称　临产后，当头盆不称或胎位异常时，胎先露不能紧贴子宫下段及子宫颈，因而不能反射性引起有效宫缩，是导致继发性宫缩乏力最常见的原因。

2. 子宫因素　子宫壁过度膨胀如双胎妊娠、羊水过多及巨大胎儿等；子宫肌纤维变性如多次妊娠、分娩，子宫的急性、慢性炎症；子宫肌瘤、子宫发育不良及子宫畸形等均能影响宫缩。

3. 药物影响　临产后不恰当地使用大剂量镇静药与镇痛药，如吗啡、氯丙嗪、哌替啶、硫酸镁、苯巴比妥钠等可使宫缩受到抑制。

4. 内分泌失调　临产后，产妇体内雌激素、缩宫素、前列腺素、乙酰胆碱等分泌不足，孕激素下降缓慢，子宫对乙酰胆碱的敏感性降低等，均可影响子宫肌纤维收缩，导致宫缩乏力。

5. 精神因素　初产妇（尤其是高龄初产妇）对分娩怀有恐惧心理，精神过度紧张，使大脑皮层功能紊乱，影响宫缩。

6. 其他　营养不良、贫血和其他慢性疾病所致体质虚弱者，临产后进食与睡眠不足，以及过多的体力消耗、产妇过度疲劳、膀胱、直肠充盈等均可影响宫缩。

二、临床表现

（一）协调性子宫收缩乏力

宫缩特点为：具有正常的节律性、对称性和极性，但收缩强度弱，宫腔内压力 < 15mmHg，宫缩频率 < 2 次 /10 分钟，持续时间短，间歇时间长且不规律。在宫缩的高峰期，子宫体隆起不明显，用手按压子宫底可出现明显凹陷。胎先露下降及宫口扩张延缓，导致产程延长。此种宫缩乏力多属于继发性宫缩乏力，常见于中骨盆与骨盆出

口平面狭窄、持续性枕横位、枕后位等，对胎儿影响不大，胎位清楚，胎心音正常。

（二）不协调性子宫收缩乏力

宫缩特点为：失去了正常的节律性、对称性，极性倒置，收缩兴奋点不是起自两侧子宫角部，而是来自子宫下段的一处或多处，子宫收缩由下向上扩散，节律不协调，宫腔内压力可达 20mmHg。由于宫缩时子宫底部收缩力弱而下段强，宫缩间歇期子宫壁亦不能完全松弛，导致产程无进展，属无效宫缩。宫腔压力大，产妇自觉腹痛剧烈、拒按、烦躁不安，体力消耗大，容易出现疲劳、衰竭、电解质紊乱、肠胀气、尿潴留等，产程延长。产科检查：胎位触不清，胎心音多不规律，宫口扩张缓慢或停滞。此种宫缩乏力多属于原发性宫缩乏力，常见于胎位异常、头盆不称及产妇精神因素异常。

（三）产程曲线异常

子宫收缩乏力常常导致产程延长或停滞，最常见的产程异常有以下几种。

1. 潜伏期延长 从规律宫缩开始至宫口扩张 6cm 称潜伏期。初产妇潜伏期超过 20 小时，经产妇超过 14 小时称潜伏期延长。

2. 活跃期停滞 进入活跃期后，宫缩正常，宫口不再扩张达 4 小时以上，或宫缩欠佳，宫口停止扩张达 6 小时以上，称活跃期停滞。

3. 第二产程延长 第二产程初产妇超过 3 小时（硬脊膜外麻醉无痛分娩时超过 4 小时），经产妇超过 2 小时（硬脊膜外麻醉无痛分娩时超过 3 小时），胎儿尚未娩出者，称第二产程延长。

4. 胎头下降延缓 活跃期晚期及第二产程，胎头下降速度初产妇每小时少于 1cm，经产妇每小时少于 2cm，称胎头下降延缓。

5. 胎头下降停滞 活跃期晚期胎头停留在原处不下降达 1 小时以上者，称胎头下降停滞。

6. 滞产 总产程超过 24 小时者，称为滞产。

三、对母儿影响

1. 对产妇的影响 由于产程延长，产妇休息不好，进食少，产妇可出现疲乏无力、肠胀气、尿潴留等，严重时可引起电解质紊乱、脱水、酸中毒；第二产程延长，胎先露长时间压迫膀胱，引起尿道阴道瘘、膀胱阴道瘘；胎膜早破、手术助产，加之产后宫缩乏力，易并发产后出血、产褥感染。

2. 对胎儿、新生儿的影响 宫缩乏力，产程延长，胎膜早破，宫内感染，易致使胎儿窘迫甚至胎死宫内；手术助产率高，产伤增加，新生儿窒息、颅内出血等发病率和新生儿死亡率增加。

四、预防

1. 加强孕期保健 对孕妇及其家属进行产前教育，向孕妇介绍产前检查的重要性和相关的分娩知识，让孕妇对分娩过程有正确的认识，做好充足的准备，消除紧张顾虑。

2. 提供舒适的待产环境 给产妇提供舒适的待产室，尽量家庭化，安静、清洁。可设由有经验的家属或丈夫陪伴的"康乐待产室"，也可由有经验、爱心及责任心的助产士提供分娩全程陪伴和护理，称为"导乐陪伴分娩"。

3. 加强产时监护 应关心产妇的营养、休息、大小便情况。宫缩时教会产妇使用腹部按摩法、深呼吸等放松技巧以缓解疼痛。监测宫缩，定时听胎心，及时排空膀胱、直肠，必要时可行温肥皂水灌肠及导尿。避免大量使用镇静药。

五、处理

宫缩乏力的首要处理原则：积极查找病因，进行针对性处理，检查有无头盆不称、胎位异常等情况。如有头盆不称、胎位异常，估计胎儿不能通过产道娩出者，行剖宫产终止妊娠；如无头盆不称、胎位异常，估计胎儿能够通过产道娩出者，可结合宫缩乏力的类型做出进一步的处理。

（一）协调性子宫收缩乏力

排除头盆不称等病因后，应采取加强宫缩的措施。

1. 第一产程

（1）一般处理：消除产妇恐惧、紧张情绪，多休息，鼓励多进食，注意营养与水分的补充。鼓励产妇及时排尿，排尿困难者，人工导尿。产妇过度疲劳，潜伏期可给予地西泮静脉注射，经过一段时间充分休息，可使子宫收缩力转强。酸中毒时，可应用 5% 碳酸氢钠加以纠正。低钾血症给予氯化钾缓慢静脉滴注。对无灌肠禁忌证的初产妇宫口开大不足 4cm、胎膜未破者，可给予温肥皂水灌肠，刺激子宫收缩。破膜 12 小时以上胎儿尚未娩出者，应给予抗生素预防感染。

（2）加强子宫收缩：经上述一般处理，子宫收缩力仍弱，确诊为协调性宫缩乏力，产程无明显进展，可选用下列方法加强宫缩。

1）人工破膜：宫口扩张 3cm 或 3cm 以上、无头盆不称、胎头已衔接、产程进展缓慢者，可行人工破膜。破膜后，胎头紧贴子宫下段及宫颈内口，反射性引起子宫收缩，加速产程进展。破膜前必须排除脐带先露，应在宫缩间歇期进行。破膜后术者手指应停留在阴道内检查有无脐带脱垂，经过 1～2 次宫缩待胎头入盆后取出。如破膜后宫缩不理想，需加用缩宫素静点等方法继续加强宫缩。

2）地西泮静脉推注：地西泮能使宫颈平滑肌松弛，软化宫颈，促进宫口扩张，适用于宫口扩张缓慢及宫颈水肿时。10mg 缓慢静推，4～6 小时可重复应用。

3）缩宫素静脉滴注：适用于协调性子宫收缩乏力、胎心良好、胎位正常、头盆相称者。

用法：将缩宫素 2.5U 加于 0.9% 生理盐水 500ml 或 5% 葡萄糖 500ml 内，缓慢静滴，开始滴速为 4～5 滴／分，根据宫缩情况调整滴速，每隔 15～30 分钟调整一次，每次增加 4～5 滴，直至形成间隔 2～3 分钟，持续 40～60 秒的宫缩，维持宫腔压力在 50～60mmHg。一般最大安全滴速为 40 滴／分。对于不敏感者，可酌情增加缩宫素剂量。

注意事项：缩宫素静脉滴注过程中，应有专人观察宫缩、听胎心率、测量血压、监测产程进展。如宫缩频（10 分钟内有 5 次或 5 次以上宫缩）、宫缩持续 1 分钟以上或胎心率有变化，应立即停止静脉滴注。因外源性缩宫素在母体血中的半衰期仅为1～5分钟，故停药后能迅速好转，必要时加用镇静药。如发现血压升高，应减慢滴注速度。如宫缩乏力为不协调性，或存在头盆不称、胎位异常、骨盆狭窄、胎儿窘迫、瘢痕子宫等情况时，禁用缩宫素。

为判断加强宫缩的成功率，目前临床普遍采用 Bishop 宫颈成熟度评分法了解宫颈成熟程度（表 10-1），估计加强宫缩措施的效果。该评分法满分为 13 分，当评分在 3 分及 3 分以下，多失败，应改用其他方法；4～6 分的成功率约为 50%；7～9 分的成功率约为 80%；10 分以上均成功。评分 < 7 分时应先促宫颈成熟。

表 10-1　Bishop 宫颈成熟度评分法

评定指标	0 分	1 分	2 分	3 分
宫口开大（cm）	0	1～2	3～4	≥ 5
宫颈管消退百分比（%）（未消退为3cm）	0～30	40～50	60～70	≥ 80
先露位置（坐骨棘水平 =0）	−3	−2	−1～0	＋1～＋2
宫颈硬度	质硬	质中	质软	
宫口位置	后	中	前	

经上述处理，若产程仍无进展或出现胎儿窘迫征象时，应及时行剖宫产术。

2. 第二产程　若无头盆不称，于第二产程期间出现宫缩乏力时，应加强宫缩，给予缩宫素静脉滴注促进产程进展。如进入第二产程而胎头仍未衔接，或伴有胎儿窘迫，应立即行剖宫产；如胎头双顶径已通过坐骨棘平面，可在加强宫缩的前提下，等待自然分娩，或行会阴后 - 斜切开，通过阴道助产结束分娩。

3. 第三产程　为预防产后出血，当胎儿前肩娩出时，可静脉推注缩宫素 10U，并同时给予缩宫素 10～20U 静脉滴注，加强宫缩，预防产后出血。胎膜破裂 ≥ 12 小时，总产程 > 24 小时，并行阴道助产者，给予抗生素预防感染。

（二）不协调性子宫收缩乏力

处理原则是调节子宫收缩，恢复其正常的节律性、对称性和极性。主要措施为：哌替啶 100mg 或者吗啡 10mg 肌内注射，或地西泮 10mg 静脉推注，使产妇充分休息后不协调性宫缩多能恢复为协调性宫缩。如经上述处理，不协调性宫缩未能得到纠正，或伴有胎儿窘迫、头盆不称，应立即行剖宫产术。如纠正为协调性宫缩，按协调性宫缩乏力处理即可。

【子宫收缩过强】

一、病因

1. 缩宫素使用不当，如剂量过大、误注或个体对缩宫素过于敏感。
2. 精神过度紧张引起子宫痉挛性狭窄环。
3. 过多阴道检查及粗暴的宫腔操作刺激，子宫形成不协调性宫缩过强。

二、临床表现

（一）协调性子宫收缩过强

表现为宫缩的节律性、对称性和极性均正常，仅宫缩过强（宫腔压力＞60mmHg）、过频（10分钟内有5次或5次以上的宫缩）者。如产道无梗阻，产程进展迅速，总产程＜3小时称为急产（precipitous labor）。如产道有梗阻，可出现病理性缩复环，严重者可出现子宫破裂。

（二）不协调性子宫收缩过强

1. 强直性子宫收缩　宫缩特点为宫颈内口以上的肌层呈持续痉挛性收缩，无宫缩间歇期。产妇烦躁不安、持续性腹痛、腹部拒按；胎位、胎心音不清；如胎儿下降受阻，可出现病理性缩复环、血尿等先兆子宫破裂征象。

2. 子宫痉挛性狭窄环　子宫壁局部肌肉痉挛性不协调性收缩所形成的环状狭窄，持续不放松，称子宫痉挛性狭窄环（图10-2）。狭窄环多发生在子宫上、下段交界处，也可在胎体某一狭窄部如胎颈、胎腰处。产妇烦躁不安、持续性腹痛，宫颈扩张慢，胎先露下降停滞，胎心不规则。阴道检查在宫腔内可触及坚硬而无弹性的环状狭窄。狭窄的位置不随子宫收缩上移，与病理性缩复环不同。

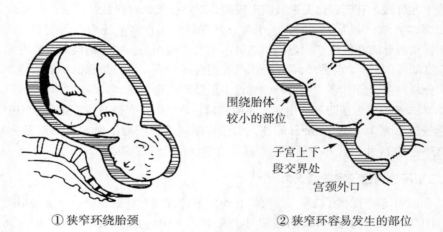

① 狭窄环绕胎颈　　　　　② 狭窄环容易发生的部位

图10-2　子宫痉挛性狭窄环

三、对母儿的影响

1. 对产妇的影响　因宫缩过强、产程过快，若无阻力，可致初产妇软产道损伤。若有产道梗阻则可发生子宫破裂。容易并发产后出血及产褥期感染。

2. 对胎儿、新生儿的影响　因宫缩过强，宫腔压力过大，易发生胎儿窘迫、新生儿窒息甚至死亡，胎儿娩出过快或产程停滞均可使颅内压改变致新生儿颅内出血。如果产时来不及消毒，新生儿易并发感染。若坠地可导致骨折、外伤等。

四、处理

（一）协调性子宫收缩过强

预防为主，有急产史者应提前住院待产，出现产兆后避免胎儿娩出过快，预防产伤及感染；临产后不宜灌肠；提前做好接产及抢救新生儿窒息的准备；产后仔细检查软产道有无裂伤，若有应及时缝合；若接产前未消毒，应尽早肌内注射精制破伤风抗毒素 1500U，并给予抗生素预防感染；预防新生儿颅内出血，新生儿娩出后肌内注射维生素 K_1 2mg，每日 1 次，连用 3 天。

（二）不协调性子宫收缩过强

1. 强直性子宫收缩 一经确诊，立即给予宫缩抑制药，如硫酸镁抑制宫缩。如产道有梗阻，应立即行剖宫产术。如胎死宫内而无先兆子宫破裂，可全麻阴道助产。若上述处理无效，或胎儿窘迫应行剖宫产。

2. 子宫痉挛性狭窄环 积极查找原因，停止一切产科操作。如无胎儿窘迫，给予镇静药，待宫缩恢复正常后，行阴道助产或等待自然分娩。如经处理无效，宫口未开全，胎先露较高或出现胎儿窘迫，应立即行剖宫产术。

第二节 产道异常

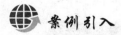 **案例引入**

26 岁初产妇，孕 1 产 0，停经 40 周，腹部阵痛 6 小时入院，精神欠佳。查：宫缩 30 秒 /（5 ~ 6）分钟，宫缩时腹部不软，胎心 143 次 / 分；胎头跨耻征阳性，骶耻外径 16.5cm，宫口未开。骨盆内测量正常。

讨论分析：

（1）此产妇存在什么异常因素？请说明诊断依据。

（2）此产妇应如何处理？请说明具体处理方案。

解析路径导航：

通过临床路径了解骨产道异常的诊治过程。

（1）结合骨盆测量结果做出临床诊断，提出具体诊断依据。

（2）根据腹部检查及骨盆测量值明确终止妊娠方案。

产道异常包括骨产道异常和软产道异常，以骨产道异常多见。

【骨产道异常】

骨产道异常又称为骨盆狭窄，包括骨盆形态异常及骨盆径线过短。骨盆狭窄致使骨盆腔小于胎先露部可通过的限度，阻碍胎先露下降，影响产程顺利进展。

一、狭窄骨盆的分类

（一）骨盆入口平面狭窄

扁平型骨盆最常见，是指骨盆入口平面前后径狭窄，骶耻外径＜18cm，前后径＜10cm，对角径＜11.5cm。常见有两种类型。

1. 单纯性扁平骨盆　骶岬向前下突出，骨盆入口前后径短而横径正常，呈横椭圆形（图10-3）。

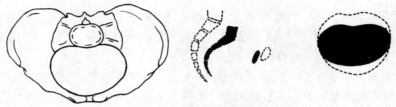

图10-3　单纯性扁平骨盆

2. 佝偻病性扁平骨盆　因童年患佝偻病所致，骨骼变形。骨盆入口呈横肾形，骶岬向前突出，骨盆入口平面前后径变短，骶骨凹陷消失，变直后移，尾骨呈钩状向前突出。坐骨结节外翻，坐骨结节间径增大，耻骨弓角度＞90°（图10-4）。

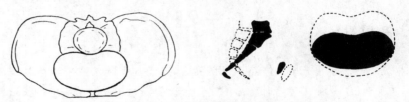

图10-4　佝偻病性扁平骨盆

（二）中骨盆及出口平面狭窄

常见于漏斗骨盆（图10-5）及横径狭窄骨盆（图10-6）。

1. 漏斗骨盆　骨盆入口平面各径线正常，两侧骨盆壁内聚，中骨盆及骨盆出口平面明显狭窄，形似漏斗，故称漏斗骨盆。坐骨棘间径＜10cm，坐骨结节间径＜8cm，耻骨弓角度＜90°，坐骨结节间径与后矢状径之和＜15cm。

2. 横径狭窄型骨盆　骨盆各个平面横径均缩短，而前后径稍长或正常，坐骨切迹宽。骨盆外测量时骶耻外径正常，髂棘间径和髂嵴间径缩短。

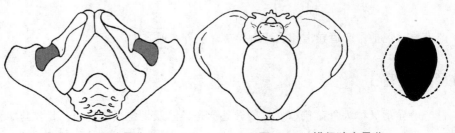

图10-5　漏斗骨盆　　　　图10-6　横径狭窄骨盆

（三）骨盆三个平面均狭窄

骨盆外形属正常女性骨盆，骨盆各个平面径线均小于正常值 2cm 或更多，称均小骨盆。多见于身材矮小、体型匀称的女性。

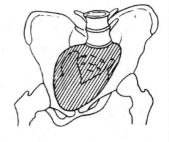

图 10-7　偏斜骨盆

（四）畸形骨盆

骨盆失去正常形态称畸形骨盆，临床少见，包括骨软化症骨盆和偏斜骨盆（图 10-7）。偏斜骨盆多由脊柱侧凸及髋关节发育不良引起。骨软化症骨盆多由缺钙、缺乏维生素 D 及日照不足等原因引起，现已罕见。

二、狭窄骨盆的临床表现

1. **骨盆入口平面狭窄**　骨盆入口平面狭窄影响胎先露衔接，出现胎位异常如臀先露、面先露、肩先露的概率为正常骨盆的 3 倍。妊娠末期胎头不能入盆，初产妇腹型多呈尖腹，经产妇多呈悬垂腹，跨耻征检查阳性。临产后胎头衔接、下降受阻，易出现继发性宫缩乏力，导致潜伏期或活跃期延长，甚至发生梗阻性难产，出现病理缩复环，严重时导致子宫破裂。若胎头迟迟未能入盆，前羊水囊受力不均，常出现胎膜早破。胎头双顶径一旦通过骨盆入口平面，可经阴道分娩。

2. **中骨盆及出口平面狭窄**　临产后胎先露可以正常衔接，胎头下降至中骨盆、骨盆出口平面时俯屈、内旋转受阻，常形成持续性枕横位或枕后位，并出现继发性宫缩乏力，致使活跃晚期及第二产程延长甚至停滞。如胎先露嵌入骨盆时间过长，组织坏死，可形成生殖道瘘。

3. **骨盆三个平面均狭窄**　胎儿小、产力好，胎位正常者可借助胎头极度俯屈和变形，经阴道分娩。中等大小（3000g）以上的胎儿经阴道分娩有困难。

三、狭窄骨盆的诊断

骨盆是影响分娩的重要因素。在妊娠期间，应及早进行骨盆内测量、外测量，确定骨盆有无异常，是否存在头盆不称，以决定适宜的分娩方式。

（一）病史

询问孕妇幼年有无佝偻病、脊髓灰质炎、脊柱和髋关节结核及外伤史。若为经产妇，应了解既往有无难产史及其发生原因，新生儿有无产伤等。

（二）一般检查

观察孕妇体型、步态，有无脊柱及髋关节畸形，米氏菱形窝是否对称等。测量身高，孕妇身高 < 145cm 应警惕均小骨盆。如有跛足，需警惕偏斜骨盆。

（三）腹部检查

1. **腹部形态**　观察腹形及大小，有无尖腹及悬垂腹等。

2. **评估胎儿大小**　尺测子宫长度及腹围，B 型超声观察胎先露部与骨盆关系，还应测量胎头双顶径、胸径、腹径、股骨长，预测胎儿体重，判断能否通过骨产道。

3. 胎位检查　四步触诊法检查胎位是否正常。骨盆入口狭窄往往因头盆不称、胎头不易入盆导致胎位异常，如臀先露、肩先露等；中骨盆狭窄影响已入盆的胎头内旋转，导致持续性枕横位、枕后位等。

4. 估计头盆关系　正常情况下，部分初孕妇在预产期前 1 ~ 2 周，经产妇于临产后，胎头应入盆衔接。若已临产胎头仍未入盆，则应充分评估头盆关系。具体方法：孕妇排空膀胱、仰卧，两腿伸直，检查者将手放在耻骨联合上方，将浮动的胎头向骨盆腔方向推压。若胎头低于耻骨联合平面，表示头盆相称，称为跨耻征阴性；若胎头与耻骨联合在同一平面，表示可疑头盆不称，称跨耻征可疑阳性；若胎头高于耻骨联合平面，则表示头盆明显不称，称为跨耻征阳性（图 10-8）。跨耻征阳性的孕妇，应让其改变体位，取两腿屈曲半卧位，再次检查胎头跨耻征，若转为阴性，提示为骨盆倾斜度异常，而不是头盆不称。

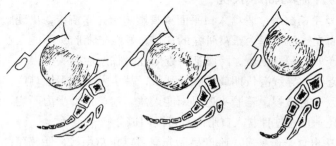

①头盆相称；②头盆可能相称；③头盆不称

图 10-8　跨耻征检查

（四）骨盆测量

目前主要通过骨盆内、外测量评估骨盆大小。骨盆外测量各径线＜正常值 2cm 或以上为均小骨盆；骶耻外径＜ 18cm、对角径＜ 115cm、骶岬突出为扁平骨盆；坐骨结节间径＜ 8cm、耻骨弓角度＜ 90°、坐骨切迹＜ 2 横指，为漏斗骨盆。

四、狭窄骨盆对母儿的影响

考点提示

骨产道异常对母儿的影响。

1. 对产妇的影响　骨盆入口平面狭窄，影响胎先露衔接，易发生胎位异常、胎膜早破；中骨盆平面狭窄时，影响胎头内旋转，易导致持续性枕横位、枕后位。胎头下降受阻、胎位异常造成继发性宫缩乏力，导致产程延长或停滞，易发生产后出血、产褥感染。胎头长时间压迫产道，易并发生殖道瘘。宫缩过强、严重梗阻性难产处理不及时可致子宫破裂，危及母儿生命。

2. 对胎儿、新生儿影响　骨盆入口平面狭窄易发生胎位异常、胎膜早破、脐带脱垂，引起胎儿窘迫、胎死宫内、新生儿窒息及死亡等；产程延长、胎头受压、手术助产易发生颅内出血；产道狭窄，手术助产概率升高，新生儿产伤和感染发生率高。

五、狭窄骨盆的分娩处理

处理原则是明确狭窄骨盆类别和程度，了解胎位、胎儿大小、胎心率、宫缩强弱、宫口扩张程度、破膜与否，结合年龄、产次、既往分娩史进行综合判断，决定分娩方式。

（一）一般处理

正确处理产程。在分娩过程中，应安慰产妇，增强其信心，保证营养及水分的摄入，必要时补液。严密监测宫缩及胎心，检查胎先露部下降及宫口扩张程度。

（二）骨盆入口平面狭窄的处理

1. 明显头盆不称（绝对性骨盆狭窄） 骨盆入口前后径 ≤ 8.0cm，对角径 ≤ 9.5cm，胎头跨耻征阳性，足月活胎不能经阴道分娩，应在近预产期或临产后行剖宫产术。

2. 轻度头盆不称（相对性骨盆狭窄） 骨盆入口前后径 8.5 ~ 9.5cm，对角径 10.0 ~ 11.0cm，胎头跨耻征可疑阳性，足月活胎体重 < 3000g，可在严密监护下试产。试产 2 ~ 4 小时，胎头仍迟迟不能入盆，宫口扩张缓慢，或伴有胎儿窘迫征象，应及时行剖宫产术结束分娩。

（三）中骨盆平面狭窄的处理

若宫口开全，胎头双顶径达坐骨棘水平或更低，可经阴道助产。若胎头双顶径未达坐骨棘水平，或出现胎儿窘迫征象，应尽快行剖宫产术结束分娩。

（四）骨盆出口平面狭窄的处理

骨盆出口平面狭窄时，不应试产。临产前应对胎儿大小、头盆关系充分评估，尽早决定分娩方式。若坐骨结节间径 < 8cm，耻骨弓角度 < 90°，需加测后矢状径，若两者之和 > 15cm 时，多数可经阴道分娩；若两者之和 ≤ 15cm，足月胎儿不易经阴道分娩，应行剖宫产术结束分娩。

（五）骨盆三个平面狭窄的处理

若估计胎儿不大，胎位正常，头盆相称，宫缩好，可以试产；若胎儿较大，有明显头盆不称，胎儿不能通过产道，应尽早行剖宫产术。

（六）畸形骨盆的处理

根据畸形骨盆种类、狭窄程度、胎儿大小、产力等情况具体分析。若畸形严重、明显头盆不称者，应及时行剖宫产术。

【软产道异常】

软产道包括子宫下段、宫颈、阴道及外阴。软产道异常所致的难产少见，容易被忽视。应于妊娠早期常规行双合诊检查，了解软产道有无异常。

一、外阴异常

1. 外阴坚韧 多见于初产妇，尤其 35 岁以上高龄初产妇更多见。外阴缺乏弹性，会阴伸展性差，常使胎先露下降受阻，可于胎头娩出时造成会阴严重裂伤。分娩时，应行预防性会阴后–斜切开。

考点提示
骨产道异常的处理。

考点提示
软产道异常的分类。

2. 外阴水肿 多见于妊娠期高血压疾病、重度贫血、心脏病、肾炎和营养不良的孕产妇。外阴弹性差，严重者分娩时妨碍胎先露下降，造成组织损伤、感染和愈合不良。在临产前，可局部应用 50% 硫酸镁湿热敷；分娩时，可行会阴后－斜切开；产后加强局部护理，预防感染。

3. 外阴瘢痕 外伤或炎症后遗症致瘢痕挛缩，使外阴、阴道口狭小，影响胎先露下降。若瘢痕范围不大，分娩时可行会阴后－斜切开；若瘢痕过大，应行剖宫产术。

二、阴道异常

1. 阴道横隔 较坚韧，多位于阴道中、上段，横隔中央或偏侧有一小孔，易被误认为宫颈外口。阴道横隔可影响胎先露下降，当横隔被撑薄时，可在直视下自小孔处做 X 形切开，分娩结束后切除多余的横隔。若横隔高且坚厚，阻碍胎先露部下降，则需行剖宫产术结束分娩。

2. 阴道纵隔 如伴有双子宫、双宫颈，位于一侧子宫内的胎儿下降，通过该侧阴道分娩时，纵隔被推向对侧，分娩多无阻碍。当阴道纵隔发生于单宫颈时，纵隔位于胎先露部的前方，胎先露部继续下降，若纵隔薄可自行断裂，分娩无阻碍。若纵隔厚阻碍胎先露部下降时，应在纵隔中间剪断，分娩结束后切除多余的纵隔。

3. 阴道狭窄 由产伤、药物腐蚀、手术感染所致，若位置低、狭窄轻，可行较大的会阴后－斜切开，经阴道分娩。若位置高、狭窄重、范围广，应行剖宫产术结束分娩。

4. 阴道尖锐湿疣 妊娠期尖锐湿疣生长迅速，早期可治疗。体积大、范围广泛的疣可阻碍分娩，易发生严重的阴道裂伤，以行剖宫产术为宜。

5. 阴道赘生物 阴道囊肿较大时，阻碍胎先露部下降，此时可行囊肿穿刺抽出其内容物，待产后再选择时机进行处理。阴道内肿瘤较大，阻碍胎先露部下降而又不能经阴道切除者，均应行剖宫产术，肿瘤待产后再行处理。

三、宫颈异常

1. 宫颈外口粘连 多在分娩受阻时发现。表现为宫颈管已消失而宫口却不扩张，通常用手指稍加压力分离粘连的小孔，宫口即可在短时间内开全。严重宫颈粘连需行剖宫产术。

2. 宫颈水肿 多见于扁平骨盆、持续性枕后位或滞产，宫口未开全时过早使用腹压所致，分娩时影响宫颈扩张。轻者嘱产妇抬高臀部，减轻胎头对宫颈压力，也可于宫颈两侧各注入 0.5% 利多卡因 5 ~ 10ml 或静脉推注地西泮 10mg，待宫口近开全，用手将水肿的宫颈前唇上推，使其逐渐越过胎头，即可经阴道分娩。若经上述处理无明显效果，宫口不再扩张，可行剖宫产术。

3. 宫颈坚韧 常见于高龄初产妇，宫颈缺乏弹性或精神过度紧张使宫颈挛缩，不易扩张。此时可静脉推注地西泮 10mg，也可于宫颈两侧各注入 0.5% 利多卡因 5 ~ 10ml，若不见缓解，应行剖宫产术。

4. 宫颈瘢痕 宫颈锥形切除术后、宫颈裂伤修补术后、宫颈深部电烙术后等所致的宫颈瘢痕。虽可于妊娠后软化，但若宫缩很强，宫口仍不扩张，不宜久等，应行剖宫产术。

5. 宫颈癌　宫颈硬而脆，经阴道分娩有发生大出血、裂伤、感染及癌扩散的危险，不应经阴道分娩，应行剖宫产术。若为早期浸润癌，可先行剖宫产术，随即行广泛性子宫切除术及盆腔淋巴结清扫术。

6. 宫颈肌瘤　生长在子宫下段及宫颈部位的较大肌瘤，占据盆腔或阻塞于骨盆入口时，影响胎先露部入盆，应行剖宫产术。若肌瘤在骨盆入口以上而胎头已入盆，肌瘤不阻塞产道则可经阴道分娩，肌瘤待产后再行处理。

第三节　胎位异常

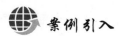 案例引入

初产妇，孕 39 周，规律宫缩 2 小时入院，估计胎儿体重 3500g。查：宫底剑下 2 横指，枕左前位，胎心好，宫缩强，胎头已入盆。4 小时后，查：宫口开大 4cm，行人工破膜，S^0，胎头矢状缝与骨盆入口前后径一致，大囟门在前方，宫颈前唇水肿。

讨论分析：

（1）此产妇的临床诊断是什么？请说明诊断依据。

（2）此产妇应如何处理？请说明具体处理方案。

解析路径导航：

通过临床路径了解胎位异常的诊治过程。

（1）根据宫缩、宫口扩张、胎头矢状缝与大囟门位置做出临床诊断，提出诊断依据。

（2）结合胎儿大小及胎位等明确分娩方式。

异常胎位，是造成难产的常见原因之一。常见的异常胎位包括：持续性枕后位、枕横位、臀先露、肩先露等。

考点提示

胎位异常的分类。

【持续性枕后位、枕横位】

在分娩过程中，胎头以枕后位或枕横位衔接，胎头枕部大多能在下降过程中向前旋转 135° 或 90°，转成枕前位而娩出。如胎头枕部持续不能转向前方，直至分娩后期仍位于母体骨盆的后方或侧方，致使分娩发生困难者，称为持续性枕后位或枕横位。约占分娩总数的 5%。

一、病因

1. 骨盆异常　常见于男型骨盆或类人猿型骨盆。这两类骨盆的特点是骨盆入口平面前半部较窄，后半部较宽，胎头容易以枕后位或枕横位衔接。这类骨盆常伴有中骨

盆平面及骨盆出口平面狭窄，使胎头枕部在中骨盆平面内旋转困难，而成为持续性枕后位或持续性枕横位。

2. 胎头俯屈不良 若胎头以枕后位入盆，胎儿脊柱与母体脊柱接近，不利于胎头俯屈，胎头前囟成为胎头下降的最低部位，而最低点又常转向骨盆前方，当前囟转至前方或侧方时，胎头枕部转至后方或侧方（另一侧），形成持续性枕后位或持续性枕横位。

3. 子宫收缩乏力 子宫收缩力是分娩的原动力。宫缩乏力时，影响胎头下降、俯屈及内旋转，形成持续性枕后位或枕横位。

4. 头盆不称 头盆不称、胎儿过大、前置胎盘、宫颈肌瘤、膀胱充盈等，使内旋转受阻，而呈持续性枕后位或枕横位。

二、临床表现及诊断

（一）临床表现

1. 临产后胎头衔接较晚。

2. 俯屈不良的胎先露不能紧贴子宫下段及宫颈内口，不能反射性的刺激子宫收缩，常导致协调性宫缩乏力、宫口扩张缓慢及产程延长。

3. 枕后位时，胎头枕骨持续位于骨盆后方压迫直肠，产妇自觉肛门坠胀及排便感，致使宫口尚未开全时过早使用腹压，容易导致宫颈水肿和产妇疲劳，影响产程进展。

4. 第二产程时，胎头下降受阻，可致第二产程延长或停滞。

（二）腹部检查

四步触诊时，在宫底部触及胎臀，胎背偏向母体后方或侧方，在对侧明显触及胎儿肢体。胎心在脐下一侧偏外方或胎儿肢体侧的胎胸部听得最清楚。

（三）肛门检查或阴道检查

肛门检查时盆腔后部空虚。如胎头矢状缝位于骨盆左斜径上，前囟在骨盆右前方，后囟在骨盆左后方，为枕左后位；反之则为枕右后位（图 10-9）。如胎头矢状缝位于骨盆横径上，后囟在骨盆左侧方，为枕左横位；反之则为枕右横位（图 10-10）。如胎头水肿、颅骨重叠、囟门触不清，应行阴道检查，借助胎儿耳郭及耳屏位置及方向判定胎位。若耳郭朝向骨盆后方，诊断为枕后位；若耳郭朝向骨盆侧方，诊断为枕横位。

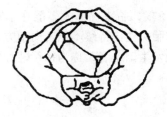 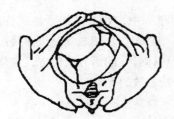

枕左后位　　　　　　　　　枕右后位

图 10-9　持续性枕后位

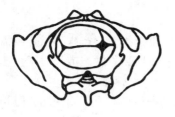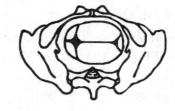

枕右横　　　　　　　　　　　枕左横

图 10-10　持续性枕横位

（四）B 型超声检查

能准确探清胎头枕部位置以明确诊断。

三、分娩机制

胎头以枕横位或枕后位衔接，在分娩过程中，若不能转成枕前位时，其分娩机制有以下几种。

（一）枕后位

枕部到达中骨盆向后旋转 45°，使胎头矢状缝与骨盆前后径一致，成为正枕后位。其分娩机制如下。

1. 胎头俯屈良好　胎头继续下降到骨盆底，前囟抵达耻骨联合下，以前囟为支点，胎头继续俯屈使顶部及枕部自会阴前缘娩出。继之胎头仰伸，相继由耻骨联合下娩出额、鼻、口、颏（图 10-11）。此种分娩方式为枕后位经阴道助娩最常见的方式。

2. 胎头俯屈不良　胎头出现在骨盆底，当鼻根出现在耻骨联合下缘时，以鼻根为支点，胎头先俯屈，使前囟、顶部、枕部自阴道前缘娩出，然后胎头仰伸，耻骨联合下相继娩出鼻、口、颌。由于胎头俯屈不理想，胎儿娩出较困难，多需手术助产。

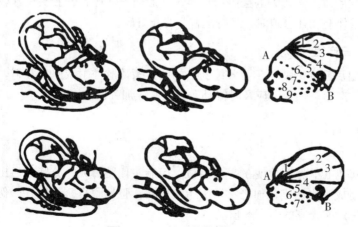

图 10-11　枕后位分娩机制

（二）枕横位

枕横位在下降的过程中无内旋转动作，或枕后位的胎头枕部仅向前旋转 45°，成为持续性枕横位。娩出时多数需要徒手或行胎头吸引术将胎头转成枕前位娩出。

四、对母儿影响

1. 对产妇的影响 胎位异常导致继发性宫缩乏力，使产程延长，常需手术助产，容易发生软产道损伤，产后出血及产褥感染概率增高。软产道长时间受压，易形成生殖道瘘。

2. 对胎儿的影响 第二产程延长、手术助产概率高，常出现胎儿窘迫和新生儿窒息，使围产儿死亡率增高。

五、处理

持续性枕后位、枕横位在骨盆无异常、胎儿不大时，可以试产。试产时应严密观察产程进展，注意胎头下降、宫口扩张程度、宫缩强弱及胎心有无改变。

（一）第一产程

潜伏期保证产妇充分营养与休息。情绪紧张、睡眠不好者可给予哌替啶或地西泮。嘱产妇朝向胎背的对侧方向侧卧，以利胎头枕部转向前方。宫口开大 3 ~ 4cm 时，如出现产程停滞，在排除头盆不称的情况下可行人工破膜，如宫缩欠佳，静脉滴注缩宫素加强宫缩。如宫口每小时开大 > 1cm，伴胎先露部下降，多能经阴道分娩；如宫口每小时开大 < 1cm 或无进展时，应行剖宫产术。如试产过程中出现胎儿窘迫，应行剖宫产终止妊娠。为避免引起宫颈前唇水肿，宫口开全之前，嘱产妇不要过早屏气用力。

（二）第二产程

宫口开全后，初产妇近 3 小时，经产妇近 2 小时，胎儿未娩出者，应行阴道检查。当胎头双顶径已达坐骨棘平面或更低时，可徒手或用胎头吸引器将胎头枕部转向前方，待其自然分娩或阴道助产（低位产钳术或胎头吸引术）；如转为枕前位困难，也可转成正枕后位，做较大的会阴后－斜切开后阴道助产；若胎头位置较高，可能存在头盆不称或伴有胎儿窘迫时，宜行剖宫产终止妊娠。

（三）第三产程

胎盘娩出后应立即使用子宫收缩药，如缩宫素静脉注射或肌内注射，以防发生产后出血。有软产道裂伤者，应及时修补。新生儿应加强监护。

【臀先露】

臀先露即臀位，是最常见的异常胎位。因胎头比胎臀大，分娩时后出的胎头无变形机会，易造成娩出困难，加之常发生胎膜早破、脐带脱垂、新生儿产伤等并发症，围产儿死亡率是枕先露的 3 ~ 8 倍。

一、病因

1. 胎儿在宫腔内活动空间过大 如羊水过多、经产妇腹壁松弛及早产儿羊水相对偏多，胎儿易在宫腔内自由活动形成臀先露。

2. 胎儿在宫腔内活动受限 子宫畸形、胎儿畸形（脑积水、无脑儿）、双胎妊娠及羊水过少等，容易发生臀先露。

3. 胎头衔接受阻 狭窄骨盆、前置胎盘、肿瘤阻塞盆腔、巨大胎儿等。

二、分类

临床上根据胎儿双下肢所取姿势不同分为三类。

1. 单臀先露 又称腿直臀先露，胎儿双髋关节屈曲，双膝关节伸直，先露为臀部。最多见。

2. 完全臀先露 又称混合臀先露，胎儿双髋关节及双膝关节均屈曲，如盘膝坐，先露为臀部和双足。较多见。

3. 不完全臀先露 先露为胎儿一足或双足，一膝或双膝或一足一膝。较少见。

三、临床表现及诊断

1. 临床表现 妊娠晚期孕妇常于胎动时出现季肋部胀满感，自觉肋下有硬而圆的胎头。由于胎臀不能紧贴子宫下段及宫颈内口，临产后常导致宫缩乏力，产程延长。

2. 腹部检查 子宫为纵椭圆形，在宫底部可触及硬而圆、有浮球感的胎头。如未衔接，耻骨联合上方可触及宽而软、不规则的胎臀，胎心于脐左或右上方听得最清楚。

3. 肛门及阴道检查 肛门检查可触及软而不规则的胎臀或胎足。肛查不清时，可行阴道检查，注意有无脐带脱垂。若宫口已开大、胎膜已破，阴道检查可触及胎臀、外生殖器、肛门及胎足。应注意鉴别胎臀与颜面、胎足与胎手。

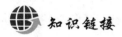

知识链接

胎臀与颜面、胎足与胎手鉴别

如触及胎臀，应注意与颜面鉴别。如为胎臀，可触及肛门与两坐骨结节在一条直线上，手指放入肛门内有环状括约肌收缩感，取出手指有胎粪附着。如为颜面部，口与两侧颧骨突出点呈三角形，手指放入口腔内可触及齿龈和弓状下颌骨。

如触及胎足，应与胎手鉴别。胎足趾短、平齐，且有足跟，胎手指长，指端不平齐。

4. B型超声检查 可准确地显示臀先露的类型、胎头仰伸情况及胎儿有无畸形等。

四、分娩机制

在胎体各部分中，胎头最大，胎肩次之，胎臀最小。头先露时，胎头一经娩出，身体其他部位随即娩出。而臀先露时则不同，较小且软的臀部先娩出，最大的胎头却

重点·考点·笔记

最后娩出，软产道不能经过充分的扩张，常发生胎头娩出困难。因此，胎肩、胎头需按分娩机制适应产道条件方能娩出，以骶右前位为例加以阐述。

1. **胎臀娩出**　临产后，胎臀以粗隆间径衔接于骨盆入口右斜径，骶骨位于骨盆右前方。胎臀逐渐下降，前髋下降较快，位置最低，遇骨盆底阻力后，前髋向右前方旋转45°，使前髋位于耻骨联合后方，此时粗隆间径与母体骨盆出口前后径一致。胎臀继续下降，胎体稍侧屈以适应产道弯曲度，后臀先从会阴前缘娩出，随即胎体伸直，使前臀自耻骨弓下娩出。继之双腿双足娩出。当胎臀及两下肢娩出后，胎体行外旋转，使胎背转向前方或右前方。

2. **胎肩娩出**　当胎体行外旋转的同时，胎儿双肩径衔接于骨盆入口右斜径或横径，并沿此径线逐渐下降，当双肩达骨盆底时，前肩向右旋转45°转至耻骨弓下，使双肩径与骨盆出口前后径一致，同时胎体侧屈使后肩及后上肢自会阴前缘娩出，继之前肩及前上肢自耻骨弓下娩出。

3. **胎头娩出**　胎肩娩出的同时，胎头矢状缝衔接于骨盆入口左斜径或横径，下降、俯屈。当枕骨达骨盆底时，胎头向母体左前方行内旋转45°，使枕骨朝向耻骨联合。胎头继续下降，当枕骨下凹到达耻骨弓下时，以此处为支点，胎头继续俯屈，使颏、面及额部相继自会阴前缘娩出，随后枕部自耻骨弓下娩出。

五、对母儿的影响

1. **对产妇的影响**　胎臀形状不规则，不能紧贴子宫下段及宫颈内口，容易发生胎膜早破、继发性宫缩乏力及产程延长，产后出血与产褥感染的机会增多。若宫口未开全强行牵拉，容易造成宫颈撕裂甚至延及子宫下段。

2. **对胎儿、新生儿的影响**　脐带脱垂受压可致胎儿窘迫甚至死亡；胎膜早破使早产儿、低体重儿增多；因后出胎头困难及手术助产使新生儿窒息、产伤增多，故臀先露导致围产儿的发病率、死亡率均增高。

六、处理

（一）妊娠期

考点提示 ▶
臀位的处理。

妊娠30周前，臀先露多能自行转为头先露，故无须矫正。若妊娠30周后仍为臀先露应予矫正。常用的矫正方法有以下几种。

1. **胸膝卧位**　让孕妇排空膀胱，松解裤带，如图10-12行胸膝卧位，每日2次，早晚各做1次，每次15分钟，连做1周后复查。这种姿势可使胎臀退出盆腔，借助胎儿重心改变完成胎位矫正。

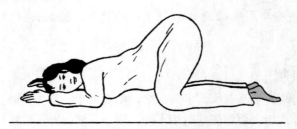

图 10-12　胸膝卧位

2. 激光照射或艾灸至阴穴 至阴穴位于足小趾外侧，趾甲角旁0.1寸，可用激光照射或艾灸至阴穴，每日1次，每次15～20分钟，5次为一疗程。可与胸膝卧位合并使用。

3. 外转胎位术 一般用于上述矫正方法无效者，于妊娠32～34周进行。此法是借助外力将臀先露转为头先露，有发生胎盘早剥、脐带缠绕等严重并发症的可能，慎用。术前半小时口服沙丁胺醇4.8mg或利托君10mg，使腹壁松弛，最好在B型超声监测下进行。孕妇平卧，两下肢屈曲稍外展，露出腹部。查清胎位，听胎心音。松动胎先露后，双手分别置于胎头和胎臀处，一手将胎头沿胎儿腹部向骨盆入口方向轻推，另一手将胎臀上推，直至转成头先露，注意动作应轻柔，间断进行。如术中发现胎动频繁或胎心率异常，应停止转动并退回原胎位观察30分钟。

（二）分娩期

根据产妇年龄、胎产次、胎儿大小、胎儿是否存活、骨盆类型、臀先露类型及有无合并症，于临产初期做出正确判断，确定分娩方式。

1. 剖宫产 高龄初产、瘢痕子宫、妊娠合并症、狭窄骨盆、软产道异常、胎儿体重＞3500g、胎儿窘迫、有难产史、不完全臀先露等，均应行择期剖宫产术结束分娩。

2. 阴道分娩

（1）第一产程：产妇应侧卧，不宜站立走动。少做肛查及阴道检查，不灌肠，尽量避免胎膜破裂。一旦破膜，应立即听胎心，如果胎心有异常，立即行阴道检查了解有无脐带脱垂。如有脐带脱垂，胎心尚好，而宫口未开全，为抢救胎儿，需立即行剖宫产术；如无脐带脱垂，可严密观察胎心及产程进展。当宫口开大4～5cm时，胎足即可经宫口脱出至阴道，为使宫颈和阴道充分扩张，消毒外阴之后，当宫缩时用无菌巾以手掌"堵"住阴道口，待宫口及阴道充分扩张后才让胎臀娩出（图10-13）。在"堵"的过程中，应每隔10～15分钟听一次胎心，并注意宫口是否开全。宫口已开全再"堵"易引起胎儿窘迫或子宫破裂。宫口近开全时，要做好接产和抢救新生儿窒息的准备。

（2）第二产程：接产前，应导尿排空膀胱。初产妇应作会阴后－斜切开术。胎儿有3种分娩方式。①自然分娩：胎儿自然娩出，不做任何牵拉。极少见，仅见于经产妇、胎儿小、宫缩强、骨盆腔宽大者。②臀位助产术：当胎臀自然娩出至脐部后，胎肩及胎头由接产者协助娩出。脐部娩出后，一般应在2～3分钟娩出胎头，最长不能超过8分钟。③臀牵引术：胎儿全部由接产者牵拉娩出，此种操作对母儿损伤较大，一般情况下禁止使用。

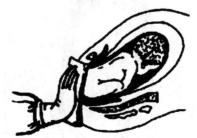

图10-13 堵臀使胎臀下降

（3）第三产程：积极抢救新生儿，尽早应用缩宫素，防止产后出血。行手术操作及有软产道裂伤者，应及时检查并缝合，并给予抗生素预防感染。

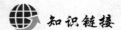 知识链接

臀位助产术的要领

1.上肢娩出　分滑脱法及旋转法：①滑脱法：术者一手握住胎儿双足，向前上方提，另一手示指、中指伸入阴道，由胎儿后肩沿上臂至肘关节处，协助后臂沿前胸滑出阴道，再将肢体向下牵引，前肩即娩出；②旋转胎体法：胎儿臂上举时，逆时针方向旋转胎体，使上举的胎臂自然下垂至胎体前胸，助产人员再用手协助娩出。

2.胎头娩出　助手在下腹部压迫胎头使其俯屈，术者及时将胎背转向母体前方，将胎体骑跨于左手臂上，左手中指伸入胎儿口中，勾住下颌，其他四指分开扶住两侧上颌骨，使胎头俯屈，右手中指下压胎儿枕部，示指与环指放在胎儿两锁骨上，两手协力向下牵引，以枕骨为支点，逐渐将胎体上举，使胎儿娩出。

【肩先露】

胎体纵轴与母体纵轴相垂直，胎体横卧于骨盆入口之上，先露部为肩，称肩先露，有肩左前、肩左后、肩右前、肩右后4种胎位，是对母儿最不利的胎方位。发生原因与臀先露类同。

一、诊断

（一）临床表现

横产式肩先露时，胎肩不能紧贴子宫下段及宫颈内口，缺乏直接刺激，容易发生宫缩乏力；胎肩对宫颈压力不均，容易发生胎膜早破。破膜后羊水迅速外流，胎儿上肢或脐带容易脱出，导致胎儿窘迫甚至死亡。

临产后，宫缩不断加强，胎肩及一部分胸廓被挤入盆腔内，胎体折叠弯曲，胎颈被拉长，上肢脱出于阴道口外，胎头和胎臀仍被阻于骨盆入口上方，形成忽略性（嵌顿性）肩先露（图10-14）。子宫收缩继续增强，胎儿娩出受阻，子宫上段越来越厚，子宫下段越来越薄。由于子宫上下段肌壁厚薄相差悬殊，形成环状凹陷，并随着宫缩逐渐升高，形成病理缩复环，若不及时处理，可发生子宫破裂。

（二）腹部检查

子宫呈横椭圆形，子宫底高度低于妊娠

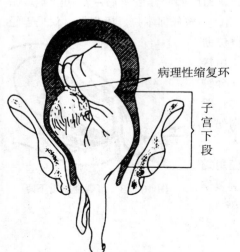

病理性缩复环

子宫下段

图10-14　忽略性肩先露

周数，子宫横径宽。腹部两侧分别可触及胎头和胎臀，耻骨联合上方空虚。肩前位时，胎背朝向母体腹壁，触之宽大平坦；肩后位时，胎儿肢体朝向母体腹壁，触之形状不规则。胎心在脐周两侧最清楚。

（三）肛门检查或阴道检查

先露高浮，肛查不易触及。如胎膜已破、宫口已扩张时，行阴道检查，可触到肩胛骨、肋骨及腋窝。根据腋窝及肩胛骨朝向母体的前或后方，判定胎位。腋窝尖端指向胎儿头端，可确定胎头在母体的左或右侧；肩胛骨朝向母体的前或后方，确定是肩前位或肩后位。例如，胎头在母体右侧，肩胛骨朝向后方，则为肩右后位。胎手若已脱出于阴道口外，可用握手法鉴别是胎儿左手或右手（检查者只能与胎儿同侧的手相握）。例如，肩右前位时左手脱出，检查者用左手与胎儿左手相握，余类推。

（四）B型超声检查

能准确判断肩先露，并能确定具体胎位。

二、处理

（一）妊娠期

定期产前检查，妊娠晚期发现肩先露应及时矫正，方法同臀位。失败者应提前住院决定分娩方式。

（二）分娩期

根据产次、胎儿大小、胎儿是否存活、宫口扩张程度、胎膜是否破裂、有无并发症等，决定分娩方式。

1. 初产妇、足月活胎　未临产伴产科指征者（产道异常、难产史等），应于临产前择期行剖宫产术；临产后应行剖宫产术。

2. 经产妇、足月活胎　首选剖宫产术。若宫口开大5cm以上，破膜时间短且羊水未流尽，胎儿不大，可在全麻下行内转胎位术（图10-15），转成臀先露，待宫口开全后经阴道助产。

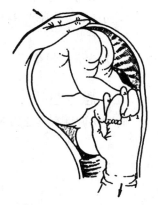

图10-15　内转胎位术

3. 先兆子宫破裂或子宫破裂者　无论胎儿死活，均应立即行剖宫产术。术中若发现宫腔感染严重，应将子宫一并切除。

4. 胎儿已死，无先兆子宫破裂者　宫口近开全时，在全麻下行断头术或碎胎术。术后应常规检查子宫下段、宫颈及阴道有无裂伤。若有裂伤应及时缝合，注意预防产后出血，给予抗生素预防感染。

（张立红）

课后练习

一、单选题

1. 关于协调性宫缩乏力，正确的是（　　）

    A. 宫缩节律、极性、对称性正常，仅收缩力弱

    B. 多数产妇持续腹痛，且产程延长

    C. 容易发生胎儿窘迫

    D. 潜伏期不能使用镇静药

    E. 根本不能使宫口扩张和先露下降

2. 均小骨盆是指骨盆外测量时各经线小于正常值（　　）

    A. 0.5cm   B. 0.75cm   C. 1.5 cm

    D. 2.0 cm   E. 2.5 cm

3. 妊娠末期发现胎头跨耻征阳性，最大的可能是（　　）

    A. 中骨盆狭窄   B. 出口狭窄   C. 扁平骨盆

    D. 漏斗骨盆   E. 女型骨盆

4. 臀位分娩第一产程的处理哪项是错误的（　　）

    A. 卧床休息，少做肛查

    B. 少做阴道检查

    C. 勤听胎心，注意产程进展

    D. 胎足娩出阴道后，立即行臀牵引术

    E. 抬高床尾，不灌肠

5. 初产妇，已临产4小时胎头仍未入盆，此时测量骨盆哪条径线最有价值（　　）

    A. 对角径   B. 骶耻外径   C. 髂棘间径

    D. 坐骨棘间径   E. 髂嵴间径

二、思考题

简述协调性宫缩乏力应用缩宫素的方法及注意要点。

第十一章　分娩期并发症

📖 **学习目标**

1. 掌握　胎膜早破、产后出血的定义、病因、分类、临床表现及诊断。
2. 掌握　子宫破裂、羊水栓塞的临床表现及诊断。
3. 熟悉　胎膜早破、子宫破裂、产后出血、羊水栓塞的治疗。
4. 了解　子宫破裂、羊水栓塞的定义、病因，羊水栓塞的病理生理。

第一节　胎膜早破

🌐 **案例引入**

　　患者，女性，28岁，孕39周，孕2产0，阴道流液12小时。平素月经规律，5/（28～30）天。于12小时前无诱因阴道流液，色清，约100ml，无阴道出血，无明显宫缩。2年前人流一次。查体：T 36.2℃、P 76次/分、R 16次/分、BP 120/75mmHg。产科检查：宫高32cm，腹围105cm，腹软，未及宫缩。胎儿LOA，胎头浮，跨耻征阴性，胎心140次/分，估计胎儿体重3200g。骨盆各径线正常，宫颈软，未消，宫口未开，先露S^{-3}，可见少量清亮羊水自阴道流出。

讨论分析：

（1）此患者所患何种疾病？请说明诊断依据。

（2）为明确诊断应做何检查，预计结果如何？

（3）此患者应如何治疗？请说明具体治疗方案。

解析路径导航：

通过临床路径了解胎膜早破的诊治过程。

（1）依据孕产史、人流史、阴道流液情况做出临床诊断（孕周、胎位等应明确）。

（2）进一步做好相关检查协助明确诊断，明确胎儿宫内状态。

（3）结合孕周、骨盆外测量、胎心监测情况、胎儿大小等明确治疗方案：是否有试产条件，同时抗感染。

　　在临产前发生胎膜破裂，称胎膜早破（premature rupture of membrane，PROM）。国内报道其发生率为2.7%～7%。孕周越小，围产儿预后越差。胎膜早破对妊娠及分娩有不利的影响，可引起早产、羊水过少、胎盘早剥、脐带脱垂、胎儿窘迫等。围产儿死亡率增加，宫内感染率及产褥感染率皆升高。

一、病因

引起胎膜早破的因素很多，常是多种因素共同作用的结果。

病原微生物上行性感染可引起胎膜炎，使胎膜局部张力下降而破裂；羊膜腔内压力升高，如多胎妊娠、羊水过多等也易发生胎膜破裂；胎儿先露部与骨盆入口未能很好衔接，如头盆不称、胎位异常等，以及宫颈内口松弛，可使前羊膜囊受力不均，导致胎膜破裂；有人报道孕妇缺乏维生素 C、锌和铜，以及孕妇体内细胞因子 IL-6、IL-8、TNF-α 升高，均可引起胎膜早破。

考点提示 ▶

胎膜早破的诊断要点。

二、临床表现

90% 孕妇突感有较多液体自阴道流出，有时可混有胎粪及胎脂，无腹痛等其他产兆。肛诊将胎先露部上推，见阴道流液量增多。阴道窥器检查见阴道后穹隆有羊水积聚或有羊水自宫颈口流出，可确诊胎膜早破。如孕妇有发热、子宫压痛，阴道流液有臭味，白细胞计数增多，血 C- 反应蛋白高等，为羊膜腔感染的表现。

三、诊断

（一）临床表现

孕妇自觉阴道有液体流出，尤其是腹压增加如咳嗽、打喷嚏、负重时。肛诊将胎先露部上推可见阴道流液量增多，阴道窥器检查见有液体自宫颈流出，并可见胎脂样物质，可明确诊断。

（二）辅助检查

1. **阴道液 pH 测定**   正常阴道液 pH 为 4.5 ~ 5.5，羊水 pH 为 7.0 ~ 7.5。如 pH ≥ 6.5，提示胎膜早破，准确率约为 90%。注意血液、宫颈黏液、尿液、精液及细菌污染等可使测试出现假阳性。

2. **阴道液涂片检查**   阴道液置于载玻片上，干燥后镜检见羊齿植物叶状结晶，用 0.5% 硫酸尼罗蓝染色可见橘黄色胎儿上皮细胞，用苏丹Ⅲ染色见黄色脂肪小粒，均可确定为羊水。结果比用试纸测定阴道液 pH 可靠，准确率约 95%。

3. **羊膜腔感染检测**   ①羊水细菌培养；②羊水涂片革兰氏染色检查细菌；③羊水白细胞 IL-6 测定：IL-6 ≥ 7.9ng/ml，提示羊膜腔感染；④血 C- 反应蛋白 > 8mg/L，提示羊膜腔感染。

4. **羊膜镜检查**   可直视胎先露部，看不到前羊膜囊，可诊断胎膜早破。

5. **B 型超声检查**   羊水量减少可协助诊断。

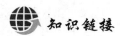 **知识链接**

羊膜镜检查

羊膜镜检查（amnioscope）是在妊娠晚期或分娩期用羊膜镜通过宫颈透过羊膜观察羊水情况，为判断胎儿安危的检查。方法比较简单、安全，可及时发现羊水混浊和羊水过少等异常情况。进行检查时，孕妇宫口应可扩张 1cm 以上，宫口无黏液及出血，并有前羊水囊，单胎头位，宫颈管不过分后屈。

四、治疗

（一）期待疗法

适用于妊娠 28 ~ 35 周，不伴感染，羊水池深度 ≥ 3cm 的胎膜早破孕妇。入院后应绝对卧床，保持外阴清洁，避免不必要的肛诊与阴道检查；密切观察体温、心率、宫缩、阴道流液性状及白细胞计数等；破膜超过 12 小时，应给予抗生素预防感染；妊娠 34 周前，应给予糖皮质激素促胎儿肺成熟；应用硫酸镁等宫缩抑制药，可使孕龄适当延长；如羊水池深度 ≤ 2cm，妊娠 < 35 周，可行经腹羊膜腔输液，增加羊水量，有助于胎肺发育，避免产程中脐带受压。

（二）终止妊娠

1. **经阴道分娩**　妊娠 35 周后，胎肺成熟，宫颈成熟，无禁忌证可引产。

2. **剖宫产**　胎位异常、胎头高浮、宫颈不成熟，有羊膜腔感染，伴有胎儿窘迫，在抗感染的同时行剖宫产终止妊娠，并做好新生儿复苏准备。

五、预防

积极预防和尽早治疗下生殖道感染；加强围产期卫生宣教与指导，妊娠晚期禁止性生活，避免腹压突然增加；注意补充足量的营养素，如维生素、钙、锌及铜等；宫颈内口松弛者，妊娠 14 ~ 18 周行宫颈环扎术，并卧床休息。

第二节　子宫破裂

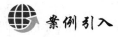 **案例引入**

患者，女性，30 岁，孕 37^{+4} 周，孕 2 产 1，规律腹痛 6 小时，加重 1 小时。平素月经规律，5/28 ~ 30 天。6 小时前规律下腹坠痛，见红，无阴道流液，1 小时前腹痛明显加重，伴心悸气促。3 年前，因臀位足月剖宫产一女婴，体健。否认慢性病史。查体：T 37.5℃、P 128 次 / 分、R 24 次 / 分、BP 90/60mmHg，皮肤苍白，呼吸稍急促。

下腹膨隆，子宫增大如足月妊娠，轮廓不十分清楚，全腹压痛反跳痛明显，胎心未闻及。阴道检查可见少量鲜血流出，骨盆各径线正常，宫颈软，消失，宫口开大1cm，先露高浮。

讨论分析：

（1）此患者所患何种疾病？请说明诊断依据。

（2）此患者应如何治疗？请说明具体治疗方案。

解析路径导航：

通过临床路径了解子宫破裂的诊治过程。

（1）根据剖宫产史及临床症状体征做出临床诊断并提出诊断依据。

（2）结合患者临床表现及病情严重状态明确治疗方案，同时需注意纠正休克。

子宫破裂（rupture of uterus）是指子宫体部或子宫下段于妊娠晚期或分娩期发生的破裂，是直接危及胎儿和产妇生命的严重并发症。近年来，随着剖宫产率的增加，子宫破裂的发生率有上升趋势。

一、病因

1. 瘢痕子宫　是近年来引起子宫破裂的常见原因。剖宫产术、子宫肌瘤剔除术、宫角切除术后的子宫肌壁留有疤痕，在妊娠晚期或分娩期宫腔内压力增高时，可使瘢痕破裂。

2. 梗阻性难产　主要见于高龄孕妇、骨盆狭窄、头盆不称、胎位异常、胎儿异常、软产道阻塞等，均可使胎先露部下降受阻，为克服阻力引起强烈宫缩导致子宫下段过薄而发生破裂。

3. 子宫收缩药物使用不当　胎儿娩出前，使用缩宫素、前列腺素类制品的指征、剂量、方法不当等，均可引起子宫收缩过强，加之瘢痕子宫或产道梗阻，可发生子宫破裂。

4. 产科手术损伤　宫颈口未开全时行产钳或臀牵引术，可造成宫颈及子宫下段裂伤。毁胎术、穿颅术、内转胎位术或强行剥离植入性胎盘等，也可造成子宫破裂。

二、临床表现

子宫破裂多数发生于分娩期，也可发生于妊娠晚期。按破裂程度，子宫破裂可分为完全性破裂和不完全性破裂。子宫破裂多数可分为先兆子宫破裂和子宫破裂两个阶段。

（一）先兆子宫破裂

常见于产程延长、有梗阻性难产因素的产妇。表现为：①产妇下腹剧痛难忍，烦躁不安、呼叫，呼吸脉搏加快。②当胎先露部下降受阻时，强有力的宫缩使子宫下段逐渐变薄而子宫体更加增厚变短，两者间形成明显环状凹陷，称病理缩复环（pathologist retraction ring）（图11-1）。

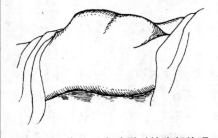

图11-1　先兆子宫破裂时的腹部外观

随产程进展，该环会逐渐上升达脐平甚至脐上，压痛明显。③膀胱受胎先露部压迫充血，出现排尿困难、血尿。④宫缩过强而频，胎儿触不清，胎心率加快或减慢或听不清。

（二）子宫破裂

1. 不完全性子宫破裂　是指子宫肌层全层或部分破裂，但浆膜层完整，宫腔与腹腔未相通，胎儿及其附属物仍在宫腔内。常缺乏先兆破裂症状，仅在不全破裂处有压痛。如破裂口累及两侧子宫血管，可引起急性大出血或形成阔韧带内血肿，此时在宫体一侧可扪及逐渐增大且有压痛的包块。胎心音多不规则或消失。

2. 完全性子宫破裂　是指宫壁全层破裂，使宫腔与腹腔相通。子宫破裂时，产妇突感下腹撕裂样剧痛，随之子宫收缩停止，产妇感觉腹痛骤减。但很快又出现全腹持续性疼痛，并伴有面色苍白、出冷汗、呼吸急促、脉搏细数、血压下降等休克征象。腹部检查：全腹压痛及反跳痛，在腹壁下可清楚地扪及胎体，子宫位于胎儿侧方，胎心胎动消失。阴道检查：可有鲜血流出，胎先露部升高，开大的宫颈口缩小，有时可扪及宫颈及子宫下段裂口。

三、诊断及鉴别诊断

根据病史、症状、体征，典型的子宫破裂诊断并不困难。子宫切口瘢痕破裂的症状体征不明显，可根据前次剖宫产史、子宫下段压痛、胎先露部上升、宫颈口缩小、胎心音异常等确诊。B 型超声检查可协助判定破口位置及胎儿与子宫的关系。

子宫破裂应注意与胎盘早剥、难产并发腹腔感染、妊娠期急性胰腺炎临产等相鉴别。

四、治疗

1. 先兆子宫破裂　应立即抑制子宫收缩，给予肌内注射哌替啶 100mg 或静脉全身麻醉，并立即行剖宫产术。

2. 子宫破裂　无论胎儿是否存活，均应在输血、输液、吸氧和抢救休克的同时尽快手术治疗。若子宫破口整齐、破裂时间短、无明显感染或患者全身状况差不能承受大手术，可行破口修补术。对子宫破口大、不整齐且感染明显者，应行子宫次全切除术。若破口大、撕裂超过宫颈，则行子宫全切除术。手术前后给予大量广谱抗生素控制感染。

五、预防

1. 加强计划生育宣传及实施，避免多次人工流产及分娩。

2. 做好产前检查，对有瘢痕子宫、产道异常等高危因素的孕妇要提前入院待产。

3. 严格掌握缩宫素应用指征，缩宫素引产时要有专人观察和监护。严密观察产程进展，警惕并尽早发现先兆子宫破裂征象并及时处理。正确掌握产科手术助产的指征及操作常规。

第三节　产后出血

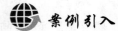 案例引入

　　患者，女性，32 岁，孕 40 周，孕 2 产 0，左枕前位，因先兆临产入院待产。平素月经规律，孕周核对无误。入院后自娩一女婴，3900g，娩婴后 20 分钟胎盘自行娩出，阴道活动性出血，色鲜红，约 600ml，查胎盘胎膜完整。查体：T 36.0℃、P 106次 / 分、R 20次 / 分、BP 90/60mmHg，一般情况尚可，可见阴道活动性出血，查宫颈及阴道壁无裂伤，无血肿，宫底脐上 1 指，子宫软，轮廓不清。

　　讨论分析：

　　（1）此患者所患何种疾病？由何种原因引起？请说明诊断依据。

　　（2）为明确诊断应做何检查，预计结果如何？

　　（3）此患者应如何治疗？请说明具体治疗方案。

　　解析路径导航：

　　通过临床路径了解产后出血的诊治过程。

　　（1）根据分娩史、产后出血量及查体情况做出临床诊断，提出诊断依据。

　　（2）结合初步诊断，确定进一步检查协助明确诊断。

　　（3）结合患者出血原因、出血量及患者一般状态确定治疗方案。

　　产后出血（postpartum hemorrhage，PPH）指胎儿娩出后 24 小时内失血量超过500ml，剖宫产时超过 1000ml。产后出血是分娩期严重并发症，居我国孕产妇死亡原因的首位，其发生率占分娩总数的 2% ~ 3%。若短时内大量失血可迅速发生失血性休克，严重者危及产妇生命，休克时间过长可引起脑垂体缺血坏死，继发严重的腺垂体功能减退——希恩综合征（Sheehan syndrome）。

一、病因

　　产后出血的原因主要有子宫收缩乏力、胎盘因素、软产道裂伤和凝血功能障碍。其中以子宫收缩乏力所致者最常见，占产后出血总数的 70% ~ 80%。

（一）子宫收缩乏力

　　任何影响子宫肌收缩和缩复功能的因素均可引起产后出血。常见因素如下。

　　1. 全身因素　产妇精神过度紧张；临产后过多使用镇静药、麻醉药；产程延长使产妇体力消耗过多；合并慢性全身性疾病等。

　　2. 局部因素　子宫肌纤维过度伸展（如多胎妊娠、巨大胎儿、羊水过多），子宫肌壁损伤（如剖宫产史、肌瘤剔除术后、多次分娩）、子宫肌水肿或渗血（如前置胎盘、胎盘早剥、妊娠期高血压疾病等）及子宫病变（如子宫肌瘤、子宫畸形）等均可

发生宫缩乏力，引起产后出血。

（二）胎盘因素

1. 胎盘滞留 胎盘多在胎儿娩出后 15 分钟内娩出，如 30 分钟后胎盘仍不排出，称胎盘滞留，将导致出血。常见原因包括：膀胱充盈使已剥离胎盘滞留宫腔；胎盘剥离不全，部分胎盘尚未剥离，影响宫缩，剥离面血窦开放而出血不止；胎盘嵌顿，使宫颈内口周围子宫肌出现环形收缩，使已剥离的胎盘嵌顿于宫腔。

2. 胎盘部分残留 部分胎盘小叶、副胎盘或部分胎膜残留于宫腔内，影响子宫收缩而出血。

3. 胎盘植入 根据胎盘绒毛侵入子宫肌层深度分为胎盘粘连、胎盘植入及穿透性胎盘植入。胎盘粘连指胎盘绒毛黏附于子宫肌层表面；当绒毛深入子宫肌壁间时，称胎盘植入；穿过子宫肌层到达或超过子宫浆膜层，为穿透性胎盘植入。常见的原因有：多次人工流产、宫腔感染等所致的子宫内膜损伤，子宫手术史尤其是多次剖宫产史，蜕膜发育不良等。

（三）软产道裂伤

软产道裂伤后未及时检查发现，可导致产后出血。常见的原因有：阴道手术助产（如产钳助产、臀牵引术等）、巨大胎儿分娩、急产、外阴水肿、软产道组织弹性差而产力过强等。

（四）凝血功能障碍

少见。任何原发或继发的凝血功能异常，均可引起产后出血。前者如原发性血小板减少症、再生障碍性贫血、肝病等，可因凝血功能障碍引起产后切口及子宫剥离面出血；后者常因胎盘早剥、羊水栓塞、死胎、重度子痫前期等产科并发症，影响凝血功能，发生弥散性血管内凝血（DIC），而引发子宫大量出血。

二、临床表现

产后出血的主要临床表现为胎儿娩出后阴道流血过多，可继发贫血、失血性休克等相应症状。

1. 阴道流血 不同原因引起的出血特点不同。胎儿娩出后即有活动性持续性阴道出血，色鲜红，应考虑软产道裂伤；胎儿娩出后数分钟出现阴道流血，色暗红，应考虑胎盘因素；胎盘娩出后阴道流血较多，应考虑子宫收缩乏力或胎盘、胎膜残留；胎儿娩出后阴道持续出血且血液不凝，应考虑凝血功能障碍；有明显失血表现、阴道疼痛但阴道流血不多，应考虑隐匿性软产道损伤（如阴道血肿）。

2. 低血压症状 头晕、面色苍白、皮肤湿冷、脉搏细数、呼吸急促、血压下降等。

三、诊断

主要根据临床表现，估计出血量，明确原因并尽早处理。

（一）估测失血量

估测失血量的方法有：①称重法：失血量（ml）＝[胎儿娩出后接血敷料湿重（g）－

接血前敷料干重（g）] /1.05（血液比重 g/ml）；②容积法：用弯盘等接血容器收集血液后，再用量杯测量失血量；③面积法：可用被浸湿敷料的面积粗略估计失血量；④休克指数法（SI）：休克指数 = 脉率 / 收缩压（mmHg），SI=0.5 为正常；SI=1 为轻度休克，ST 为 1.0 ~ 1.5 时，失血量为全身血容量的 20% ~ 30%；SI 为 1.5 ~ 2.0 时，为 30% ~ 50%；若 SI 为 2.0 以上，为 50% 以上，重度休克。

（二）失血原因的判断

1. 子宫收缩乏力　常为分娩过程中宫缩乏力的延续。子宫收缩乏力时，子宫质软，轮廓不清，宫底升高，阴道流血较多，多为间歇性出血，血色暗红，有血凝块。按摩子宫或应用缩宫药后，子宫变硬，阴道流血减少或停止，可确诊为子宫收缩乏力。

2. 胎盘因素　胎儿娩出后 10 分钟内胎盘未娩出，而阴道大量流血，应考虑胎盘因素。胎盘娩出后应常规检查胎盘胎膜是否完整，有无残留。徒手剥离胎盘时，发现胎盘与宫壁关系紧密，牵拉脐带时胎盘与宫壁一起内陷，胎盘植入的可能性较大，应停止剥离。如在胎盘胎儿面发现断裂血管，应考虑副胎盘残留。

3. 软产道裂伤　疑有软产道裂伤时，应立即仔细检查软产道，注意宫颈、阴道、会阴处有无裂伤。宫颈裂伤多发生在两侧，宫颈 3 点和 9 点处，也可呈花瓣状，有时可延及子宫下段、阴道穹隆。阴道裂伤多发生在侧壁、后壁和会阴部，多呈不规则裂伤。会阴裂伤按程度分 4 度。

Ⅰ度裂伤：指会阴皮肤及阴道入口黏膜撕裂，一般出血不多。

Ⅱ度裂伤：裂伤已达会阴体筋膜和肌层，累及阴道后壁黏膜，甚至向阴道后壁两侧沟延伸并向上撕裂，裂伤多不规则，解剖结构不易辨认，出血较多。

Ⅲ度裂伤：指裂伤向会阴深部扩展，肛门外括约肌已断裂，但直肠黏膜完整。

Ⅳ度裂伤：指阴道、直肠和肛门完全贯通，直肠肠腔外露，组织严重损伤，出血量可不多。

4. 凝血功能障碍　表现为产妇全身多部位的出血，最多见为持续阴道出血，血液不凝。根据病史、出血特点及血小板计数、凝血酶原时间、纤维蛋白原等有关凝血功能的检测可做出诊断。

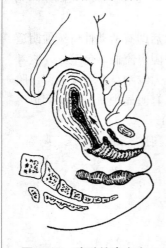

图 11-2　腹壁按摩宫底

四、治疗

治疗原则为：针对出血原因迅速止血、补充血容量，纠正休克及防止感染。

（一）子宫收缩乏力

最迅速有效的止血方法是加强宫缩，具体方法如下。

1. 按摩子宫

（1）腹壁按摩宫底：术者一手置于宫底部，拇指在前，其余 4 指在后，均匀而有节律地按摩宫底（图 11-2）。若效果不佳，可采用腹部 - 阴道双手压迫子宫法。

（2）腹部 - 阴道双手压迫子宫法：一手戴无菌手套握拳置于阴道前穹隆，顶住子宫前壁，另一手自腹壁按压子宫后壁使宫体前屈，双手相对紧压子宫并行均匀有节律地按摩（图 11-3）。剖宫产时，用腹壁按摩宫底的手法直接按摩子宫。注意：按压时间以子宫恢复正常收缩，并能保持收缩状态为止。按摩时应注意无菌操作，并配合使用宫缩药。

2. 应用宫缩药　缩宫素 10U 加入 0.9% 氯化钠注射液 500ml 中静脉滴注，必要时缩宫素 10U 宫体直接注射。缩宫素应用后效果不佳，应尽早使用前列腺素类药物，如可采用米索前列醇 200 ～ 600μg 舌下含服，卡前列甲酯栓 1mg 阴道或直肠给药，地诺前列酮 0.5 ～ 1mg 直接宫体注射。

3. 宫腔纱条填塞　助手在腹部固定子宫底，术者持卵圆钳将无菌特制的宽 6 ～ 8cm、长 1.5 ～ 2m、4 ～ 6 层不脱脂棉纱布条自宫底由内向外填紧宫腔，压迫止血(图 11-4)。24 小时后取出纱布条，取出前应先使用宫缩药，并给予抗生素预防感染。

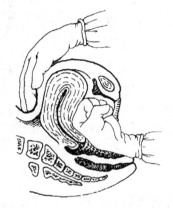

图 11-3　腹部 - 阴道双手压迫子宫法

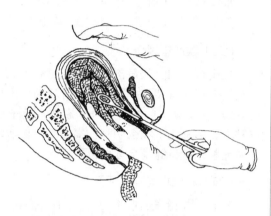

图 11-4　宫腔纱条填塞

4. 子宫压缩缝合术　常用 B-Lynch 缝合法，在剖宫产时使用较方便，适用于子宫乏力性产后出血。可按照（图 11-5）进行缝合。

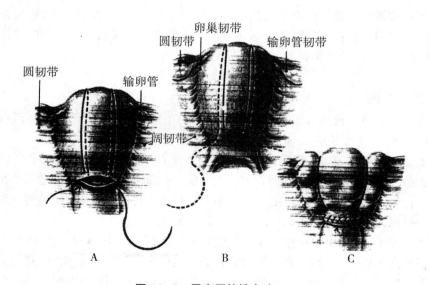

图 11-5　子宫压缩缝合法

5. 结扎盆腔血管 经上述处理无效，仍出血不止，为抢救产妇生命，可先经阴道结扎双侧子宫动脉上行支。若仍无效，应迅速开腹结扎子宫动脉或髂内动脉。

6. 髂内动脉或子宫动脉栓塞 有条件的医院可行股动脉穿刺，将介入导管直接导入髂内动脉或子宫动脉，注入明胶海绵颗粒栓塞动脉。适用于产妇生命体征稳定者。

7. 切除子宫 适用于抢救无效、危及产妇生命的产后出血患者。在积极输血补充血容量的同时，行子宫次全切除或子宫全切除术。

（二）胎盘因素

对疑有胎盘滞留者，应立即做宫腔检查。如胎盘已剥离未排出，应立即取出胎盘；如胎盘粘连，应试行徒手剥离胎盘后取出；如剥离困难，疑有胎盘植入者，应立即停止剥离，如有活动性出血、病情重，考虑行子宫切除术，如无活动性出血，一般情况好，需保留子宫者，可行保守治疗。如胎盘和胎膜残留，可徒手入宫腔取出残留组织或行刮宫术。

（三）软产道裂伤

应彻底止血，按解剖层次逐层缝合裂伤。宫颈裂伤 < 1cm，且无活动性出血者，无须缝合；宫颈裂伤 > 1cm，且有活动性出血者，应缝合。缝时第一针应超过裂口顶端 0.5cm，常采用间断缝合。如裂伤累及子宫下段经阴道难以修补时，可开腹行裂伤修补术。修补阴道和会阴裂伤需按解剖层次缝合各层，缝合第一针应超过裂伤顶端，不留死腔，避免缝线穿过直肠黏膜。

（四）凝血功能障碍

应首先排除子宫收缩乏力、胎盘因素、软产道裂伤等原因引起的产后出血。尽快输新鲜血，补充血小板、纤维蛋白原、凝血酶原复合物及凝血因子等。如发生弥散性血管内凝血（DIC），应按 DIC 处理。

（五）失血性休克处理

当产妇因血容量下降而发生低血容量性休克时，应积极处理。密切观察生命体征，发现早期休克；建立有效静脉通道，纠正低血压；吸氧，纠正酸中毒；保护心脏，防治肾衰；应用广谱抗生素，预防感染。

五、预防

1. 产前预防 通过系统围产保健，对可能发生产后出血的高危孕妇应进行一般转诊和紧急转诊，防止产后出血的发生，并做好抢救措施。

2. 产时预防 第一产程应注意消除产妇紧张情绪，密切观察产程进展，防止产程延长；第二产程应指导产妇适时正确使用腹压，合理使用缩宫素，以增强子宫收缩减少出血；第三产程应注意胎儿娩出后，不要过早牵拉脐带，胎盘娩出后要仔细检查胎盘、胎膜的完整性，并检查软产道有无撕裂或血肿。

3. 产后预防 约 80% 的产后出血发生在产后 2 小时内，故胎盘娩出后，产妇应继续留在产房观察 2 小时。应严密观察产妇一般情况、生命体征、宫缩和阴道流血情况，及早发现出血和休克。应鼓励产妇及时排空膀胱，并与新生儿早接触、早哺乳，以刺激产妇子宫收缩，减少其阴道出血量。

第四节　羊水栓塞

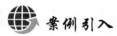 案例引入

　　患者，女性，35岁，孕36周，B型超声示：双胎妊娠，提前入院待产。术前检查：尿蛋白（＋），羊水过多。入院后行剖宫产娩出两女婴，胎盘胎膜娩出完整，宫缩欠佳，给予缩宫药物后好转，行子宫缝合。10分钟后突然出现恶心、呕吐，测 BP 85/55mmHg、HR 120 次/分，继之出现剧烈咳嗽、胸闷憋气，伴 SpO_2 下降。

讨论分析：

（1）此患者所患何种疾病？请说明诊断依据。

（2）为明确诊断应做何检查，预计结果如何？

（3）此患者应如何治疗？请说明具体治疗方案。

解析路径导航：

通过临床路径了解羊水栓塞的诊治过程。

（1）根据病史结合剖宫产术中出现的一系列症状做出临床诊断，提出诊断依据。

（2）结合初步诊断进一步检查协助明确诊断，了解有无 DIC 发生。

（3）结合患者病情严重情况确定具体治疗方案，此病发病急，进展快，积极抢救，纠正缺氧、抗过敏、解除肺动脉高压、抗休克、预防 DIC、防治心衰和肾衰、预防感染。

　　羊水栓塞（amniotic fluid embolism，AFE）是指在分娩过程中羊水进入母体血循环引起的急性肺栓塞、过敏性休克、弥散性血管内凝血（DIC）、肾衰竭等一系列病理改变，是严重的分娩期并发症，产妇死亡率高达 60% 以上。羊水栓塞也可发生于妊娠 10～14 周的钳刮术或足月分娩时，但病情缓和，极少引起产妇死亡。

一、病因

　　羊水栓塞主要是由于胎粪污染的羊水中的有形物质（胎儿毳毛、角化上皮、胎脂、胎粪）进入母体血循环所引起。胎膜破裂、宫颈或宫体损伤处有开放的静脉或血窦、羊膜腔内压力增高（如子宫收缩过强），是羊水栓塞发生的基本条件。高龄产妇、多产妇、过强宫缩、急产是羊水栓塞的好发因素。胎膜早破、前置胎盘、胎盘早剥、子宫破裂、剖宫产术是发生羊水栓塞的诱因。

二、病理生理

　　羊水进入母体血液循环，可引起机体一系列病理生理变化。

　　1. 肺动脉高压　羊水内有形成分如胎脂、胎粪等直接形成栓子，经肺动脉进入肺循环阻塞小血管引起肺动脉高压。羊水内含有大量激活凝血系统的物质，启动凝血过

程，使小血管内形成广泛的血栓阻塞肺小血管。肺动脉高压可引起急性右心衰竭，继而呼吸循环衰竭，出现休克，甚至死亡。

2. 过敏性休克　羊水内有形物质成为致敏源，可引起Ⅰ型变态反应，导致过敏性休克。

3. 弥散性血管内凝血（DIC）　羊水中某些成分可激发外源性凝血系统，使血管内产生广泛微血栓，消耗大量凝血因子和纤维蛋白原而发生 DIC。此时，由于大量凝血物质消耗和纤溶系统激活，使纤溶活动增强发生纤溶亢进，最终可导致严重产后出血和失血性休克。

4. 急性肾衰竭　过敏性休克和 DIC 使母体多脏器功能受损，常见为急性肾缺血引起的肾功能障碍和肾衰竭。

三、临床表现

典型的羊水栓塞是以骤然的血压下降、组织缺氧和消耗性凝血病为特征的急性综合征，一般经过三个阶段。

1. 心肺功能衰竭和休克　在分娩过程中，一般发生在第一产程末、第二产程宫缩较强时，产妇突然出现烦躁不安、寒战、呛咳、气急、恶心、呕吐等先兆症状，继而出现呼吸困难、发绀，抽搐、昏迷，肺底部湿啰音，心率加快，面色苍白、四肢厥冷，血压下降等。严重者甚至没有先兆症状，仅惊叫一声或打一哈欠后，呼吸心搏骤停，产妇多于数分钟内死亡。

2. 出血　产妇度过第一个阶段后，进入凝血功能障碍阶段，表现为难以控制的全身广泛性出血，以子宫出血为主，还包括切口渗血、全身皮肤黏膜出血、甚至出现消化道大出血。

3. 急性肾衰竭　羊水栓塞后期产妇出现少尿（或无尿）和尿毒症的表现。这主要由于循环衰竭引起的肾缺血及 DIC 前期形成的血栓堵塞肾内小血管，引起缺血、缺氧，导致肾器质性损害。

不典型的羊水栓塞病情发展缓慢，症状隐匿。有的仅有阴道流血和休克；有些突然一阵呛咳，之后缓解；也有些在一次寒战数小时后才出现大量阴道流血，伤口渗血等，并出现休克状况；钳刮术中出现羊水栓塞也可仅表现为一过性呼吸急促、胸闷。

四、诊断

根据羊水栓塞的诱发因素、临床症状和体征，可初步做出诊断，并应立即进行抢救。在抢救的同时，应采集下腔静脉血，镜检有无羊水成分，同时可行床旁胸部 X 线摄片、床旁心电图或心脏彩色多普勒超声检查、与 DIC 有关的实验室检查等，以助诊断。

五、治疗

一旦怀疑羊水栓塞，应立即抢救。最初阶段主要是抗休克、抗过敏，解除肺动脉高压，改善低氧血症。DIC 阶段应早期抗凝，补充凝血因子；晚期抗纤溶、补充凝血因子；少尿或无尿阶段要及时应用利尿药，预防及治疗肾衰竭。

1. **改善低氧血症**　保持呼吸道通畅，立即给氧或行气管插管正压供氧，必要时行气管切开，保证供氧，减轻肺水肿，改善心、脑、肾等重要脏器缺氧。

2. **抗过敏**　当出现羊水栓塞的先兆时，在供氧的同时，应立即给予大剂量肾上腺糖皮质激素抗过敏。如静脉推注地塞米松 20mg，以后依病情继续静脉滴注维持；也可用氢化可的松 100 ~ 200mg 快速静脉滴注，以后静脉滴注 300 ~ 800mg 以维持。

3. **抗休克**　尽快补充新鲜血液和血浆，以补充有效血容量。扩容可选用低分子右旋糖酐，但补足血容量后血压仍不回升时，可用多巴胺 20 ~ 40mg 加于 10% 葡萄糖液 250ml 中静脉滴注或间羟胺 20 ~ 80mg 加于 5% 葡萄糖液中静脉滴注。

4. **解除肺动脉高压**　解痉药的应用可解除支气管平滑肌及血管平滑肌痉挛，缓解肺动脉高压，改善机体缺氧，预防呼吸循环衰竭。常用药物有：①盐酸罂粟碱：为首选药物，与阿托品同时应用扩张肺小动脉效果更佳。30 ~ 90mg 加于 10% ~ 25% 葡萄糖液 20ml 中缓慢静脉推注，能解除平滑肌张力，扩张肺、脑血管及冠状动脉；②阿托品：心率慢时应用，1mg 加于 10% ~ 25% 葡萄糖液 10ml 中，每 15 ~ 30 分钟静脉推注一次，直至患者面色潮红，微循环改善；③氨茶碱：松弛支气管平滑肌，解除肺血管痉挛。250mg 加于 25% 葡萄糖液 20ml 中缓慢推注。

5. **防治 DIC**　在羊水栓塞发生 10 分钟内，DIC 高凝阶段应用肝素效果佳；在 DIC 纤溶亢进期可给予抗纤溶药物、凝血因子合并应用防止大量出血。

6. **纠正心衰**　用毛花苷 C 0.2 ~ 0.4mg 加入 10% 葡萄糖液 20ml 中静脉缓慢推注，必要时 4 ~ 6 小时后可重复应用。

7. **纠正酸中毒**　应早期及时应用，常用 5% 碳酸氢钠液 250ml 静脉滴注。

8. **预防肾衰竭**　可选用利尿药呋塞米 20 ~ 40mg 静脉注射，或 20% 甘露醇 250ml 快速静脉滴注（每分钟 10ml），有利于扩张肾小球动脉，预防肾衰竭。

9. **预防感染**　应选用对肾脏毒性较小的广谱抗生素预防感染。

10. **产科处理**　胎儿娩出前发生羊水栓塞，原则上应积极改善呼吸循环功能，纠正凝血功能障碍，抢救休克，待情况好转后立即结束分娩。在第一产程发病应立即行剖宫产以去除病因。在第二产程发病应在抢救产妇的同时，可及时行阴道助产术结束分娩。对一些难以控制的产后出血，应行子宫切除术，争取抢救时机。

（黄　丽）

课后练习

一、单选题

1. 关于胎膜早破的病因说法正确的是（　　）

    A. 创伤　　　　　　　　B. 宫颈内口松弛　　　　　C. 下生殖道感染

    D. 羊膜腔内压力升高　　E. 以上说法均正确

2. 产后出血的治疗原则不包括（　　）

    A. 迅速止血　　　　　　B. 纠正失血性休克　　　　C. 镇静

    D. 控制感染或预防感染　E. 祛除或治疗基础病因

3. 关于子宫下段破裂的临床表现，正确的是（　　　）

　　A. 可见痉挛性狭窄环随宫缩上升　　　B. 产妇突感剧烈腹痛，随之子宫收缩停止

　　C. 胎头拨露继而着冠　　　　　　　　D. 触不清胎体

　　E. 多伴有阴道多量鲜血流出

4. 关于产后出血的定义，正确的是（　　　）

　　A. 分娩过程中，出血量＞500ml

　　B. 胎盘娩出后，阴道出血＞500ml

　　C. 胎儿娩出后，阴道流血＞500ml

　　D. 胎儿娩出后24小时内，阴道流血＞500ml

　　E. 产后24小时后到产后42天，阴道流血＞500ml

5. 下列哪项不是导致羊水栓塞的基本条件（　　　）

　　A. 羊膜腔压力增高（宫缩过强）　　　　B. 胎膜破裂

　　C. 宫颈损伤处有开放的静脉或血窦　　　D. 宫体损伤处有开放的静脉或血窦

　　E. 羊水中的有形物质

二、思考题

简述子宫收缩乏力所致产后出血的临床特点。

第十二章　产褥期并发症

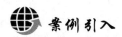 学习目标

　　1. 掌握　产褥感染与产褥病率的概念及区别，产褥感染的临床表现、诊断及防治措施。

　　2. 熟悉　产褥感染的病因、病理变化，晚期产后出血的病因、症状及防治。

　　3. 了解　产褥期抑郁症的临床表现、治疗、预防。

第一节　产褥感染

案例引入

　　患者，女性，产后14天，发热及下腹疼痛2天，一直血性恶露，前来就诊查体：T 39.2℃，Bp 130 / 80mmHg，P 110次 / 分，两乳稍胀，但无肿块及压痛，下腹有压痛及反跳痛。妇检：阴道黏膜充血，脓血性分泌物，量多有臭味，宫颈闭合，子宫拳头大，质稍软，压痛（＋），双附件触痛。

　　讨论分析：

　　（1）此患者所患何种疾病？

　　（2）应与哪些疾病进行鉴别？

　　（3）应如何治疗？

　　解析路径导航：

　　通过临床路径了解产褥感染的诊治过程。

　　（1）根据产后发热伴腹痛及查体所见做出临床诊断并提出诊断依据。

　　（2）注意与引起产后发热的疾病相鉴别。

　　（3）根据临床药敏实验结果选择相应抗生素明确治疗方案。

　　产褥感染（puerperal infection）是指分娩及产褥期生殖道受病原体侵袭，引起局部或全身的感染。发病率约为6%。产褥病率是指分娩24小时后的10天内，用口表每日测量体温4次，有2次≥38℃。造成产褥病率的原因以产褥感染为主，但也包括生殖道以外的急性乳腺炎、上呼吸道感染、泌尿系统感染、血栓静脉炎等。产褥感染、产后出血、妊娠合并心脏病及严重的妊娠期高血压疾病是导致孕产妇死亡的四大原因。

一、病因

（一）诱因

分娩会降低或破坏女性生殖道的防御功能和自净作用，增加病原体侵入生殖道的机会。如产妇体质虚弱、孕期贫血、营养不良、慢性疾病、妊娠晚期性生活、胎膜早破、羊膜腔感染、产科手术操作、产程延长、产前产后出血过多、多次宫颈检查等，机体抵抗力下降，均可成为产褥感染的诱因。

（二）病原体种类

孕期及产褥期生殖道内有大量需氧菌、厌氧菌、真菌、衣原体及支原体等寄生，以厌氧菌为主，许多非致病菌在一定环境下可以致病。

1. **需氧性链球菌** β-溶血性链球菌致病性最强，能产生致热外毒素与溶组织酶，引起严重感染，病变迅速扩散，甚至可致败血症，是外源性产褥感染的主要致病菌。其临床特点为发热早，寒战，体温超过38℃，心率快，腹胀，子宫复旧不良，子宫旁或附件区压痛，严重时并发败血症。

2. **厌氧性革兰氏阳性球菌** 消化链球菌和消化球菌存在于正常阴道中，当产道损伤、胎盘残留、局部组织坏死缺氧时，细菌可迅速繁殖。如与大肠埃希菌混合感染，放出异常恶臭气味。

3. **需氧性杆菌** 以大肠杆菌、变形杆菌最常见，是外源性感染的主要致病菌，多寄生在阴道、会阴、尿道口周围。在不同环境对抗生素敏感性有很大不同，需行药物敏感试验。

4. **葡萄球菌** 主要致病菌是金黄色葡萄球菌和表皮葡萄球菌。金黄色葡萄球菌多为外源性感染，容易引起伤口严重感染，对青霉素耐药。表皮葡萄球菌存在于阴道菌群中，引起的感染较轻。

5. **杆菌属** 为一组厌氧的革兰氏阴性杆菌，常见脆弱类杆菌。此类杆菌可以加速血液凝固，能引起感染邻近部位的血栓性静脉炎。

6. **厌氧芽孢梭菌** 以产气荚膜梭菌为主，可产生外毒素，溶解蛋白质而产气及溶血。产气荚膜梭菌引起的感染，轻者为子宫内膜炎、腹膜炎、败血症，重者可引起溶血、黄疸、血红蛋白尿、急性肾衰竭、循环衰竭、气性坏疽而死亡。

考点提示▶
产褥感染途径。

7. **支原体和衣原体** 解脲脲原体、人型支原体和沙眼衣原体均可在女性生殖道内寄生，进而引起生殖道感染。此类感染多无明显症状，临床表现轻微。

此外，沙眼衣原体、淋病奈瑟菌也可导致产褥感染。

（三）感染途径

1. **外源性感染** 外界病原体由被污染的衣物、用具、各种手术器械、物品等途径侵入产道引起感染。

2. **内源性感染** 正常孕妇生殖道或其他部位寄生的病原体，多数并不致病，当机体抵抗力降低等感染诱因出现时可致病。近年研究表明，内源性感染尤为重要，因孕妇生殖道病原体不仅可以导致产褥感染，而且还能通过胎盘、胎膜、羊水间接感染胎儿，导致流产、早产、胎儿生长受限、胎膜早破、死胎等。

二、临床表现

发热、疼痛、异常恶露是产褥感染三大主要症状。由于感染部位、程度、扩散范围不同，临床表现也不同。

（一）急性外阴、阴道、宫颈炎

由于分娩时会阴部损伤或手术产而引起感染，以葡萄球菌和大肠杆菌感染为主。会阴切开处伤口感染表现为局部疼痛、红肿、硬结，或有脓性分泌物，可伴低热。阴道与宫颈感染表现为黏膜充血、红肿、溃疡、脓性分泌物增多。如向深部蔓延，可达子宫旁组织，引起盆腔结缔组织炎。

（二）急性子宫内膜炎、子宫肌炎

最常见的感染类型。病原体经胎盘剥离面侵入，扩散至子宫蜕膜层称子宫内膜炎，感染侵入子宫肌层称子宫肌炎。两者可伴发，以子宫内膜炎多见，表现为低热、下腹痛、恶露多且有臭味、子宫复旧差。子宫肌炎时往往全身感染症状重，出现高热、寒战、头痛、心率增快、白细胞增高等，下腹压痛明显、子宫复旧不良。

（三）急性盆腔结缔组织炎、急性输卵管炎

病原体沿宫旁淋巴和血行达宫旁组织，引起急性炎性反应形成炎性包块并波及输卵管，形成急性输卵管炎。临床表现寒战、高热、下腹疼痛、压痛，宫旁一侧或两侧结缔组织增厚、压痛和触及炎性包块，严重者整个盆腔可发展为"冰冻骨盆"。如为淋病奈氏菌感染，可沿生殖道黏膜上行蔓延，达输卵管及盆腹腔形成脓肿后，则高热持久不退。

（四）急性盆腔腹膜炎及弥漫性腹膜炎

炎症蔓延扩散至子宫浆膜，形成盆腔腹膜炎，进一步扩散至腹腔则形成弥漫性腹膜炎，出现全身中毒症状，如高热、恶心、呕吐、腹胀、检查时下腹部压痛、反跳痛明显。由于产妇腹壁松弛，腹肌紧张多不明显。腹膜面炎性渗出可引起肠粘连，也可在直肠子宫陷凹形成局限性脓肿，如果脓肿波及肠管与膀胱可出现腹泻、里急后重与排尿困难。此阶段治疗不彻底可转变成慢性盆腔炎。

（五）血栓静脉炎

由胎盘剥离处的感染性栓子经血行播散引起，常见致病菌是类杆菌和厌氧性链球菌。

1. **盆腔血栓性静脉炎**　常累及子宫静脉、卵巢静脉、髂内静脉、髂总静脉及阴道静脉，病变多为单侧，一般于产后1~2周出现症状。继子宫内膜炎之后出现寒战、高热、反复发作，症状可持续数周，妇科检查不易与盆腔结缔组织炎相鉴别。

2. **下肢血栓性静脉炎**　病变多发生在股静脉、大隐静脉处，表现为弛张热，下肢持续性疼痛，局部静脉压痛或可触及硬索状，血液回流受阻，引起下肢水肿，皮肤发白，习称"股白肿"。小腿深静脉栓塞时可出现腓肠肌及足底部疼痛和压痛。阳性体征不明显者，可用彩色多普勒超声协助诊断。

（六）脓毒血症及败血症

感染血栓脱落进入血循环可引起脓毒血症，出现肺、脑、肾脓肿或肺栓塞而致

死。如细菌大量进入血液循环并繁殖可引起败血症，表现为持续高热、寒战、血压下降、脉搏细数、呼吸急促等全身中毒症状，可危及生命。

三、诊断与鉴别诊断

1. **详细询问病史及分娩经过**　对产后发热者排除引起产褥病率的其他疾病。

2. **全身及局部检查**　仔细检查腹部、盆腔及会阴伤口，确定感染的部位和严重程度。

3. **辅助检查**　B 型超声检查、彩色超声多普勒、CT、磁共振等检测手段，能够对感染形成的炎性包块、脓肿做出定位及定性诊断。检测血清 C− 反应蛋白＞ 8mg ／ L，有助于早期诊断感染。

4. **确定病原体**　病原体的鉴定对产褥感染诊断与治疗非常重要。方法有：病原体培养、分泌物涂片检查、病原体抗原和特异抗体检测。

四、治疗

1. **支持治疗**　取半卧位，以利恶露排出并使炎症局限于盆腔，加强营养、注意休息，增加机体抵抗力。必要时输液或少量多次输血，纠正水电解质平衡紊乱。

2. **应用抗生素**　未能确定病原体时，应根据临床表现和临床经验，选用广谱高效抗生素。病情较重者，抗生素使用以广谱、联合、足量、静脉、彻底为原则。然后根据细菌培养和药敏试验结果，选用有效的抗生素，调整种类和数量，保持有效血药浓度。中毒症状较重者，短期加用肾上腺皮质激素，提高机体应激能力。

3. **切开引流**　会阴伤口或腹部切口感染，及时行切开引流术，当疑为盆腔脓肿时，可经腹或后穹隆切开引流。

4. **胎盘胎膜残留处理**　抗感染的同时，清除宫腔内残留物。当患者急性感染伴有高热时，应首先控制高热，体温下降后再彻底刮宫，避免因刮宫引起高热扩散和子宫穿孔。

5. **血栓静脉炎的治疗**　在应用抗生素的同时加用肝素，即 150U/（kg·d）加入 5% 葡萄糖溶液 500ml 静脉滴注，每 6 小时 1 次，体温下降后改为每日 2 次，连用 4 ～ 7 天。尿激酶 40 万 U 加入 0.9% 氯化钠注射液或 5% 葡萄糖溶液 500ml 静脉滴注 10 天。用药期间监测凝血功能，也可口服双香豆素、阿司匹林或用活血化瘀中药治疗。

6. **手术治疗**　子宫感染严重，经积极治疗无效，炎症继续扩散，导致不能控制的出血、败血症或脓毒血症时，需及时行子宫切除术，消除感染源，抢救患者生命。

7. **中药**　治疗原则为清热解毒，活血化瘀为主。

五、预防

加强孕期卫生宣教，妊娠晚期避免盆浴及性生活。加强营养，增强体质。及时治疗阴道炎、宫颈炎等慢性妇科炎症。避免胎膜早破、滞产、产道损伤与产后出血。严格遵守无菌操作规程，正确掌握手术指征，保持外阴清洁，防止会阴伤口感染，必要时给予广谱抗生素预防感染。

第二节 晚期产后出血

晚期产后出血（late puerperal hemorrhage）是指分娩 24 小时后，在产褥期内发生的子宫大量出血。多见于产后 1～2 周内，也可在产后 8 周左右发病。阴道流血可为少量或中等量，持续或间断；也可表现为急骤大量流血，同时有大量血块排出。产妇多伴有寒战、低热、有时因失血过多出现贫血或失血性休克。晚期产后出血的发生与产科工作质量密切相关，近年来剖宫产率的升高也使其发生率有上升趋势。

一、病因与临床表现

1. **胎盘、胎膜残留** 是经阴道分娩者晚期产后出血最常见的原因，多发生于产后 10 天左右。宫腔内的残留胎盘组织发生变性、坏死、机化，形成胎盘息肉，当坏死组织脱落时，基底部血管暴露，导致大量出血。表现为血性恶露持续时间延长，以后反复阴道出血或突然大量流血。检查发现子宫复旧不全，宫口松弛，有时可见残留组织。

2. **蜕膜残留** 蜕膜多在产后 1 周内脱落，并随恶露排出。如蜕膜剥离不全，长时间残留，也可影响子宫复旧，继发子宫内膜炎症，引起晚期产后出血。临床表现与胎盘残留不易鉴别，宫腔刮出物病理检查可见坏死蜕膜，但无绒毛。

3. **子宫胎盘附着面感染或复旧不全** 胎盘娩出后，其附着面子宫内膜修复，需 6～8 周。如胎盘附着面感染、复旧不全引起的出血，多发生在产后 2 周左右，表现为突然大量阴道流血，检查发现子宫大而软，宫口松弛，有血块堵塞阴道及宫口。

4. **剖宫产术后子宫伤口裂开** 多见于子宫下段剖宫产横切口两侧端。近年广泛开展子宫下段横切口剖宫产，横切口裂开引起大出血的报道已不罕见，应引起重视。引起切口愈合不良造成出血的原因主要有供血不足、横切口选择过低或过高、缝合技术不当、切口感染等，这些因素均可因肠线溶解脱落，血窦重新开放，引起大量阴道流血，甚至引起休克，多发生在术后 2～3 周。

5. **感染** 常见于子宫内膜炎症。感染引起胎盘附着面复旧不良和子宫收缩欠佳，血窦关闭不全导致子宫出血。

6. **其他** 产后子宫滋养细胞肿瘤、子宫黏膜下肌瘤等均可引起晚期产后出血。

二、诊断

（一）病史

阴道分娩者，应注意产程进展和产后恶露变化情况，有无反复阴道流血或突然阴道流血病史。如为剖宫产，应了解剖宫产术指征、术式及术后恢复情况。

（二）症状与体征

1. **阴道流血** 胎盘、胎膜残留及蜕膜残留所致的产后出血常表现为红色恶露时间延长，反复出血或突然大出血导致贫血或休克，多发生于产后 10 天左右。子宫胎盘附着面复旧不全多在产后 2 周左右突然大量阴道流血。剖宫产子宫切口裂开或愈合不良所致的阴道出血多发生在术后 2～3 周，常为子宫突然大量出血，可导致失血性休克。

2. 腹痛和发热 继发感染可出现腹痛、发热，伴恶露增加，有恶臭。

3. 全身症状 继发性贫血，严重者因失血性休克危及生命。

4. 体征 子宫大而软、复旧不良，宫口松弛，或见宫颈口有组织物堵塞。伴有感染者子宫切口处压痛，或全子宫压痛。发生休克者有面色苍白、血压下降、脉搏细速等休克体征。

（三）辅助检查

血常规、尿常规，了解感染与贫血情况。宫腔分泌物培养，发热时行血培养。B型超声检查了解子宫大小、宫腔内有无残留物、子宫切口愈合状况等。如有宫腔刮出物或切除子宫标本，应送病理检查。

三、治疗

1. 少量或中等量阴道流血 应给予广谱抗生素、子宫收缩药及支持疗法。

2. 疑有胎盘、胎膜、蜕膜残留或胎盘附着部位复旧不全 刮宫多能有效，操作应轻柔，静脉输液、备血并做好开腹手术的准备。刮出物应送病理检查，以明确诊断。术后继续给予抗生素及子宫收缩药。

3. 疑有剖宫产术子宫切口裂开 即便仅少量阴道流血亦应住院，给予广谱抗生素及支持疗法，密切观察病情变化。如阴道流血多，可剖腹探查。如切口周围组织坏死范围小，炎症反应轻微，可做清创缝合及髂内动脉、子宫动脉结扎止血或行髂内动脉栓塞术。如组织坏死范围大，酌情做低位子宫次全切除术或子宫全切除术。

4. 肿瘤引起的阴道流血 根据肿瘤的性质、位置等处理。

考点提示
晚期产后出血的预防。

四、预防

产后应仔细检查胎盘、胎膜，严密观察宫缩及阴道出血量，有残留及时取出，如不能除外胎盘残留时，应探查宫腔，注意无菌操作。严格剖宫产指征，对有剖宫产指征者，应正确选择手术切口、合理缝合，术后用抗生素预防感染。

第三节　产褥期抑郁症

产褥期抑郁症（postpartum depression）是指产妇在分娩后出现抑郁症状，是产褥期精神综合征中最常见的一种类型。多在产后 2 周出现症状，产后内分泌、环境变化及社会心理等多方面因素均与本病的发生有关。

一、临床表现

1. 情绪改变　表现为持久的情绪低落、感情淡漠，易激惹、恐怖、焦虑、沮丧、孤独、无精打采、易流泪哭泣和对自身及婴儿健康过度担忧。

2. 自我评价降低　自暴自弃、对周围人充满敌意、与家人关系不协调。

3. 创造性思维受损，主动性降低。

4. 对生活缺乏信心　患者对日常活动缺乏兴趣，对各种娱乐或令人愉快的事情体验不到愉快，常常自卑、自责、内疚，失去生活自理及照料婴儿的能力，有时还会陷入错乱或嗜睡状态。对生活失去信心，甚至绝望、自杀或杀婴倾向。

二、诊断

产褥期抑郁症至今尚无统一的诊断标准。美国精神病学会（1994年）在《精神疾病的诊断与统计手册》一书中，制定了产褥期抑郁症的诊断标准，如下。

1. 在产后2周内出现下列5条或5条以上的症状，必须具备①②两条。①情绪抑郁；②对全部或多数活动明显缺乏兴趣或愉悦；③体重显著下降或增加；④失眠或睡眠过度；⑤精神运动性兴奋或阻滞；⑥疲劳或乏力；⑦遇事皆感毫无意义或自责感；⑧思维能力减退或注意力不集中；⑨反复出现死亡想法。

2. 在产后4周内发病。

三、治疗

主要包括心理治疗和药物治疗。

（一）心理治疗

通过心理咨询，解除致病的心理因素（如婚姻关系紧张、想生男孩却生女孩、既往有精神障碍史等）。对产褥妇多加关心和无微不至照顾，尽量调整好家庭中的各种关系，指导其养成良好睡眠习惯。

（二）药物治疗

尽量选择不进入乳汁的抗抑郁症药，主要包括以下几种。

1. 5-羟色胺再吸收抑制药 如帕罗西汀以每日20mg为开始剂量，逐渐增至每日50mg口服；舍曲林以每日50mg为开始剂量，逐渐增至每日100～200mg口服；氟西汀以每日20mg为开始剂量，逐渐增至每日60mg口服。

2. 三环类抗抑郁药 如阿米替林以每日50mg为开始剂量，逐渐增至每日150～300mg口服等。

四、预防

产褥期抑郁症的发生受妊娠因素、心理因素及社会因素的影响，应给予产妇最大程度的关爱和帮助，使产妇增强自信心，提升自我价值意识。利用孕妇学校等多种渠道普及有关妊娠、分娩常识，减轻孕产妇对妊娠、分娩的恐惧、紧张心理。运用医学心理学、社会学知识对产妇在分娩过程中多加关心和爱护，对预防产褥期抑郁症很有价值。

五、预后

产褥期抑郁症预后良好，约70%患者于1年内治愈，仅极少数患者持续1年以上，但再次妊娠，约有20%复发率。其下一代的认知能力可能受到一定影响。

（王雪莉）

课后练习

一、选择题

1. 引起产褥感染最常见的病原菌是（　　）
   - A. 产气荚膜杆菌 　　　　　　 B. 大肠杆菌 　　　　　　 C. 溶血性链球菌
   - D. 金黄色葡萄球菌 　　　　　 E. 阴道杆菌

2. 有关产褥感染的处理原则，错误的是（　　）
   - A. 选用有效的抗生素 　　　　 B. 改善全身一般情况 　　 C. 半卧位以利引流
   - D. 禁用宫缩药，避免感染扩散 　 E. 胎盘残留者应控制感染后刮宫

3. 以下哪项与预防产褥感染关系不大（　　）
   - A. 接生员的手应严格消毒 　　　 B. 产妇会阴应严格消毒
   - C. 新生儿脐带应严格消毒 　　　 D. 接生员应常规洗澡
   - E. 产包和器械应严格消毒

4. 妇女产后多长时间应回分娩医院复查（　　）
   - A. 42 天　　　 B. 2 个月　　　 C. 56 天　　　 D. 3 个月　　　 E. 1 个月

5. 关于产褥感染的防治，下述哪项不妥（　　）
   - A. 加强孕期保健 　　　 B. 产前、产时常规应用抗生素 　　 C. 产时尽量少做肛查
   - D. 产褥期保持外阴清洁 　 E. 掌握阴道检查适应证

二、思考题

简述晚期产后出血的预防措施？

第十三章　异常胎儿

1. 掌握　胎儿窘迫的临床表现、诊断与治疗。
2. 掌握　胎儿畸形、胎儿生长受限、巨大儿的检查和临床处理。
3. 熟悉　新生儿窒息的处理方法。
4. 了解　胎儿畸形、胎儿生长受限的类型。

第一节　胎儿先天畸形

🌐 案例引入

患者，女，28 岁，半年前因妊娠 33 周，做产前体检发现胎儿左脑室后角宽 1.5cm，遂做引产手术。今想再次妊娠，来院咨询再次妊娠的注意事项。

讨论分析：

（1）此待孕妇女在孕前需要做哪些相关检查？

（2）孕期有哪些注意事项？

解析路径导航：

分析胎儿脑部发育畸形的影响因素。

（1）了解孕前检查：夫妻双方生殖系统检查、基因筛查等。

（2）能进行孕期保健指导：补充叶酸、保持身心健康、适当增加产前检查次数等。

胎儿先天畸形是出生缺陷的一种，临床上并不少见。发生的原因很多，主要与遗传、环境、药物、食物、病毒感染、母儿血型不合等有关。随着 B 型超声显像技术的发展，许多胎儿先天畸形得以在宫内早期诊断及确诊，从而降低围产儿死亡率。目前常见的严重胎儿畸形有无脑儿、脊柱裂、脑积水。

一、无脑儿

无脑儿（anencephalus）是先天畸形胎儿中最常见的一种，女胎比男胎多 4 倍，由于胎头缺少颅盖骨，脑髓暴露，脑部发育极原始，不可能存活。特殊外观为无颅盖骨，双眼突出，颈短。伴羊水过多者常早产，不伴羊水过多者常过期产。无脑儿分两种类型，一种类型是脑组织变性坏死突出颅外，另一种类型是脑组织未发育。

（一）诊断

腹部检查时，感觉胎头较小。肛门检查和阴道检查时，可扪及凹凸不平的颅底部。妊娠 14 周后 B 型超声探查见不到圆形颅骨光环，头部有不规则的"瘤结"。无脑儿的垂体及肾上腺发育不良，故孕妇尿 E_3 值常呈低值。无脑儿脑膜直接暴露在羊水中，使羊水甲胎蛋白值呈高值。

无脑儿应与面先露、小头畸形、脑脊膜膨出相区别，大的脑脊膜膨出常伴有大面积颅骨缺损。

（二）治疗

无脑儿无存活可能，一经确诊应尽快引产，分娩多无困难。偶尔因头小不能扩张软产道而致胎肩娩出困难，需耐心等待。也有因伴有脑脊膜膨出造成分娩困难，可行毁胎术结束分娩，或穿刺脑膨出部位放出其内容物再分娩。

二、脊柱裂

脊柱裂（spinabifida）属脊椎管部分未完全闭合的状态。

（一）分类

脊柱裂分为 3 种类型：①脊椎管缺损，这种异常往往位于腰骶部，外面有皮肤覆盖，称隐性脊柱裂，脊髓和脊神经通常正常，没有神经症状；②两个脊椎骨缺损，脊膜从椎间孔突出，表面能看到一个皮肤包着的囊，有时囊很大，不仅含脊膜且含脊髓及神经，称脊髓脊膜膨出，通常有神经症状；③形成脊髓部分的神经管缺失，停留在神经褶和神经沟阶段，称脊髓裂，并伴有脊柱裂。后两种又称为显性脊柱裂（图 13-1）。

（二）诊断

隐性脊柱裂产前检查很难发现，较大脊柱裂 B 型超声检查容易发现。妊娠 18 周是发现的最佳时机，20 周后表现明显。B 型超声可探及某段脊柱两行强回声的间距变宽或形成角度呈正常大小或正常大小形，脊柱短小、不规则弯曲、不完整，或伴有不规则的囊性膨出物。

（三）处理

隐性脊柱裂一般无须治疗，注意普及医学相关知识并加强锻炼。显性脊柱裂均需手术治疗。手术时机在出生后 1 ～ 3 个月。严重者应终止妊娠。

三、脑积水

脑积水（hydrocephalus）指脑室内外有大量脑脊液（500 ～ 3000ml）蓄积于颅腔内，致颅腔体积增大，颅缝明显变宽，囟门显著增大。脑积水常伴脊柱裂、足内翻等畸形（图 13-2）。脑积水可致梗阻性难产、子宫破裂、生殖道瘘等，对母体有严重危害。

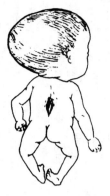

图 13-1　脊柱裂

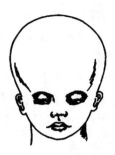

图 13-2　脑积水

（一）诊断

1. 腹部检查　如为头先露，在耻骨联合上方触及宽大、骨质薄软、有弹性的胎头。胎头大于胎体并高浮，胎头跨耻征阳性。

2. 阴道检查　盆腔空虚，胎先露部过高，颅缝宽，囟门大且紧张，颅骨软而薄，触之有如乒乓球的感觉。

3. B 型超声检查　孕 20 周后，颅内大部分被液性暗区占据，胎头周径明显大于腹周径，中线漂动，应考虑脑积水的存在。

（二）治疗

应以母体免受伤害为原则。如为头先露，确诊后应引产，宫口开大 3cm 时行颅内穿刺放液。也可在临产前 B 型超声监视下经腹行脑室穿刺放液缩小胎头娩出胎儿。

四、联体儿

联体儿（conjoined twins）极少见，系单卵双胎在孕早期发育过程中未能分离，或分离不完全所致，故性别相同。分为：①相等联体儿，以头部、胸部、腹部等联体方式多见；②不等联体儿，以寄生胎多见。腹部检查不易与双胎妊娠相区别，B 型超声诊断不困难。一旦发现为联体儿应尽早终止妊娠，以不损伤母体为原则，如为足月妊娠应行剖宫产术。

第二节　胎儿生长受限

案例引入

23 岁初孕妇，妊娠 36^{+4} 周，B 型超声检查显示：胎方位 LOT，双顶径：82mm（平均值 8.81±0.57cm），头围：300mm（平均值 319mm），腹围 258mm（平均值 29.44±2.83cm），股骨长 60mm（平均值 6.95±0.47cm），脊柱连续好，胎心率：142 次 / 分，规则，羊水暗区：48mm，胎盘位置：后壁，厚度：30mm，胎盘切面见强光点回声，脐带绕颈一周，胎盘成熟度Ⅰ级。

讨论分析：

（1）此孕妇胎儿发育是否正常？请说明诊断依据。

（2）发生上述情况的常见原因有哪些？此孕妇最佳处理方案是什么？

解析路径导航：

通过检查结果分析胎儿生长受限病因及治疗。

（1）根据超声测量径线做出临床诊断并提出诊断依据。

（2）结合胎儿发育情况明确治疗方案，如胎儿发育畸形，孕妇增加饮食种类和量，改善营养状况。

胎儿生长受限（fetal growth restriction，FGR）是指胎儿出生体重低于同孕龄平均体重的两个标准差，或低于同孕龄正常体重的第 10 百分位数。我国的发病率平均为6.39%，是围产期主要并发症之一。

一、病因

胎儿生长受限病因多而复杂，有些尚不明确。

（一）孕妇因素

最常见，占 50%～60%。

1. 营养因素　孕妇偏食、妊娠剧吐、摄入蛋白质及维生素不足，出生体重与母体血糖水平呈正相关。

2. 妊娠合并症　如心脏病、慢性高血压、肾炎、贫血等，使胎盘血流量减少，灌注下降导致胎儿生长受限。

3. 妊娠并发症　如妊娠期高血压疾病、多胎妊娠、前置胎盘、胎盘早剥、过期妊娠、妊娠期肝内胆汁淤积症等。

4. 其他　孕妇年龄、地区、体重、身高、吸烟、吸毒、酗酒、缺乏微量元素锌、宫内感染等。

（二）胎儿因素

胎儿本身发育缺陷、胎儿代谢功能紊乱、各种生长因子缺乏、胎儿宫内感染、接触放射线等。

（三）胎盘、脐带因素

胎盘异常或脐带过长、过细、扭转、打结等。

二、分类及临床表现

（一）内因性匀称型胎儿生长受限

属于原发性宫内发育迟缓，抑制生长的因素在受孕时或在妊娠早期，致胎儿内部异常，或由遗传因素引起。

特点：体重、身长、头径均相称，但小于该孕龄正常值。外表无营养不良表现，器官分化或成熟度与孕龄相符，但各器官的细胞数均减少，脑重量轻；胎盘小、细胞数少。胎儿无缺氧表现。半数胎儿有先天畸形，预后不良。产后新生儿多有脑神经发育障碍，伴小儿智力障碍。

（二）外因性不匀称型胎儿生长受限

属于继发性生长发育不良，孕早期胚胎发育正常，至孕晚期才受到有害因素的影响。如合并妊娠期高血压疾病、高血压、糖尿病、过期妊娠，致使胎盘功能不全。

特点：新生儿发育不匀称，身长、头径与孕龄相符而体重偏低。外表呈营养不良或过熟儿状态，各器官细胞数正常，但细胞体积缩小，以肝为著。胎盘体积正常，常有梗死、钙化、胎膜黄染等。出生时新生儿常伴有低血糖。

（三）外因性匀称型胎儿生长受限

为上述两型之混合型，多有母儿双方的影响，与缺乏叶酸、氨基酸、微量元素或有害药物的影响有关，在整个妊娠期间均发生影响。

特点：身长、体重、头径相称，但均较小。外表有营养不良表现。各器官体积均缩小。胎盘小，外表正常。宫内缺氧不常见，存在代谢不良。60%病例脑细胞数减少。新生儿常有明显的生长与智力障碍。

三、诊断

（一）病史

有引起 FGR 的高危因素。曾有先天畸形、FGR、死胎等的不良分娩史。有吸烟、吸毒与酗酒等不良嗜好。有子宫增长较慢病史。在诊断 FGR 时，确定胎龄必须准确。

（二）临床监测

测量宫高、腹围、体重，推测胎儿大小。

1. 宫高腹围值 连续测量 3 周均在第 10 百分位数以下者为筛选 FGR 指标，预测准确率＞85%。

2. 计算胎儿发育指数 胎儿发育指数 = 宫高（cm）－3×（月份 +1），指数在 －3 和 +3 之间为正常，小于 －3 提示有 FGR 的可能。

3. 体重 孕晚期孕妇每周增加体重 0.5kg，如停滞或增长缓慢时可能为 FGR。

（三）辅助检查

1. B 型超声测量 判断 FGR 较准确，常用指标有胎头双顶径（每周连续测量，动态观察，增长速度每周增加＜2.0mm，或每 3 周增加＜4.0mm，或每 4 周增加＜6.0mm 可诊断为 FGR）、头围与腹围的比值、胎儿股骨长度、腹围、胸围、头围及羊水量与胎盘成熟度。

多数 FGR 出现羊水过少、胎盘老化的 B 型超声图像；超声多普勒孕晚期 S/D 值≤ 3

为正常值，脐血 S/D 值升高时 FGR 的发生率明显升高；胎儿生物物理评分（BPS）可协助诊断。

2. 胎儿电子监护　有利于判断胎儿宫内情况，有助于决定分娩时机及分娩方式。

3. 化验检查　尿 E_3 和 E/C 比值，血甲胎蛋白、胎盘催乳素、抗心磷脂抗体、微量元素。

综上所述，初步诊断 FGR 后应在 1 ～ 2 周后复查，不可以一次测量数值确诊。

四、治疗

治疗越早，效果越好。小于孕 32 周开始治疗疗效佳，孕 36 周后治疗疗效差。

（一）孕期治疗

1. 一般治疗　均衡营养，卧床休息，间断吸氧、左侧卧位改善子宫胎盘血液循环。

2. 补充营养物质　①口服多种氨基酸 1 片，每日 1 ～ 2 次；② 10% 葡萄糖液 500ml 加维生素 C 2g 或能量合剂静点，每日 1 次，连用 10 天；③叶酸 5 ～ 10mg，每日 3 次，连用 15 ～ 30 天，适量补充维生素 E、B 族维生素、氨基酸整合钙胶囊（乐力）、硫酸亚铁、葡萄糖酸锌等。

3. 改善微循环　低分子右旋糖酐 500ml 加复方丹参注射液 4ml 静脉滴注，增加子宫血供，促进细胞新陈代谢，改善微循环，以利于维持胎盘功能。

（二）继续妊娠指征

如胎儿尚未足月，宫内监护情况良好，胎盘功能正常，孕妇病情稳定，无合并症及并发症，可以在密切监护下妊娠至足月，但不应超过预产期。

（三）终止妊娠指征

出现下述情况应终止妊娠：①治疗后 FGR 未见好转，每周 NST 反复呈无反应型，缩宫素激惹试验阴性，胎儿生物物理评分 4 ～ 6 分，应尽快终止妊娠；②治疗中发现羊水量渐减少，胎儿停止生长 3 周以上；③妊娠合并症和并发症治疗中，出现病情加重，为母婴安全应尽快终止妊娠；④若胎儿未成熟，但有存活能力者，应在终止妊娠前 2 天肌内注射地塞米松 6mg，每日 2 次或经腹羊膜腔内注射地塞米松 10mg 以促胎儿肺成熟。

（四）分娩方式选择

FGR 的胎儿对缺氧耐受性差，储备功能不足，很难耐受分娩过程中子宫收缩时的缺氧状态，因此应适当放宽剖宫产指征。

1. 阴道分娩　经治疗胎儿在宫内正常发育，情况良好，胎盘功能正常，胎儿已成熟，Bishop 宫颈成熟度评分≥ 7 分，羊水量及胎位正常，无其他禁忌者可经阴道分娩。如胎儿难以存活，无剖宫产指征时予以引产。

2. 剖宫产　对胎儿窘迫、病情危重、产道条件欠佳、羊水过少等不良情况，均应行剖宫产结束分娩。

第三节 巨大胎儿

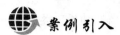 案例引入

　　32岁经产妇，身高162cm，体重74 kg，3年前经阴道顺产一男婴，重3600g，较困难。今妊娠40周，产妇腹围114cm，宫高45cm，B型超声检查估算孩子大小6kg。

　　讨论分析：

　　此孕妇最佳处理方案是什么？

　　解析路径导航：

　　通过检查结果分析巨大儿的诊断及处理。

　　根据宫高、腹围结合B型超声做出临床诊断，并结合既往分娩情况明确治疗方案。

　　巨大胎儿是指胎儿体重达到或超过4000g者。国内资料显示，巨大胎儿占出生儿总数的7%，男胎多于女胎。

一、病因

　　母亲糖尿病、肥胖是已知巨大胎儿形成的危险因素。相关因素还有：①遗传方面，父母身材高大，尤其是母亲；②某些经产妇胎儿体重随分娩次数增多而增加；③部分过期妊娠；④孕妇饮食摄入过多且活动太少；⑤既往有巨大胎儿分娩史。

二、诊断

　　1.病史及临床表现　有巨大儿分娩史、糖尿病史等。妊娠晚期出现呼吸困难、腹部沉重及两肋胀痛等症状，孕妇体重增加迅速。

　　2.腹部检查　腹部明显膨隆，宫底高（>35cm），胎体大，先露部高浮，跨耻征多为阳性，胎心正常有力但位置稍高。需与双胎妊娠、羊水过多、胎儿畸形、妊娠合并腹部肿物相鉴别。

　　3.B型超声检查　胎体大，测胎头双顶径>10cm，胎儿腹围>33cm，股骨长度≥8cm，有助于判定巨大胎儿。同时可排除双胎、羊水过多等情况。

三、治疗

　　1.病因处理　如孕妇有糖尿病，应积极治疗糖尿病。妊娠足月后，根据胎儿成熟度、胎盘功能及糖尿病控制情况，择期终止妊娠。

　　2.临产处理　临产后，由于胎头大而硬不易变形，不宜试产过久。估计胎儿体重超过4500g，产妇骨盆中等大小，为防肩难产应以剖宫产终止妊娠。如第一产程及第二产程延长，估计胎儿体重>4000g，胎头停滞在中骨盆者也以剖宫产为宜。如胎头

双顶径已达坐骨棘水平以下、第二产程延长时，应做较大的会阴后－侧切开以产钳助产，同时做好处理肩难产的准备工作。

3. 新生儿处理　巨大胎儿经阴道分娩对母婴均有较大伤害，可能造成胎儿臂丛神经损伤、锁骨骨折、颅内出血、肩难产甚至死亡。胎儿出生后应仔细检查，如发现有损伤应积极处理，减少后遗症的发生。新生儿出生后30分钟监测血糖，生后1～2小时开始喂糖水，及早开奶。

第四节　胎儿窘迫

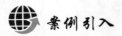 案例引入

32岁初产妇，孕40周，规律宫缩10小时，破膜1小时，宫口开6cm，先露头，S^{+1}，胎位LOA，羊水呈黄绿色，OCT检查胎心基线105次/分，持续15分钟，出现2次晚期胎心减速。

讨论分析：

（1）此产妇发生了何种情况？请说明诊断依据。

（2）此患者应如何治疗？请说明具体治疗方案。

解析路径导航：

通过临床路径了解胎儿窘迫的诊治过程。

（1）结合产科检查、胎心监护做出临床诊断并提出诊断依据。

（2）结合胎心监护明确终止妊娠的方法。

胎儿窘迫（fetal distress）是指胎儿在宫内因急性或慢性缺氧危及胎儿健康和生命的综合症状。胎儿窘迫有急性和慢性两种，急性常发生于分娩期，慢性多发生在妊娠后期，在临产后常表现为急性胎儿窘迫。

一、病因

母体的血液含氧量不足、母胎间血氧运输及交换障碍、胎儿自身因素异常，均可导致胎儿窘迫。

1. 母体方面　孕妇患有高血压、慢性肾炎、糖尿病、心肺疾病、重度贫血、妊娠期高血压疾病、产前出血性疾病及创伤、急产、宫缩不协调、宫缩药应用不当、麻醉药和镇静药过量等因素。

2. 胎儿因素　胎儿心血管系统疾病、呼吸系统疾病、胎儿畸形、母儿血型不合引起的胎儿溶血、胎儿贫血、胎儿宫内感染等。

3. 脐带、胎盘因素　脐带因素有长度异常、缠绕、打结、扭转、狭窄、脱垂、血肿、帆状附着。胎盘因素有植入异常、形状异常、发育障碍、循环障碍等。

二、病理生理

基本病变是缺血缺氧引起的一系列变化。缺氧早期或者一过性缺氧，机体主要通过调节胎儿全身血流分布，分流至心、脑、肾上腺等重要器官。胎心监护时会出现短暂重复的晚期减速。如果缺氧持续，则无氧酵解增加，发展为代谢性酸中毒，乳酸堆积并出现胎儿重要器官尤其是脑和心肌的进行性损害。若不及时进行干预，则可能造成严重及永久性损害，如胎死宫内、缺血缺氧性脑病等。

三、临床表现

1. 胎心率改变 是胎儿窘迫最明显的临床征象。早期缺氧，胎心率加快至 160 次 / 分以上。持续缺氧，胎心率变慢，至 110 次 / 分以下。胎心监护可表现为反复晚期减速，严重者可出现变异减速或基线平直。

2. 胎动变化 在缺氧早期脐带受压时，可表现为胎动频繁，躁动，继而转弱，最后消失。

3. 羊水变化 羊水粪染不是胎儿窘迫的征象。如胎心监护正常，不需要进行特殊处理；如胎心监护异常（晚期减速、变异减速等），存在胎儿缺氧，可导致胎粪吸入综合征，影响胎儿结局，甚至胎死宫内。

4. 胎儿酸中毒 头皮血气分析 pH < 7.20，氧分压下降，二氧化碳分压升高，提示胎儿危险。

四、辅助检查和诊断

1. 胎盘功能检查 出现胎儿窘迫的孕妇一般 24 小时尿雌三醇(E_3)骤减 30% ~ 40%，或妊娠末期连续多次测定 24 小时尿雌三醇在 10mg 以下。

2. 胎心检测监护 胎动时胎心率加速不明显，基线变异率 < 5 次 / 分，晚期减速、变异减速。

3. 胎儿头皮血血气分析 pH < 7.20。

五、治疗

（一）急性胎儿窘迫

对症处理，改善胎儿缺氧状态。

1. 一般处理 嘱孕妇左侧卧位，间歇吸氧，监测胎心，15 分钟一次，有条件者用胎儿电子监护仪连续监测胎心。纠正脱水、酸中毒、电解质紊乱等。

2. 病因治疗 如为缩宫素使用不当，应停止使用缩宫素，必要时给予抑制宫缩的药物；如宫口开全，骨盆各径线正常，胎头双顶径已达坐骨棘平面以下，应尽快经阴道分娩；如宫口未开全，短期内不能阴道分娩，缺氧严重，一般处理后无法纠正者应立即行剖宫产。无论阴道分娩或剖宫产均需做好新生儿窒息抢救准备。

（二）慢性胎儿窘迫

应找出病因，根据孕周、胎儿成熟度、胎儿缺氧等情况遵医嘱给予处理。

重点·考点·笔记

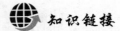 知识链接

新生儿窒息

新生儿窒息指胎儿娩出后1分钟，仅有心跳而无呼吸，或未建立规律呼吸的缺氧状态，为新生儿死亡及伤残的主要原因之一。

（一）常见原因

1.胎儿窘迫在出生前未得到纠正。

2.呼吸中枢受到损害　产时应用麻醉药、镇静药使胎儿脑部缺氧甚至颅内出血。

3.呼吸道阻塞　分娩过程中胎儿吸入羊水、黏液、胎粪等。

4.早产、肺发育不良、呼吸道畸形等。

（二）分类

根据窒息的程度分为轻度和重度窒息两个阶段。

1.轻度窒息　Apgar评分评4～7分。新生儿面部与全身青紫；呼吸表浅或不规律；心搏规则且有力，心率减慢（80～100次/分）肌张力好；对刺激有反应，喉反射存在。

2.重度窒息　Apgar评分评0～3分。新生儿皮肤苍白，口唇青紫；无呼吸或仅有喘息样微弱；心跳不规则，心率＜80次/分；肌张力松弛，喉反射消失。如果不及时抢救可致死亡。

（三）处理原则　采用国际上公认的ABCDE复苏方案。A：清理呼吸道；B：建立呼吸；C：恢复循环；D：药物治疗；E：评估和保温。

1.清理呼吸道　注意保暖，断脐后及时吸出新生儿口腔、鼻腔及咽部黏液、羊水。

2.建立自主呼吸　确认呼吸道通畅后帮助新生儿建立自主呼吸，方法有：①托背法；②口对口法；③人工呼吸器。

3.改善循环　吸氧、行胸外心脏按压。

4.药物治疗　肾上腺素、碳酸氢钠、生理盐水、抗生素等。

（王　静）

课后练习

一、单选题

1.初产妇，停经23周，B超发现胎儿连体畸形。处理宜是（　　　）

A.立即经阴道引产　　　　　　　　B.立即行剖宫取胎术

C.继续妊娠等待足月剖宫产　　　　D.子宫腔内手术分离连体胎儿

E.定期检查

2. 为了预防胎儿宫内发育迟缓，下列措施不恰当的是（　　）

  A. 定期测量宫高、腹围、体重   B. 加强产前检查

  C. 每周 1 次 B 型超声检查   D. 建立三级围生期保健网

  E. 用妊娠图进行孕期监护

3. 下列不是巨大儿的相关因素的是（　　）

  A. 妊娠期肝内胆汁淤积   B. 孕妇饮食摄入过多而活动过少

  C. 过期妊娠   D. 双亲身材高大

  E. 糖尿病

4. 下述哪项不提示胎儿宫内窘迫（　　）

  A. 胎心音不规律，＜ 100 次 / 分 B. 胎动频繁

  C. 羊膜镜检查羊水深绿色   D. 胎儿头皮血 pH 值＜ 7.20

  E. 胎儿电子监测示频繁晚期减速

5. 某患者，孕 1 产 0，孕 37 周来诊。幼年患有急性肾炎。检查：血压 180/110mmHg，下肢水肿（＋＋），宫高 29cm，血红蛋白 120g/L，眼底动静脉比为 1：2，尿蛋白（＋＋＋），尿比重 1.020，B 型超声测双顶径 8.6cm。经治疗 48 小时，血压下降至 160/100mmHg，做 NST 无反应，OCT 出现频繁晚期减速，进一步治疗的最佳措施是（　　）

  A. 继续保持治疗等待自然临产 B. 保守治疗至 38 孕周终止妊娠

  C. 静滴宫缩素引产   D. 人工破膜引产

  E. 择期剖宫产

二、思考题

胎儿宫内窘迫的临床表现有哪些？

第十四章　妇科病史及检查

> 📖 **学习目标**
> 1. 掌握　妇科病史书写的特点和盆腔检查的方法。
> 2. 熟悉　妇科常见症状的临床特点。
> 3. 了解　妇科病史的内容。

　　病史采集和体格检查是疾病诊断的主要依据，也是妇科临床实践的基本技能。妇科病史有不同于其他各科的某些特点，盆腔检查更是妇科特有的检查方法。本章除介绍妇科病史的采集和盆腔检查方法外，还介绍妇科临床常见症状的鉴别要点。

第一节　妇科病史

一、病史采集方法

　　疾病的诊断正确与否，往往取决于患者提供的病史是否准确、完整。医务人员不仅要熟悉相关疾病的基本知识，还应掌握采集病史的基本方法。采集病史时，应态度和蔼、语言亲切、耐心、仔细地询问病情，避免暗示和主观臆测。对病情危急患者在初步了解病情后，应立即抢救，以免贻误治疗。对不能亲自口述的危重患者，可询问最了解其病情的家属或亲友，但要注明可信程度。若有患者因难言之隐，故意否认与性生活有关的关键情节，此时既不可盲目信任其陈述，也不要反复追问，而应通过妇科检查发现子宫增大变软或待血 HCG、尿 HCG 检查结果为阳性后，再单独补充询问，应不难了解真相。

二、病史内容

　　1. **一般项目**　包括患者姓名、性别、年龄、籍贯、职业、民族、婚姻、住址、入院日期、病史记录日期、病史陈述者及可靠程度。若非患者陈述，应注明陈述者与患者的关系。

　　2. **主诉**　患者本次就诊的主要症状及持续时间，力求简洁、扼要，一般不超过 20 个字。通过主诉能初步估计疾病的大致范围。妇科常见症状有外阴瘙痒、白带增多、阴道流血、闭经、下腹痛、下腹部包块等。若患者有停经、阴道流血及腹痛三种主要症状，应按其发生时间的顺序将主诉书写为：停经 45 天，阴道出血 5 天，腹痛 1 天。如患者无任何不适，仅在妇科普查时发现早期子宫颈癌，主诉应写为：普查发现"子宫颈癌" 7 天。

3. **现病史** 是病史的主要组成部分，指患者本次疾病的发生、演变和诊疗的全过程。应以主诉症状为核心，按时间先后依次描述。包括发病诱因，发病的具体时间和起病缓急，主要症状的部位、性质、持续时间及严重程度，伴随症状、发病后的诊断及治疗经过、睡眠和饮食等一般情况的变化、有鉴别意义的阴性症状、与本次发病相关的过去发病情况及治疗经过。

4. **月经史** 初潮年龄、月经周期及经期持续时间、经量、经期伴随症状。如14岁初潮，周期28～30天，每次持续4～5天，可简写为 $14\frac{4-5}{28-30}$。经量可通过问询每日更换卫生巾次数、有无血块确定。伴随症状包括经前和经期有无不适，如乳房胀痛、水肿、精神抑郁或易激动等，有无痛经及疼痛的部位、性质、程度及痛经开始和消失时间。常规询问末次月经时间（LMP），必要时询问前次月经时间（PMP）。绝经后患者应询问绝经年龄，绝经后的情况。

5. **婚育史** 婚次及每次结婚年龄，是否近亲结婚（直系血亲及三代旁系血亲），男方健康状况，有无性病史及双方同居情况等。生育史包括足月产、早产及流产次数及现存子女数。如足月产2次，无早产，流产1次，现存子女2人，可简写为2-0-1-2，或仅用孕3产2（G_3P_2）表示。询问并记录分娩方式，有无难产史，新生儿出生情况，有无产后出血或感染史。自然流产或人工流产情况。末次分娩或流产日期。采用何种措施避孕及效果。

6. **既往史** 本次发病以前的健康和疾病情况，包括以往健康状况、疾病史、传染病史、预防接种史、手术外伤史、输血史、药物及食物过敏史。为避免遗漏，可按全身各系统依次询问。如患过某种疾病，应记录疾病名称、患病时间及诊疗转归。

7. **个人史** 生活和居住情况，出生地和曾居住地。有无烟、酒、毒等不良嗜好。

8. **家族史** 父母、兄弟、姐妹、子女健康状况，有无与患者同样的疾病。家族成员中有无遗传性疾病（如血友病、白化病等）、可能与遗传有关的疾病（如糖尿病、高血压、癌肿等）及传染病（如结核等）。如已故说明死亡原因及时间。

第二节 体格检查

体格检查应在病史采集后进行。检查范围包括全身检查、腹部检查和盆腔检查。盆腔检查为妇科特有的检查，又称妇科检查。除急诊外，应按下列先后顺序进行。

一、全身检查

常规测量体温、脉搏、呼吸、血压，必要时测量身高和体重。其他检查项目包括患者神志、精神状态、面容、体态、全身发育及毛发分布情况、第二性征发育情况、皮肤、浅表淋巴结（特别是左锁骨上和腹股沟淋巴结）、头部器官、颈、乳房（注意其发育、有无包块或分泌物）、心、肺、脊柱及四肢。

二、腹部检查

是妇科体格检查的重要组成部分，应在盆腔检查前进行。视诊观察腹部是否隆起或呈蛙状腹。腹壁有无瘢痕、静脉曲张、妊娠纹、腹壁疝、腹直肌分离等。触摸腹壁厚度，肝、脾、肾有无增大及压痛，腹部有无压痛、反跳痛或肌紧张，能否触及包块。有包块时应描述包块部位、大小、形状、质地、活动度、表面是否光滑或有高低不平隆起及有无压痛等。叩诊时注意鼓音和浊音分布范围，有无移动性浊音。如合并妊娠，应检查宫底高度、腹围、胎位、胎心及胎儿大小等。

三、盆腔检查

又称妇科检查，包括外阴、阴道、宫颈、宫体及双侧附件的检查。

（一）基本要求

1. 检查者应体贴关心患者，态度严肃、语言亲切、检查仔细，动作轻柔。检查前应告知患者可能引起的不适，取得患者的配合。

2. 除尿失禁患者外，检查前应排空膀胱。大便充盈者应排空大便。

3. 每次检查前，均应更换置于臀部下面的垫单，做到一人一换，以防交叉感染。

4. 患者取膀胱截石位。患者臀部置于台缘，头部略抬高，两手平放于身体两侧，使腹肌松弛。检查者面向患者，立于患者两腿之间。危重患者不宜搬动时可在病床上检查。

5. 应避免于经期做盆腔检查。如为异常阴道出血则必须检查。检查前应先消毒外阴，并使用无菌手套及器械，以防发生感染。

6. 对无性生活患者禁做双合诊及阴道窥器检查，应行直肠－腹部诊。如确有检查必要，必须先征得患者及其家属同意后，方可以示指缓慢放入阴道扪诊。男医师做妇科检查时，需有其他医护人员在场，以减轻患者紧张心理和避免发生不必要的误会。

7. 对疑有盆腔内病变的腹壁肥厚、高度紧张不合作患者，若盆腔检查不满意时，可在麻醉下做盆腔检查，或改行 B 型超声检查。

（二）检查方法及步骤

1. **外阴部检查**　观察外阴发育、阴毛多少、分布情况，有无畸形、水肿、皮炎、溃疡、赘生物或肿块，注意皮肤和黏膜色泽及质地变化，有无增厚、变薄或萎缩。分开小阴唇，暴露阴道前庭、尿道口、处女膜和阴道口，注意有无红肿、赘生物、尿道黏膜外翻及处女膜形态，有无损伤和畸形。让患者用力向下屏气，观察有无阴道前后壁膨出、子宫脱垂或尿失禁等。

2. **阴道窥器检查**　将阴道窥器两叶合拢，涂润滑剂减轻插入阴道口时的不适感，如需做宫颈液基细胞检查或阴道分泌物检查，不用润滑剂。用左手示指和拇指分开两侧小阴唇，暴露阴道口，右手持预先备好的阴道窥器，避开敏感的尿道周围区，沿阴道侧后壁斜行缓慢插入阴道内，边推进边将两叶转平，并逐渐张开两叶，直至完全暴露阴道壁、宫颈为止（图 14-1）。观察阴道壁黏膜颜色、皱襞，是否有畸形、溃疡、赘生物或囊肿等，注意阴道分泌物的量、性质、色泽，有无臭味。白带异常者应做涂片或培养找滴虫、假丝酵母菌、淋病奈瑟菌及线索细胞等。然后观察宫颈大小、颜色、外口形状，有无出血、糜烂、撕裂、外翻、肥大、息肉、腺囊肿、赘生物，宫颈管内有无出血或分泌物。宫颈刮片和宫颈管分泌物涂片、培养的标本均应在此时采集。取出窥器前，应旋松侧部螺丝，待前后叶合拢再沿阴道侧后壁缓慢取出。

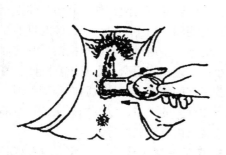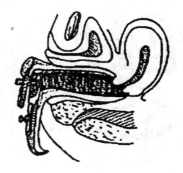

图 14-1　阴道窥器检查

3. **双合诊**　检查者用一手的两指或一指放入阴道，另一手在腹部配合检查，称为双合诊，是盆腔检查中最重要的项目。其目的在于扪清阴道、宫颈、宫体、输卵管、卵巢、子宫韧带和宫旁结缔组织，以及盆腔内其他器官和组织的情况。适用于有性生活史的妇女。

检查方法：检查者用右手（或左手）戴无菌手套，示、中两指涂润滑剂后，沿阴道后壁放入阴道，检查阴道通畅度和深度，有无畸形、瘢痕、结节或肿块；阴道内手指经阴道前壁压迫尿道，注意尿道口有无脓液排出。手指深入阴道穹隆部，检查穹隆有无饱满、变浅及触痛。再触摸宫颈大小、形状、硬度、长度、位置及宫颈外口情况，有无接触性出血。

随后将阴道内两指放在宫颈后方，另一手掌心朝下四指平放在患者腹部平脐处。当阴道内手指向上向前方抬举宫颈时，腹部手指往下往后按压腹壁，并逐渐向耻骨联合方向移动，通过双手协调抬举和按压，使子宫位于两手之间，即可扪清子宫的位置、大小、形状、软硬度、活动度及有无压痛（图 14-2）。正常子宫位置一般是前倾略前屈。扪清子宫情况后，将阴道内两指由宫颈后方先后移至两侧穹隆部，尽可能往上向盆腔深部触及，同时，另一手从同侧下腹壁髂嵴水平开始由上往下按压腹壁，与阴道内手指相互对合，了解输卵管、卵巢、宫旁组织的情况（图 14-3）。正常情况下，内、外两手可相互对合，卵巢偶可触及，稍有酸胀感；输卵管不能触及。若两手之间距离增大，提示宫旁结缔组织增厚或有肿块。若触及肿块，应注意其大小、质地、位置、活动度，有无压痛，有无凹凸不平，与子宫的关系等。

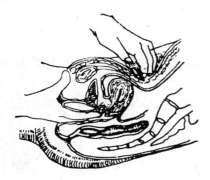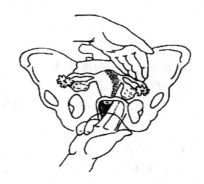

图 14-2　双合诊（检查子宫）　　　图 14-3　双合诊（检查附件）

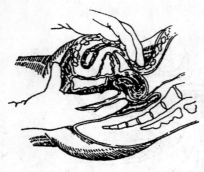

图 14-4　三合诊

4. 三合诊　即腹部、阴道、直肠联合检查。检查时，除一手示指放入阴道，中指放入直肠以替代双合诊时阴道内的两指外，其余具体检查步骤与双合诊时相同（图 14-4）。三合诊的目的在于弥补双合诊的不足。通过三合诊可扪清后倾或后屈子宫的大小，发现子宫后壁、直肠子宫陷凹、宫骶韧带及盆腔后部的病变，估计盆腔内病变范围，特别是癌肿与盆壁间的关系，以及扪诊阴道直肠隔、骶骨前方或直肠内有无病变等。

5. 直肠-腹部诊　一手示指伸入直肠，另一手在腹部配合检查，称直肠-腹部诊。一般适用于无性生活史、阴道闭锁或因其他原因不适合行双合诊的患者。

（三）记录

通过盆腔检查，应将检查结果按解剖部位先后顺序记录。

1. 外阴　发育情况及婚产式（未婚、已婚未产或经产式），有异常情况应详细描述。

2. 阴道　是否通畅，黏膜情况，分泌物的量、颜色、气味、性状，异常发现。

3. 宫颈　大小，硬度，有无撕裂，是否光滑，有无糜烂样改变及其程度，是否有息肉、腺囊肿、接触性出血、宫颈举痛。

4. 宫体　大小，位置，形态，活动度，硬度，有无压痛等。

5. 附件　有无压痛、增厚及包块。包块的位置、大小、质地、活动度、是否光滑、与周围组织的关系等。左右两侧分别记录。

第三节　妇科疾病常见症状的鉴别要点

一、阴道流血

是最常见的主诉。妇女生殖道任何部位，包括宫体、宫颈、阴道、处女膜、阴道前庭和外阴都可能发生出血。绝大多数出血来自宫体，除正常月经外均称为"阴道流血"。

（一）原因

1. 卵巢内分泌功能失调　包括无排卵性功能失调性子宫出血和排卵性月经失调两类，还有月经间期卵泡破裂，雌激素水平短暂下降导致子宫出血。

2. 与妊娠有关的子宫出血　常见的有流产、异位妊娠、葡萄胎、产后胎盘部分残留等。

3. 生殖器炎症　如外阴溃疡、阴道炎、宫颈炎、子宫内膜炎等。

4. 生殖器肿瘤　外阴癌、阴道癌、宫颈癌、子宫内膜癌、子宫肉瘤、子宫肌瘤、具有分泌功能的卵巢肿瘤等。

5. **损伤、异物和药物** 外阴、阴道损伤，阴道内异物，放置宫内节育器，使用雌激素或孕激素不当（包括含性激素保健品使用不当），都可引起阴道流血。

6. **全身性疾病** 如血小板减少性紫癜、再生障碍性贫血、白血病等。

（二）临床表现

1. **经量增多** 月经量多（＞80ml）或经期延长但周期基本正常，最常见于子宫肌瘤，其他如子宫腺肌病、放置宫内节育器都会引起经量增多。

2. **周期不规则的阴道流血** 多为无排卵性功能失调性子宫出血，围绝经期妇女应注意排除早期子宫内膜癌。

3. **无任何周期可辨的长期持续阴道出血** 多为生殖道恶性肿瘤导致，首先应考虑宫颈癌或子宫内膜癌的可能。

4. **停经后阴道流血** 若发生在育龄妇女，首先考虑与妊娠有关的疾病，如流产、异位妊娠、葡萄胎等；发生于围绝经期妇女，多为无排卵性功能失调性子宫出血，但应排除生殖道恶性肿瘤。

5. **阴道流血伴白带增多** 要考虑晚期宫颈癌、子宫内膜癌或子宫黏膜下肌瘤并发感染。

6. **接触性出血** 若性交后或阴道检查后立即有鲜血出现，应考虑急性子宫颈炎、早期宫颈癌、宫颈息肉或子宫黏膜下肌瘤的可能。

7. **经间出血** 若发生在下次月经来潮前14～15天，持续3～4天，且出血量少时，多为排卵期出血。

8. **经前或经后点滴出血** 月经来潮前数日或来潮后数日，持续少量阴道褐红色分泌物，常见于放置宫内节育器的副反应、子宫内膜异位症、排卵性功能失调性子宫出血。

9. **绝经多年后阴道出血** 如出血量极少，持续2～3天即净，多为绝经后子宫内膜脱落引起的出血或萎缩性阴道炎；如流血量较多、流血持续不净或反复阴道流血，应考虑子宫内膜癌的可能。

10. **间歇性阴道排出血性液体** 应警惕有输卵管癌的可能。

二、异常白带

白带（leucorrhea）是由阴道黏膜渗出物、宫颈管及子宫内膜腺体分泌物等混合而成。正常白带呈白色稀糊状或蛋清样，无腥臭味，量少，称生理性白带。生殖道出现炎症，特别是阴道炎、宫颈炎或发生癌变时，白带量显著增多，且性状也有改变，称病理性白带。常见的病理性白带有以下几种。

1. **透明黏性白带** 外观与正常白带相似，但量显著增多，考虑卵巢功能失调、阴道腺病或宫颈高分化腺癌等疾病的可能。

2. **黄白色或灰黄色泡沫状稀薄白带** 为滴虫阴道炎的特征，可伴有外阴瘙痒。

3. **豆渣样或凝乳块状白带** 为外阴阴道假丝酵母菌病的特征，常伴严重外阴瘙痒或灼痛。

4. **灰白色均质鱼腥味白带** 常见于细菌性阴道病。

5. 脓样白带　色黄或黄绿，黏稠，多有臭味，为细菌感染所致。见于阴道炎、急性宫颈炎、宫颈管炎。宫腔积脓、宫颈癌、阴道癌或阴道内异物残留也可导致脓样白带。

6. 血性白带　白带中混有血液，血量多少不一，应考虑宫颈癌、子宫内膜癌、宫颈息肉、子宫黏膜下肌瘤等。放置宫内节育器亦可引起血性白带。

7. 水样白带　持续流出淘米水样白带且有奇臭者，一般为晚期宫颈癌、阴道癌或黏膜下肌瘤合并感染。

三、下腹痛

下腹痛为妇女常见的症状，多为妇科疾病引起。也可由内生殖器以外的疾病所引起，要注意鉴别。

1. 起病缓急　起病缓慢逐渐加剧者，多为内生殖器炎症或恶性肿瘤所引起；急骤发病者，考虑卵巢囊肿蒂扭转或破裂，反复隐痛后突然出现撕裂样剧痛者，考虑输卵管妊娠破裂或流产。

2. 下腹痛的部位　下腹正中出现疼痛多为子宫病变引起，较少见；一侧下腹痛应考虑该侧附件病变，如异位妊娠、卵巢囊肿蒂扭转；右侧下腹痛还应想到急性阑尾炎；双侧下腹痛常见于盆腔炎性病变；输卵管妊娠破裂、卵巢囊肿破裂、盆腔腹膜炎时，可导致整个下腹痛甚至全腹疼痛。

3. 下腹痛性质　持续性钝痛多为炎症或腹腔内积液所致；顽固性疼痛难以忍受要考虑晚期癌肿可能；子宫或输卵管等空腔器官收缩表现为阵发性绞痛；输卵管妊娠或卵巢肿瘤破裂可引起撕裂性锐痛。

4. 下腹痛时间　在月经周期中间出现一侧下腹隐痛，应考虑为排卵性疼痛；经期出现腹痛者，可为原发性痛经，或有子宫内膜异位症的可能；周期性下腹痛但无月经来潮多为经血排出受阻所致，见于先天性生殖道畸形或术后宫腔、宫颈管粘连等。

5. 腹痛放射部位　放射至肩部应考虑为腹腔内出血；放射至腰骶部多为宫颈、子宫病变所致；放射至腹股沟及大腿内侧，一般为该侧附件病变所引起。

6. 腹痛伴随症状　腹痛伴有停经史，多为妊娠合并症；伴恶心、呕吐，考虑有卵巢囊肿蒂扭转的可能；有畏寒、发热，常为盆腔炎症；有休克表现，考虑有腹腔内出血；出现肛门坠胀，一般为直肠子宫陷凹有积液所致；伴有恶病质是晚期癌症的表现。

四、下腹部肿块

下腹部肿块是患者就医时常见的主诉。肿块可能是患者本人或其家属无意发现，或因其他症状（如阴道流血、下腹痛等）做妇科检查时被发现。下腹部肿块可以是子宫增大、附件肿块、肠道或肠系膜肿块、泌尿系肿块、腹腔肿块、腹壁或腹膜后肿块。

（一）子宫增大

1. 妊娠子宫　育龄期妇女有停经史，且在下腹部扪及包块，首先考虑妊娠子宫。停经后出现不规则阴道出血且子宫迅速增大者，可能为葡萄胎。

2. 子宫肌瘤 子宫均匀或不规则增大，常伴月经的改变。

3. 子宫腺肌病 子宫均匀增大、质硬，一般不超过妊娠 3 个月子宫大小。多伴有进行性加重的痛经。

4. 子宫畸形 双子宫或残角子宫可扪及子宫另一侧有与其对称或不对称的包块，两者相连，硬度也相似。

5. 子宫阴道积血或宫腔积脓 子宫及阴道积血多因处女膜闭锁或阴道横隔引起的经血外流受阻所致。患者至青春期无月经来潮，但有周期性腹痛及下腹部肿块扪及。子宫增大也可见于子宫内膜癌合并宫腔积脓。

6. 子宫恶性肿瘤 围绝经期或绝经后患者子宫增大，伴不规则阴道出血，考虑子宫内膜癌的可能。子宫增长迅速，伴有腹痛及不规则阴道出血时，可能为子宫肉瘤。

（二）附件肿块

1. 输卵管妊娠 肿块位于子宫旁，大小、形状不一，有明显触痛。患者多有短期停经后持续的阴道少量流血及腹痛史。

2. 附件炎性肿块 如输卵管、卵巢囊肿或脓肿，输卵管积水，盆腔包裹性积液。

3. 卵巢子宫内膜异位囊肿 多为与子宫有粘连、活动受限且有压痛的囊性肿块，可有继发性痛经进行性加重、不孕、性交痛等病史。

4. 卵巢非赘生性囊肿 如黄体囊肿、黄素化囊肿。

5. 卵巢肿瘤 不论肿块大小，凡其表面光滑、囊性且可活动者多为良性肿瘤。凡肿块为实性、表面不规则，活动受限，特别是盆腔内扪及其他结节或伴有胃肠道症状者多为卵巢恶性肿瘤。

（三）来自其他部位

盆腔肿块还要和来自肠道、泌尿系统的肿块及腹壁或后腹膜肿块相鉴别，如肠系膜肿块、充盈的膀胱、嵌顿的粪块等。

五、外阴瘙痒

外阴瘙痒是妇科常见症状，多由外阴各种不同的疾病引起的，外阴正常者也会发生。

（一）原因

1. 局部原因 滴虫阴道炎、外阴阴道假丝酵母菌病是引起外阴瘙痒的最常见原因。细菌性阴道病、萎缩性阴道炎、外阴尖锐湿疣、湿疹、外阴鳞状上皮增生、药物过敏、不良卫生习惯等，也是导致外阴瘙痒的原因。

2. 全身原因 糖尿病、重度贫血、黄疸、白血病、妊娠肝内胆汁液淤积症、雌激素水平下降等，都可引起外阴瘙痒。

（二）临床表现

外阴瘙痒常为阵发性发作，也可是持续性的，一般夜间加重。不同疾病及不同个体，其瘙痒程度有显著差异。滴虫阴道炎、外阴阴道假丝酵母菌病以外阴瘙痒、白带增多为主要症状；外阴上皮非瘤样病变以外阴奇痒为主要症状，伴外阴皮肤色素脱失；糖尿病患者的尿糖对外阴皮肤有刺激，特别是发生外阴阴道假丝酵母菌病时，外阴瘙痒更严重；无原因的外阴瘙痒一般发生于生育年龄或绝经后妇女，外阴瘙痒症状严重，甚至难以忍受，但局部皮肤和黏膜外观正常，或仅有抓痕和血痂；重度贫血、黄疸等慢性疾病的患者除有外阴瘙痒，还会有全身瘙痒。

（张　清）

课后练习

一、单选题

1. 采集妇产科病史时，应避免（　　）

    A. 询问患者家属　　　　　　　　　B. 遇患者有难言之隐，单独问患者

    C. 结合辅助检查了解病史　　　　　D. 索取外院病情记录

    E. 暗示、臆测

2. 末次月经的英文简写为（　　）

    A. LPM　　　B. LMP　　　C. PLM　　　D. PML　　　E. MLP

3. 一般盆腔检查时应取的体位（　　）

    A. 平卧位　　B. 侧卧位　　C. 俯卧位　　D. 膀胱截石位　　E. 膝胸卧位

4. 对无性生活史的患者应用的检查方法是（　　）

    A. 双合诊　　B. 三合诊　　C. 肛－腹诊　　D. 阴道扪诊　　E. 都不对

5. 围绝经期出血，首先应排除（　　）

    A. 生殖道恶性肿瘤　　　　　　　　B. 功能性子宫出血

    C. 子宫肌瘤　　　　　　　　　　　D. 老年性阴道炎

    E. 都不是

二、思考题

三合诊比双合诊有哪些优势？

第十五章 女性生殖系统炎症

学习目标

1. 掌握 外阴炎、前庭大腺炎、各种阴道炎、慢性子宫颈炎、慢性盆腔炎、性传播疾病的临床表现、诊断和治疗。

2. 熟悉 外阴炎、前庭大腺炎、各种阴道炎、慢性子宫颈炎、慢性盆腔炎、性传播疾病的传播方式。

3. 了解 外阴炎、前庭大腺炎、各种阴道炎、慢性子宫颈炎、慢性盆腔炎、性传播疾病的病因及诱因。

第一节 外阴炎

外阴炎指的是一种外阴皮肤和黏膜的炎症，包括特异性和非特异性外阴炎两种，本节主要介绍非特异性外阴炎。

一、病因

主要由经血、阴道分泌物、尿液、粪便或其他物理、化学因素刺激外阴，加之外阴皮肤不注意清洁，可以引发外阴炎。此外，外阴局部潮湿、通透性差（如穿紧身化纤内裤、经期使用卫生巾等）也可引发非特异性外阴炎。常见的致病菌有葡萄球菌、大肠埃希菌、链球菌等。

二、临床表现

主要表现为外阴皮肤黏膜瘙痒、灼热及疼痛，活动、性生活、排尿及排便时加重。检查可见外阴部充血、肿胀、有抓痕，严重时糜烂，形成浅表溃疡；慢性炎症者出现皮肤增厚、粗糙、皲裂及苔藓样变等。

三、治疗

治疗原则是：重视消除病因，保持外阴清洁干燥，局部应用抗生素。

1. 病因治疗 积极寻找致病原因，如有糖尿病应及时治疗，如有尿瘘、粪瘘应行修补术。

2. 局部治疗 用 0.1% 聚维酮碘液或 1：5000 高锰酸钾溶液坐浴，每日 2 次，每次 15～30 分钟，坐浴后用抗生素软膏涂抹。急性期可选用局部物理治疗，如红外线或微波等。

第二节　前庭大腺炎

前庭大腺炎（bartholinitis）是病原体侵入前庭大腺引起的炎症。前庭大腺位于两侧大阴唇后部，腺管细长，开口于小阴唇与处女膜间沟内。因其解剖位置的特点，在性生活、分娩等情况污染外阴部时易发生炎症。此病生育年龄妇女多见。如未及时治疗，可发展为前庭大腺脓肿。

一、病因

主要病原体为葡萄球菌、链球菌、大肠埃希菌、肠球菌等，淋病奈瑟菌和沙眼衣原体等病原体也成为常见病原体。

二、临床表现

炎症常见于一侧外阴部。初期主要表现为局部疼痛、肿胀、灼热感，行走时加剧，有时可引起大小便困难。检查见局部皮肤红肿、发热、触痛明显。当前庭大腺腺管开口因炎症所致的肿胀或渗出物凝聚而阻塞时，脓液不能外流、积聚形成前庭大腺脓肿。此时，疼痛加剧，脓肿直径可达 3 ~ 6cm，局部有波动感。当脓肿内压力增大时，脓肿可自行破溃。若破口大，可自行引流，炎症随之消退而痊愈；若破口小，引流不畅，炎症持续存在并可反复发作。患者有时可伴有发热等全身症状及腹股沟淋巴结肿大。

三、治疗

急性炎症时，应卧床休息，保持外阴局部清洁。脓肿未形成时，可根据药敏试验选用口服或肌内注射抗生素；脓肿形成后，应尽快行脓肿切开引流及造口术，并放置引流条。

第三节　阴道炎

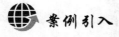
案例引入

患者，女性，25 岁，已婚。自诉白带增多伴外阴瘙痒 2 天。妇科检查见：已婚未产外阴，阴道畅，阴道内多量灰白泡沫状分泌物，阴道壁散在红斑点，余无异常。

讨论分析：

（1）此患者所患何种疾病？请说明诊断依据。

（2）为明确诊断应做何检查，预计结果如何？

（3）此患者应如何治疗？请说明具体治疗方案。

解析路径导航：

通过临床路径了解滴虫阴道炎的诊治过程。

（1）结合典型临床症状及白带特点做出临床诊断，并提出诊断依据。

（2）进一步检查病原体协助明确诊断。

（3）依据病原体明确具体治疗方案，选择适合药物。

一、滴虫阴道炎

（一）病因

滴虫阴道炎（trichomonal vaginitis）是由阴道毛滴虫感染引起的常见阴道炎症。阴道毛滴虫适宜生长在温度 25 ～ 40℃、pH 5.2 ～ 6.6 的潮湿环境，而在 pH < 5 或 > 7.5 的环境中则无法生长。滴虫对外界有一定的抵抗能力，能在 3 ～ 5℃ 的环境中生存 21 天，在 46℃ 的环境中生存 20 ～ 60 分钟，在普通肥皂水中也能生存 45 ～ 120 分钟，因此极易传播。滴虫能消耗或吞噬阴道上皮细胞内的糖原，使乳酸生成障碍，阴道 pH 升高。滴虫阴道炎患者的阴道 pH 为 5.0 ～ 6.5。在月经来潮前后，滴虫易于繁殖，常引起炎症发作。滴虫除寄生于阴道外，还常侵入尿道或尿道旁腺，甚至膀胱、肾盂及男性的包皮皱褶、尿道或前列腺中。约 60% 患者同时合并细菌性阴道病。

（二）传播方式

1. 直接传播　经性生活传播，是主要的传播方式。

2. 间接传播　经公共浴池、浴盆、游泳池、坐便器、衣物、污染的器械或敷料等传播。

（三）临床表现

滴虫阴道炎的潜伏期为 4 ～ 28 天。

1. 症状　部分患者在感染初期无明显症状。主要症状是阴道分泌物增多及外阴瘙痒，可伴有灼热、疼痛或性交痛等。阴道分泌物典型特点是稀薄脓性、灰黄色或黄白色、泡沫状、有腥臭味。瘙痒的主要部位在阴道口及外阴。可同时合并尿路感染，出现尿频、尿痛、血尿现象。滴虫还可吞噬精子，导致不孕。

2. 体征　检查时见阴道黏膜充血，有散在出血斑点；宫颈可因有出血点，而形成"草莓样"宫颈；后穹隆处可见多量灰黄色或黄白色稀薄、泡沫状分泌物。

考点提示
滴虫阴道炎的临床表现及诊断。

（四）诊断

典型病例诊断不困难，如在阴道分泌物中找到滴虫即可确诊。0.9% 氯化钠溶液湿片法是最简便的方法，敏感性可达到 60% ～ 70%。具体方法是：加一滴温的 0.9% 氯化钠溶液于玻片上，将阴道侧壁或阴道后穹隆处取的分泌物混于其中，立即在低倍光镜下寻找滴虫。若有滴虫，可见其呈波状运动，且周围白细胞被推移。对多次湿片法未能发现滴虫的可疑患者，可行培养法，准确性达 98% 左右。但应注意：①取分泌物前 24 ～ 48 小时应避免性生活、阴道用药或灌洗；②取分泌物前不做双合诊，阴道窥器不涂润滑剂；③取出分泌物后应及时送检并注意保暖，以防滴虫活动力减弱，难以辨认。

考点提示
滴虫阴道炎的主要治疗要点。

（五）治疗

滴虫阴道炎以全身用药为主，治疗药物主要为甲硝唑和替硝唑。

1. 全身用药 单次口服甲硝唑或替硝唑2g；或甲硝唑400mg，每日2次，连服7天。口服用药治愈率可达90%～95%。服药后部分患者可出现食欲缺乏、恶心、呕吐等胃肠道反应。偶可出现头痛、皮疹、白细胞减少等症状，一旦发现，立即停药。甲硝唑用药期间及停药24小时内，替硝唑用药期间及停药72小时内应禁止饮酒。哺乳期女性在用药期间及用药后24小时内不宜哺乳。

2. 局部用药 已婚患者可先用1%乳酸溶液、0.5%醋酸溶液或1：5000高锰酸钾溶液灌洗阴道，然后再用甲硝唑阴道泡腾片200mg，置于阴道后穹隆，每晚1次，7天为一疗程。

3. 性伴侣的治疗 滴虫阴道炎主要由性生活传播，性伴侣应同时治疗，减少再次感染。并告知患者及性伴侣治愈前应避免无保护性交。

4. 随访及治疗失败的处理 对患有滴虫阴道炎的性活跃女性在最初感染3个月后可考虑重新进行筛查。对甲硝唑2g单次口服，治疗失败且排除再次感染者，可增加甲硝唑剂量及疗程。如初次治疗失败，可重复应用甲硝唑400mg，每日2次，连服7天；或替硝唑2g，单次口服。如治疗仍失败，可给予甲硝唑2g，每日1次，连服5天或替硝唑2g，每日1次，连服5天。

5. 妊娠合并滴虫阴道炎的治疗 应用甲硝唑治疗前，最好与患者及其家属协商，取得他们的知情同意后再决定。可给予甲硝唑2g，单次口服；或甲硝唑400mg，每日2次，连服7天。

6. 注意事项 为了避免重复感染，内裤及洗涤用的毛巾，应煮沸5～10分钟以消灭病原体。性伴侣应同时进行检查和治疗。并注意排除有无其他性传播疾病。

🌐 案例引入

患者，女性，34岁，已婚。自诉外阴严重瘙痒1周，白带增多4天。妇科检查见：外阴红肿，有抓痕，阴道黏膜充血，小阴唇内侧和阴道黏膜上有白色块状物附着，分泌物呈白色稠厚豆渣样，宫颈充血，子宫大小正常，双侧附件（－）。

讨论分析：

（1）此患者所患何种疾病？请说明诊断依据。

（2）为明确诊断应做何检查，预计结果如何？

（3）此患者应如何治疗？请说明具体治疗方案。

解析路径导航：

通过临床路径了解外阴阴道假丝酵母菌病的诊治过程。

（1）结合病史及典型白带做出临床诊断并提出诊断依据。

（2）进一步检查确定病原体协助明确诊断。

（3）针对病原体、婚姻情况、生育要求等确定治疗方案。

二、外阴阴道假丝酵母菌病

外阴阴道假丝酵母菌病（vulvovaginal candidiasis，VVC）是由假丝酵母菌引起的常见外阴阴道炎症。国外资料显示，约75%的女性一生中至少患过1次外阴阴道假丝酵母菌病。

（一）病因

80%～90%的病原体为白假丝酵母菌，10%～20%为其他假丝酵母菌。有假丝酵母菌感染的阴道pH在4.0～4.7，通常<4.5。假丝酵母菌对干燥、紫外线、日光及化学制剂等抵抗力较强，但对热的抵抗力不强，加热到60℃1小时即可死亡。白假丝酵母菌是机会致病菌，10%～20%非妊娠女性及30%妊娠女性阴道内均有此菌寄生，但数量极少，不引起症状。当全身及阴道局部免疫能力下降时，假丝酵母菌大量繁殖并转变为菌丝相，才出现症状。常见的诱发因素有：妊娠、糖尿病、应用广谱抗生素、大量应用免疫抑制药及雌激素。此外，穿紧身化纤内裤及肥胖导致会阴局部温度和湿度增加等也易引起感染。

（二）传播方式

1. 内源性传播　为主要传播方式。假丝酵母菌除寄生阴道外，也可寄生于人的口腔和肠道。这三个部位的假丝酵母菌可相互传染，引起感染。

2. 直接传播　少部分患者可经性生活直接传播。

3. 间接传播　极少数患者可以通过感染的衣物间接传染。

（三）临床表现

1. 症状　主要表现为外阴瘙痒，灼痛，可伴有尿频、尿痛及性交痛，部分患者阴道分泌物增多。外阴瘙痒程度一般较重，严重时坐卧不宁。阴道分泌物特征是白色稠厚呈凝乳或豆腐渣样。

2. 体征　妇科检查时可见外阴局部红斑、充血、肿胀，常伴有抓痕。小阴唇内侧和阴道黏膜上附有白色块状物，擦去后可见红肿黏膜面，有时还能见到糜烂或浅表溃疡。

3. 分类　根据微生物学、流行情况、临床表现及宿主情况，VVC可分为单纯性外阴阴道假丝酵母菌病（uncomplicated VVC）及复杂性外阴阴道假丝酵母菌病（complicated VVC）（表15-1）。

表15-1　VVC的临床类型

	单纯性 VVC	复杂性 VVC
发生频率	散发或非经常发作	复发性
真菌种类	白假丝酵母菌	非白假丝酵母菌
临床表现	轻度或中度	重度
宿主情况	免疫功能正常	免疫功能低下、应用免疫抑制剂、未控制糖尿病、妊娠
治疗效果	佳	欠佳

重点·考点·笔记

考点提示

VVC的临床表现及诊断。

（四）诊断

根据典型的临床表现不难诊断。如在阴道分泌物中找到假丝酵母菌的孢子或假菌丝，即可确诊。常采用 10% 氢氧化钾溶液湿片法或 0.9% 氯化钠溶液湿片法，前者检出率高于后者。对多次湿片法均为阴性的可疑患者，可采用培养法。对反复发作的顽固病例，应做尿糖、血糖及糖耐量试验，并了解有无应用广谱抗生素或免疫抑制药等病史。

（五）治疗

1. 消除诱因 及时停用广谱抗生素、雌激素及皮质类固醇激素。糖尿病患者应给予积极治疗。勤换内裤，不穿紧身化纤内裤，保持外阴干燥，用过的毛巾、盆及内裤应用开水烫洗。

2. 单纯性 VVC 的治疗 以局部短疗程抗真菌药物为主，也可全身用药。全身用药与局部用药的疗效相似，一般用药后 2 ～ 3 天症状减轻或消失，有效率 80% ～ 90%。唑类药物的疗效一般高于制霉菌素。

（1）局部用药：放置药物于阴道内，可选用：①咪康唑栓剂，每晚 1 粒（200mg），连用 7 天；或每晚 1 粒（400mg），连用 3 天；或 1 粒（1200mg），单次用药；②克霉唑栓剂，每晚 1 粒（150mg），连用 7 天；或每天早、晚各 1 粒（150mg），连用 3 天；或 1 粒（500mg），单次用药；③制霉菌素栓剂，每晚 1 粒（10 万 U），连用 10 ～ 14 天。

（2）全身用药：对不能耐受局部用药和未婚妇女可口服用药。常选用：①氟康唑 150mg，顿服；②伊曲康唑每次 200mg，每日 1 次，连用 3 ～ 5 天。

3. 复杂性 VVC 的治疗

（1）严重 VVC：病情严重者应延长用药时间。对局部治疗者，应延长治疗时间至 7 ～ 14 天；若口服药物，应在首次口服氟康唑 150mg 后，72 小时再加服 1 次。

（2）复发性外阴阴道假丝酵母菌病（recurrent vulvovaginal candidiasis，RVVC）：一年内有症状并经真菌学证实的 VVC 发作 4 次或以上者，称为 RVVC。复发性病例的治疗包括初始治疗和巩固治疗。初始治疗如为局部治疗，应延长治疗时间至 7 ～ 14 天；如为口服氟康唑，则单次服用 150mg 后，第 4 天、第 7 天各加服 1 次。巩固治疗常用的方案有：①氟康唑 150mg，每周 1 次，连用 6 个月；②克霉唑栓剂 500mg，每周 1 次，连用 6 个月；③也可根据复发规律，在每月复发前给予局部用药巩固治疗。在治疗前应做真菌培养以确诊。治疗期间应定期复查观察疗效及药物不良反应，一旦发现不良反应，应立即停药。

（3）妊娠合并 VVC：以局部治疗为主，7 天疗法效果佳，禁用口服唑类药物。

（4）性伴侣治疗：无须对性伴侣进行常规治疗。对有症状男性应进行假丝酵母菌检查及治疗，预防女性重复感染。

🌐 案例引入

患者，女性，40 岁，已婚。自诉阴道分泌物增多伴轻度外阴瘙痒 1 周。妇科检查见：外阴已婚经产式，阴道黏膜无充血，分泌物灰白色，均匀一致，稀薄，黏附于阴道壁。宫颈正常，子宫大小正常，双侧附件（－）。

讨论分析：

（1）此患者所患何种疾病？请说明诊断依据。

（2）为明确诊断应做何检查，预计结果如何？

（3）此患者应如何治疗？请说明具体治疗方案。

解析路径导航：

通过临床路径了解细菌性阴道病的诊治过程。

（1）结合患者阴道分泌物增多及其特点做出临床诊断，提出诊断依据。

（2）进一步检查协助查找病原体明确诊断。

（3）结合诊断，以及患者年龄、婚否、有无生育要求明确治疗方案。

三、细菌性阴道病

细菌性阴道病（bacterial vaginosis，BV）是阴道内正常菌群失调而导致的一种混合性感染，但临床及病理无炎症改变。

（一）病因

细菌性阴道病发生时，阴道内乳杆菌减少，而其他微生物（主要是厌氧菌、加特纳菌、支原体等）大量繁殖。细菌性阴道病可通过性生活传播，在性生活频繁、有多个性伴侣或阴道灌洗使阴道碱化的人群中发病率较高。

（二）临床表现

1. 症状 主要表现为阴道分泌物增多，呈鱼腥臭味，可伴有外阴瘙痒或灼痛，性生活后症状加重。分泌物呈鱼腥臭味是由于厌氧菌繁殖的同时产生了胺类物质（尸胺、腐胺、三甲胺）所致。10% ~ 40% 患者无明显临床症状。

2. 体征 妇科检查见分泌物呈灰白色、均匀一致、稀薄，常黏附于阴道壁。分泌物的黏度低，容易从阴道壁拭去。最主要的特点是阴道黏膜无充血。

（三）诊断

下列 4 项条件中有 3 项阳性者，即可临床诊断为细菌性阴道病。

1. 阴道分泌物均匀一致、灰白色、稀薄，常黏附于阴道壁。

2. 阴道分泌物 pH > 4.5。

3. 线索细胞阳性 线索细胞即阴道脱落的表皮细胞，于细胞边缘黏附大量颗粒状物，即以加德纳菌为主的厌氧菌，细胞边缘不清。高倍显微镜下可检出线索细胞大于 20%。

4. 胺臭味试验阳性 取阴道分泌物少许放在玻片上，加入 10% 氢氧化钾溶液，产生烂鱼肉样腥臭气味。

（四）治疗

治疗首选抗厌氧菌药物，主要是甲硝唑，能抑制厌氧菌生长，也可选用替硝唑、克林霉素。

考点提示
细菌性阴道病的诊断标准。

考点提示
细菌性阴道病的主要治疗要点。

1. **全身用药** 首选甲硝唑400mg口服，每日2次，共7天；也可用替硝唑2g口服，每日1次，连服3天；或克林霉素300mg口服，每日2次，连服7天。

2. **局部用药** 甲硝唑栓剂200mg阴道放置，每晚1次，共7天；2%克林霉素软膏涂搽阴道，每次5g，每晚1次，连用7天。

3. **妊娠合并细菌性阴道病** 由于本病与不良妊娠结局有关，任何有症状的细菌性阴道病孕妇及无症状的高危孕妇应给予治疗。可给予甲硝唑400mg口服，每日2次，共7天；或克林霉素300mg口服，每日2次，共7天。药物治疗前，最好与患者及其家属协商后决定。

四、萎缩性阴道炎

萎缩性阴道炎主要见于绝经后妇女，也可发生于产后闭经、药物假绝经治疗的妇女。

（一）病因

绝经后妇女由于卵巢功能衰退，雌激素水平下降，阴道黏膜萎缩变薄，上皮细胞内糖原含量减少，阴道pH增高，使局部抵抗力降低，致病菌容易入侵或过度繁殖引起炎症。

（二）临床表现

1. **症状** 主要表现为阴道分泌物增多、外阴瘙痒及灼热感。阴道分泌物多呈淡黄色水样，严重时可呈脓血性，伴臭味。由于炎症还可侵犯尿道，可出现尿频、尿急、尿痛等泌尿系统刺激症状。

2. **体征** 妇科检查见阴道黏膜呈萎缩性改变，皱襞消失、变薄、充血，有散在出血点，有时可见浅表溃疡。如溃疡面与对侧粘连，可造成阴道狭窄甚至闭锁。如炎症分泌物引流不畅，还可引起阴道积脓甚或宫腔积脓。

（三）诊断

根据年龄、病史（如绝经史、卵巢手术史、盆腔放疗史等）及临床表现，一般诊断不困难，需排除其他炎症及肿瘤。行阴道分泌物检查，可见大量基底层细胞和白细胞，未见滴虫和假丝酵母菌。如阴道分泌物为血性，应行宫颈细胞学检查，必要时行分段诊刮术，以排除子宫恶性肿瘤。如存在阴道壁肉芽组织及溃疡，可行局部组织活检，以排除阴道癌。

（四）治疗

治疗原则是抑制细菌的生长繁殖，补充雌激素，增加阴道抵抗力。

1. **抑制细菌生长** 主要是阴道局部用药。甲硝唑栓剂200mg或诺氟沙星100mg阴道放置，每晚1次，共7~10天。也可选用中药，如保妇康栓等。

2. **增加阴道抵抗力** 针对病因，给予雌激素制品是萎缩性阴道炎的主要治疗方法。可选用雌三醇软膏局部涂抹，每天1~2次，连用14天。为防止阴道炎复发，亦可全身用药，对同时需要性激素替代治疗的患者，可给予替勃龙2.5mg，每日1次，也可选用其他雌孕激素制品连续联合使用。雌激素制品应在医生指导下使用。对于乳腺癌或子宫内膜癌患者，应慎用雌激素制品。

第四节　慢性子宫颈炎

案例引入

患者，女性，42岁，已婚。自诉白带增多2个月，近日性交后出血2次。妇科检查见：外阴已婚经产型，宫颈中度糜烂样改变，宫颈外口处可见一舌形赘生物，长约3cm，红色、质软。子宫大小正常，双侧附件（−）。

讨论分析：

（1）此患者所患何种疾病？请说明诊断依据。

（2）为明确诊断应做何检查，预计结果如何？

（3）此患者应如何治疗？请说明具体治疗方案。

解析路径导航：

通过临床路径了解慢性子宫颈炎的诊治过程。

（1）结合病史、查体情况做出临床诊断，提出诊断依据。

（2）进一步检查除外宫颈恶性肿瘤，协助明确诊断。

（3）根据查体情况明确治疗方案，去除病灶。

子宫颈炎症是常见妇科疾病之一，包括急性子宫颈炎和慢性子宫颈炎。本节主要介绍慢性子宫颈炎。慢性子宫颈炎又称慢性宫颈炎，指子宫颈间质内有大量淋巴细胞、浆细胞等慢性炎细胞浸润。慢性子宫颈炎症可由急性子宫颈炎症迁延而来，也可为病原体持续感染所致。

一、病因及病原体

慢性子宫颈炎的病原体：①性传播疾病病原体，主要是淋病奈瑟菌及沙眼衣原体，见于性传播疾病的高危人群；②内源性病原体，部分子宫颈炎的病原体与细菌性阴道病病原体、生殖支原体感染有关。

二、病理

1. **慢性子宫颈管黏膜炎**　主要表现为子宫颈管黏液或脓性分泌物，可反复发作。与子宫颈管黏膜皱襞较多有关。

2. **子宫颈息肉**　是指子宫颈管腺体和间质的局限性增生，并向子宫颈外口突出形成息肉（图15-1）。妇科检查可见子宫颈息肉为红色、质软而脆，呈舌型，可有蒂，根部附在子宫颈外口或子宫颈管内。子宫颈息肉一般为单个，也可为多个。应注意其与子宫的恶性肿瘤的鉴别。

3. **子宫颈肥大**　慢性炎症的长期刺激导致子宫颈腺体及间质增生。子宫颈深部的腺囊肿也可使子宫颈硬度增加，呈不同程度肥大。

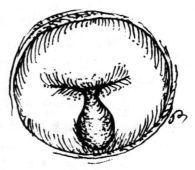

图 15-1　子宫颈息肉

三、临床表现

1. 症状 慢性子宫颈炎一般无症状，少数患者可表现为阴道分泌物增多，呈淡黄色或脓性，性交后出血，月经间期出血，偶有外阴瘙痒或不适。

2. 体征 妇科检查可见子宫颈呈糜烂样改变，可有黄色分泌物覆盖子宫颈口或从子宫颈口流出，也可表现为子宫颈息肉或子宫颈肥大。

四、诊断及鉴别诊断

根据临床表现可初步做出诊断，但需注意与子宫颈的常见病理生理改变相鉴别。

（一）子宫颈柱状上皮异位和子宫颈上皮内瘤变

子宫颈糜烂样改变除可发生在慢性子宫颈炎外，也可发生在子宫颈的生理性柱状上皮异位、子宫颈上皮内瘤变或早期子宫颈癌。故临床上对于子宫颈糜烂样改变者，应进行子宫颈细胞学检查和（或）HPV检测，必要时行阴道镜及宫颈活组织检查以排除子宫颈上皮内瘤变或子宫颈癌。

（二）子宫颈腺囊肿（Naboth cyst）

多数为子宫颈的生理性变化，是由于子宫颈腺管口阻塞或狭窄，导致腺体分泌物引流受阻，潴留形成囊肿。检查时可见子宫颈表面突出单个或多个青白色小囊泡，内含无色黏液。如囊肿感染，则外观呈白色或淡黄色小囊泡。子宫颈腺囊肿通常不需处理。但子宫颈深部的腺囊肿应与子宫颈腺癌相鉴别。

（三）子宫恶性肿瘤

由于子宫颈的恶性肿瘤及子宫体的恶性肿瘤均可呈息肉状，从子宫颈口突出，故应与子宫颈息肉相鉴别。鉴别方法是行子宫颈息肉切除，病理组织学检查确诊。内生型子宫颈癌可引起子宫颈肥大，故对子宫颈肥大者，应行子宫颈细胞学检查或子宫颈管搔刮术以鉴别。

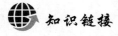 *知识链接*

五、治疗

外观呈糜烂样改变者，如为无症状的生理性柱状上皮异位，无须处理；有症状的糜烂样改变者，如伴有分泌物增多、乳头状增生或接触性出血者，可给予微波、激光、冷冻等局部物理治疗，也可给予中药保妇康栓治疗。

物理治疗注意事项：①治疗前，应常规进行筛查，排除子宫颈上皮内瘤变和子宫颈癌；②急性生殖道炎症禁做物理治疗；③治疗时间选择在月经干净后 3 ~ 7 天内进行；④治疗后可出现阴道分泌物增多，大量水样排液，术后 1 ~ 2 周为脱痂期，可有少许出血，应避免强烈活动或搬运重物；⑤术后 4 ~ 8 周禁盆浴、性交及阴道冲洗；⑥治疗后应定期复查，观察创面愈合情况直到痊愈，并注意有无子宫颈管狭窄。

1. 慢性子宫颈管黏膜炎　对持续性子宫颈管黏膜炎症，应了解有无性传播疾病病原体的再次感染、性伴侣是否已经治疗、阴道微生物群失调是否持续存在。针对不同病因给予治疗。如病原体不清，又尚无有效治疗方法者，可试行物理治疗。

2. 子宫颈息肉　行息肉摘除术，切除的息肉送病理组织学检查。

3. 子宫颈肥大　多无须治疗。

第五节　慢性盆腔炎

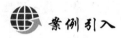 案例引入

患者 36 岁育龄期妇女，主因下腹痛 5 天，加重 2 天就诊。既往患慢性盆腔炎病史 10 年，每于劳累受凉后加重。检查：体温 38.3℃，脉搏 90 次 / 分，血压 110/70mmHg。心肺未闻异常，腹软，下腹压痛，无反跳痛及肌紧张，未触及包块。妇科检查：子宫正常大小，压痛（＋），双侧附件区稍增厚，压痛（＋）。

讨论分析：

（1）此患者所患何种疾病？请说明诊断依据。

（2）为明确诊断应做何检查，预计结果如何？

（3）此患者应如何治疗？请说明具体治疗方案。

解析路径导航：

通过临床路径了解慢性盆腔炎的诊治过程。

（1）根据既往病史、临床症状，结合妇科查体情况做出临床诊断，提出诊断依据。

（2）进一步检查除外引起盆腔痛的疾病，培养病原体，行药物敏感试验指导临床治疗。

（3）根据目前诊断，明确治疗方案。根据药敏结果选择有效抗生素。

盆腔炎（pelvic inflammatory disease，PID）是指女性上生殖道的一组感染性疾病，是妇科常见疾病。盆腔炎大多发生在性活跃期妇女。炎症可局限于一个部位，也可同时累及几个部位，最常见的是输卵管炎及输卵管卵巢炎。盆腔炎有急性和慢性两类。

急性盆腔炎可引起弥漫性腹膜炎、败血症、感染性休克，严重者危及生命，临床已少见。如在急性期未能得到彻底治愈，则转为慢性盆腔炎，经久不愈且反复发作。本节主要介绍慢性盆腔炎。

一、女性生殖道的自然防御功能

女性生殖道在解剖、生理、生化、免疫等方面具有比较完善的自然防御功能。

1. 两侧大阴唇自然合拢遮盖阴道口、尿道口。

2. 由于盆底肌肉的作用，阴道口闭合，阴道前后壁紧贴，可防止外界污染。

3. 在正常阴道环境中存在正常菌群，其中乳杆菌可以将上皮细胞内含有的糖原分解为乳酸，维持阴道 pH 在 4～5，使嗜碱性病原菌的活动和繁殖受到抑制，称为阴道的自净作用。阴道上皮在雌激素作用下，增生变厚，从而增强抵抗病原菌侵入的能力。

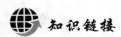 知识链接

乳杆菌

乳杆菌为革兰氏染色阳性、无芽孢杆菌，能使糖类发酵产生乳酸，是一群生活在机体内益于宿主健康的微生物。

乳杆菌属乳酸杆菌科，因发酵糖产生大量乳酸而命名，存在广泛，耐酸，最适 pH 5.5～5.8。肠道乳杆菌可分解糖产酸，抑制致病菌及腐败菌的繁殖。乳酶生即由活的乳杆菌制成，可治疗消化不良及腹泻。酸牛奶中的乳杆菌也有抑制肠道致病菌的作用。龋齿活动状态与唾液乳酸液杆菌计数之间有明确的相互关系。健康女性阴道内的乳杆菌维持阴道微生态平衡，防御生殖道感染。

4. 子宫颈分泌的黏液形成"黏液栓"堵塞子宫颈管，宫颈内口平时紧闭，病原体不易侵入。

5. 子宫内膜周期性剥脱可及时消除宫内感染。

6. 输卵管黏膜上皮细胞的纤毛向子宫腔方向摆动及输卵管向宫腔方向蠕动，均有利于阻止病原菌侵入。

7. 生殖道黏膜和子宫聚集有淋巴组织及淋巴细胞，还有中性粒细胞及一些细胞因子等，均有一定的抗感染作用。

当自然防御功能受到破坏，或机体免疫力下降，内分泌发生变化，病原体容易侵入生殖道导致炎症。

二、病原体及感染途径

常见病原体有外源性及内源性两个来源，两者可以单独存在，但多数为合并感染。

（一）病原体

1. **外源性病原体** 主要为性传播疾病的病原体，如淋病奈瑟菌、沙眼衣原体、支原体等。在我国，淋病奈瑟菌、沙眼衣原体引起的盆腔炎明显增加，已引起人们的重视。

2. **内源性病原体** 来自于阴道内微生物群，包括需氧菌和厌氧菌。可以单纯为需氧菌或厌氧菌感染，多数以混合感染存在。大肠埃希菌、溶血性链球菌、金黄色葡萄球菌等是主要的需氧菌及兼性厌氧菌。厌氧菌包括消化球菌、消化链球菌、脆弱类杆菌等。厌氧菌感染容易形成盆腔脓肿，脓液有气泡、粪臭味。

考点提示

慢性盆腔炎的感染途径。

（二）感染途径

1. **沿生殖道黏膜上行蔓延** 病原体由外阴侵入阴道，沿黏膜上行，通过子宫颈、子宫内膜、输卵管黏膜到达卵巢及腹腔。淋病奈瑟菌、葡萄球菌、沙眼衣原体多沿此途径蔓延（图 15-2）。

2. **经淋巴系统蔓延** 病原体由外阴、阴道、宫颈及宫体等创伤处的淋巴管侵入盆腔结缔组织及内生殖器其他部分，是产褥感染、流产后感染的主要传播途径。链球菌、大肠埃希菌、厌氧菌多沿此途径蔓延感染（图 15-3）。

3. **经血液循环播散** 病原体先侵入人体其他组织器官，再经血液循环感染生殖器官，是结核菌的主要传播途径（图 15-4）。

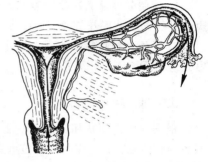

图 15-2 炎症沿生殖道黏膜上行蔓延

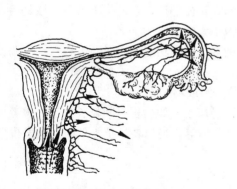

15-3 炎症经淋巴系统蔓延

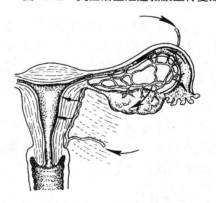

图 15-4 炎症经血液循环播散

4. **直接蔓延** 腹腔其他脏器感染后直接蔓延至内生殖器，如阑尾炎可引起右侧输卵管的炎症。

三、病理

1. **慢性输卵管炎与输卵管积水** 慢性输卵管炎多为双侧，输卵管呈轻度或中度肿大。当输卵管伞端及峡部部分或完全闭锁，并与周围组织粘连时，浆液性渗出物积聚可形成输卵管积水；有时输卵管积脓被吸收后，浆液性液体继续渗出，也可形成输卵管积水。积水的输卵管表面光滑，管壁薄，形似腊肠，可游离或与周围组织粘连（图15-5）。

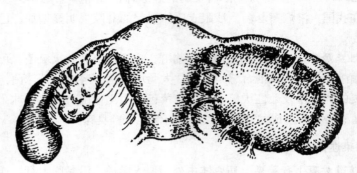

图15-5　输卵管积水（右）和输卵管卵巢囊肿（左）

2. 输卵管卵巢炎及输卵管卵巢囊肿　如输卵管炎症波及卵巢，两者相互粘连形成炎性肿块，或粘连并贯通，液体渗出形成输卵管卵巢囊肿（图15-5）。

3. 慢性盆腔结缔组织炎　炎症蔓延至主韧带及宫骶韧带处，可使子宫粘连固定，宫颈旁组织增厚，边界不清。

四、临床表现及诊断

根据病史、症状和体征，慢性盆腔炎的诊断并不困难。但应与子宫内膜异位症、盆腔静脉曲张、盆腔结核、异位妊娠及卵巢肿瘤等相鉴别。

（一）症状

1. 慢性盆腔痛　表现为下腹部坠胀、疼痛和腰骶部痛，多发生于劳累、性交后及月经前后，为慢性炎症形成的粘连及盆腔充血引起。

2. 月经异常　如有盆腔淤血，可致经量增多；卵巢功能损害时，可致月经失调；如发生子宫内膜炎，常有月经不规则。

3. 异位妊娠及不孕　输卵管炎症可致异位妊娠或不孕。

4. 全身症状　多不明显，有时仅有低热，易疲乏。如病程时间较长，部分患者可出现神经衰弱症状，如精神不振，失眠，周身不适等。当患者抵抗力低时，易发生急性或亚急性盆腔炎。

（二）体征

如为输卵管炎，则在子宫一侧或两侧触到呈索条状增粗输卵管，并有轻度压痛；如为输卵管积水或输卵管卵巢囊肿，则在盆腔一侧或两侧触及活动受限的囊性肿物；如为盆腔结缔组织炎，子宫常活动受限或粘连固定，呈后倾后屈位，子宫一侧或两侧有片状增厚，压痛，宫骶韧带增粗、变硬、有触痛。

（三）辅助检查

可进行血常规检查、阴道分泌物检查、肿瘤标志物检查、B型超声检查、阴道镜、腹腔镜检查及组织病理学检查。

五、治疗

1. 一般治疗　解除患者思想顾虑，增强患者治疗信心，增加营养，锻炼身体，劳逸结合，提高机体抵抗力。

2. 抗生素治疗　急性发作时用抗生素治疗。具体治疗方案有：头霉素类或头孢菌素类药物；克林霉素和氨基糖苷类药物联合；青霉素类和四环素类药物联合；喹诺酮类药物与甲硝唑联合。

3. 中药治疗　慢性盆腔炎以湿热型居多，治疗以清热利湿、活血化瘀为主。具体药物有：银翘解毒汤，安宫牛黄丸或紫雪丹等。若为寒凝气滞型，常用桂枝茯苓汤加减，以温经散寒、行气活血。口服或灌肠均可。

4. 其他药物治疗　采用 α-糜蛋白酶 5mg 或透明质酸酶 1500U，肌内注射，每 2 日 1 次，7～10 次为一个疗程，促进粘连和炎症的吸收。

5. 物理疗法　温热能促进盆腔局部血液循环，以利于炎症的吸收和消退。常用方法有：微波、激光、短波、超短波、离子透入等，治疗时可根据情况加入药物。

6. 手术治疗　主要适用于抗生素治疗无效的输卵管卵巢脓肿或盆腔脓肿。原则以切除病灶为主，可行单侧附件切除术或全子宫加双附件切除术。年轻妇女应尽量保留其卵巢功能。如盆腔脓肿位置低，突向阴道后穹隆，可经阴道切开排脓，并注入抗生素。

第六节　性传播疾病

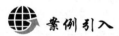
案例引入

22 岁育龄期妇女，主诉同房后阴道排液、流血 2 周。患者否认性传播疾病，近期未口服避孕药。末次月经在 1 周前，正常。检查：体温 38℃，脉搏 80 次/分，血压 100/60mmHg。心肺功能正常，腹软，未触及包块。妇科检查提示：阴道脓性分泌物，经革兰氏染色提示革兰氏阴性双球菌，妊娠实验是阴性的。

讨论分析：

（1）此患者所患何种疾病？请说明诊断依据。

（2）为明确诊断应做何检查，预计结果如何？

（3）此患者应如何治疗？请说明具体治疗方案。

解析路径导航：

通过临床路径了解淋病的诊治过程。

（1）根据病史、临床表现结合辅助检查做出临床诊断，提出诊断依据。

（2）进一步培养病原体协助明确诊断。

（3）根据目前诊断，明确治疗方案。

性传播疾病（sexually transmitted diseases，STDs）指主要通过性接触、类似性行为及间接接触传播的一组传染性疾病。近年来随着国际交往的日益频繁和旅游事业的迅速发展，我国性传播疾病发病率逐年增高，女性性传播疾病明显上升。本节主要介绍淋病、梅毒和尖锐湿疣。

一、淋病

淋病是由淋病奈瑟菌（简称淋菌）引起的以泌尿生殖系统化脓性感染为主的性传播疾病。占我国性传播疾病的首位。淋菌为革兰氏阴性双球菌，主要侵袭柱状上皮及移行上皮。因此，女性患者表现为子宫颈黏膜炎和尿道炎。如淋病早期未及时有效控制，可发展至急性盆腔炎等。

（一）传播途径

主要通过性生活直接接触传播。间接传播很少见，可通过接触污染的衣裤、毛巾、浴盆及消毒不彻底的医疗器具感染。垂直传播多在新生儿自然分娩时，接触污染的阴道分泌物感染。

（二）临床表现及诊断

根据病史、症状、体征和辅助检查，可以初步做出淋病的诊断。

1. **病史**　多有不洁性交史，性伴侣感染史或多个性伴侣史，潜伏期 1～10 天，平均 3～5 天。

2. **症状**　患者可出现外阴瘙痒或灼热、阴道分泌物增多（可呈黏液脓性）、尿道炎表现，以及下腹剧痛、高热、脓性白带等盆腔炎表现。

3. **体征**　妇科检查可见宫颈充血、水肿，宫颈管流出脓性分泌物；上行感染可引起输卵管炎症、子宫内膜炎、宫外孕和不孕症等。

4. **辅助检查**　分泌物涂片检查见革兰氏阴性双球菌，为诊断淋病的筛查方法。淋病奈瑟菌培养是诊断淋病的金标准，培养阳性时可确诊。核酸检测淋病奈瑟菌 DNA 片段阳性，也可确诊。

（三）治疗

1. **治疗原则**　早诊断、早治疗，及时、足量、规范应用抗生素。

2. **治疗用药**　首选药物以第三代头孢菌素为主。如头孢曲松 125mg 单次肌内注射，或头孢克肟 400mg 单次口服。合并衣原体感染者，同时应用阿奇霉素 1g 顿服或阿莫西林进行治疗。

二、梅毒

梅毒是由梅毒螺旋体（苍白密螺旋体）感染引起的慢性全身性的性传播疾病。梅毒早期主要侵犯皮肤黏膜，晚期侵犯多种组织器官，特别易侵犯心血管和中枢神经系统，甚至危及生命。

（一）传播途径

性接触传播是最主要的传播途径，占 95%。少数患者可通过接触污染衣裤、毛巾、浴盆等间接感染。个别患者通过输入有传染性的梅毒患者的血液而感染。患梅毒孕妇可通过胎盘感染胎儿，胎儿也可在分娩时通过软产道被传染。根据传播途径不同，梅毒分为获得性梅毒（后天梅毒）和胎传梅毒（先天梅毒），本节主要介绍获得性梅毒。

（二）临床表现及诊断

根据病史、症状、体征和辅助检查，可以初步做出梅毒的诊断。

1. 病史　多有不良的性接触史或输血史。

2. 临床表现

（1）一期梅毒：潜伏期 2 ～ 4 周，主要表现为硬下疳及硬化性淋巴结炎。硬下疳女性易发生于外阴、阴道、宫颈等部位，表现为圆形或椭圆形的无痛无痒溃疡，直径 1 ～ 2cm，边缘清楚，周围堤状隆起，触之硬如软骨，有浆液性渗出物，基底呈红色糜烂面。硬下疳出现 1 ～ 2 周后，腹股沟淋巴结肿大，多大小不等、质硬、不粘连、无痛、无溃疡，称硬化性淋巴结炎。硬下疳初期梅毒血清试验多为阴性，以后逐渐转为阳性。

（2）二期梅毒：主要表现为皮肤梅毒疹。多在硬下疳消退后 3 ～ 4 周（感染后 9 ～ 12 周），出现皮肤黏膜和系统性损害。包括：①出现斑疹、斑丘疹、丘疹、丘脓疱疹等各种形状皮疹，呈玫瑰色、紫色或铜红色，对称、泛发，皮疹持续 2 ～ 6 周后自行消退；②扁平湿疣，多在皮肤相互摩擦和潮湿的外阴及肛门周围出现；③梅毒性秃发、梅毒性白斑。此期梅毒血清学强阳性。

（3）三期梅毒：主要表现为永久性皮肤黏膜损害，并可侵犯心血管、神经系统等多种组织器官，甚至危及生命。

3. 辅助检查　皮损处分泌物涂片检查见梅毒螺旋体可以确诊。梅毒血清学检查是诊断梅毒必要的检查方法，阳性可确诊。脑脊液检查主要用于诊断神经梅毒患者。

（三）治疗

1. 治疗原则　用药原则为尽早、足量、规范。

2. 治疗用药　治疗首选青霉素类抗生素，常用普鲁卡因青霉素或苄星青霉素。头孢曲松钠是高效的抗梅毒螺旋体药物，可作为青霉素过敏者优先选择的替代治疗药物。四环素和红霉素类疗效较青霉素差，通常作为青霉素过敏者的替代治疗药物。

三、尖锐湿疣

尖锐湿疣是由人类乳头瘤病毒（human papilloma virus，HPV）感染引起的鳞状上皮增生性疣状病变。HPV 感染与过早性交、多个性伴侣、机体免疫力低下或高性激素水平、吸烟密切相关。病变部位多在生殖器、会阴、肛门等处。

（一）传播途径

性接触传播是其主要的传播途径。部分患者也可通过接触污染衣物、毛巾及消毒不彻底的医疗器具发生间接传播。新生儿可在自然分娩时接触软产道内含有 HPV 的羊水、血液或分泌物而发生母婴传播。

（二）临床表现及诊断

1. 病史　多有不洁性接触史，性伴侣感染史或多个性伴史，潜伏期为 3 周～ 8 个月，平均 3 个月。

2. 症状 多数患者无明显临床症状，仅伴有瘙痒、灼热感或性交后出血。

3. 体征 病灶初起为单个或多个淡红色或污红色小丘疹，顶端稍尖，呈乳头状突起。随后，病灶逐渐增大，相互融合成菜花状、鸡冠状或团块状，柔软质脆，顶端有角化或感染溃疡。

4. 辅助检查 醋酸白试验、细胞学检查可协助诊断，病理检查见空泡化细胞是诊断的重要证据，聚合酶链反应（PCR）是目前检出 HPV 感染的最敏感的方法。

（三）治疗

1. 治疗原则 以局部去除疣体为主，辅以抗病毒、抗增殖和免疫调节的综合治疗，以减少复发。

2. 治疗方法 ①疣体较小者，给予局部药物治疗，常选用足叶草酯酊、三氯醋酸等，每周一次；②疣体较大者，给予物理治疗或手术治疗，如微波、激光、冷冻等。

（黄　丽）

课后练习

一、单选题

1. 细菌性阴道病的典型临床表现为（　　　）

　　A. 阴道分泌物灰黄、稀薄、有泡沫

　　B. 阴道流出大量水样阴道分泌物

　　C. 阴道分泌物呈灰白色，稀薄均匀一致，有恶臭味

　　D. 血性阴道分泌物，外阴痒、痛

　　E. 脓性阴道分泌物，外阴瘙痒、烧灼感

2. 有关外阴阴道假丝酵母菌病的诱发因素错误的是（　　　）

　　A. 糖尿病　　　　　　　　B. 妊娠　　　　　　　　C. 长期用抗生素

　　D. 使用免疫抑制药　　　　E. 使用避孕套避孕

3. 滴虫阴道炎的传播方式，下列哪项不正确（　　　）

　　A. 性交传播　　　　　　　　B. 公共浴池传播

　　C. 不洁器械和敷料传播　　　D. 长期应用抗生素导致菌群失调

　　E. 游泳池传播

4. 宫颈息肉的治疗下列哪项最合适（　　　）

　　A. 微波　　B. 激光　　C. 息肉摘除术　　D. 息肉摘除并送病理检查　　E. 宫颈锥切

5. 女性，62 岁，绝经 4 年，近来阴道分泌物增多，伴外阴瘙痒，灼热感，诊断为萎缩性阴道炎，治疗中除局部治疗外，可用少量的（　　　）

　　A. 孕激素　　B. 雄激素　　C. 雌激素　　D. 维生素　　E. 糖皮质激素

二、思考题

简述女性生殖器官的自然防御功能。

第十六章　女性生殖系统肿瘤

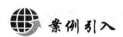

学习目标

1. 掌握　子宫肌瘤、子宫颈癌、子宫内膜癌的分类、临床表现、诊断与治疗。
2. 掌握　卵巢肿瘤的分类、临床表现、并发症、诊断及处理原则。
3. 熟悉　子宫肌瘤、子宫颈癌、子宫内膜癌、卵巢肿瘤的病理、鉴别诊断。
4. 了解　子宫肌瘤、子宫颈癌、子宫内膜癌、卵巢肿瘤的病因。

第一节　子宫颈癌

案例引入

患者，女性，43 岁，平素月经规律。近半年出现接触性出血，量少，色鲜红，近一个月有少量阴道排液。查体：T 36℃、P 76 次 / 分、R 20 次 / 分、BP 100/65mmHg，腹软，无压痛，妇科检查：已婚经产外阴，阴道畅，宫颈肥大，糜烂样改变，表面不平，质硬，宫颈前唇可见一直径约 2cm 的菜花状物，触血（＋），子宫前位，正常大小，表面光滑，活动好，无压痛，宫旁无增厚，双侧附件区未触及异常。

讨论分析：

（1）此患者最可能的诊断是什么？请说明诊断依据。

（2）需做何种检查才能协助明确诊断，说明检查步骤。预计结果如何？

（3）此患者应如何治疗？请说明理由。

解析路径导航：

通过临床路径了解子宫颈癌的诊治过程。

（1）根据接触性出血及阴道排液病史，结合妇科检查所见初步判定临床诊断，并提出诊断依据。

（2）结合初步诊断确定下一步检查方法以明确有无宫颈癌变。

（3）结合患者年龄、生育要求、临床分期等明确治疗方案。

子宫颈癌（cervical cancer），习称宫颈癌，是常见的妇科恶性肿瘤之一，发病率在我国女性生殖系统恶性肿瘤中居首位，高发年龄为 50 ～ 55 岁。自 20 世纪 50 年代以来，由于普遍采用的宫颈脱落细胞检查使宫颈癌的癌前病变得到了早期发现、早期诊断、早期治疗，从而大大降低了宫颈癌的发病率和死亡率。

一、病因

子宫颈癌的确切病因目前尚未完全清楚。根据国内外大量流行病学资料表明，子宫颈癌发病与人乳头瘤病毒感染、宫颈上皮内瘤变、性生活过早（< 16 岁）、早育、多产、性生活紊乱、性传播疾病、免疫抑制、吸烟、经济状况、地理环境等因素有关。与高危男性（患生殖器恶性肿瘤或其性伴侣曾患子宫颈癌）有性接触的妇女，患宫颈癌的概率增加。

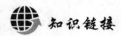 知识链接

人乳头状瘤病毒

人乳头瘤病毒感染可引起子宫颈上皮内瘤变与子宫颈癌的发生。人乳头瘤病毒有多种基因型，目前已有120余种类型被确定，其中10余种与子宫颈癌及癌前期病变密切相关，不同 HPV 类型的致病能力亦有区别。根据生物学特性和致癌潜能，HPV 分为高危型和低危型。高危型如 HPV16、18、31、33、35、39、45、51、52、56、58、59、66、68 等与癌及癌前期病变有关，低危型如 HPV6、11、42、43、44 等主要与轻度鳞状上皮损伤、生殖道疣有关。

二、子宫颈组织学特点

子宫颈上皮由子宫颈阴道部的鳞状上皮与子宫颈管的柱状上皮组成，两种上皮交接部称为转化区（transformation zone），也称移行带、鳞－柱状交接部或鳞－柱交接。胎儿期时，来源于泌尿生殖窦的鳞状上皮向头侧生长，至子宫颈外口与子宫颈管柱状上皮相交接，成为原始鳞－柱状交接部；青春期后在雌激素作用下，子宫颈管黏膜组织向尾侧移动，即子宫颈管柱状上皮及其间质成分到达子宫颈阴道部，使鳞－柱状交接部向外移动。鳞－柱状交接部以内为单层柱状上皮，组织菲薄，透出其下间质的红色，外观呈红色细颗粒状，肉眼观似糜烂，旧称"宫颈糜烂"，事实上此非真性糜烂。受阴道酸性环境或某些致病菌影响，外移的柱状上皮由原始鳞－柱交接部的内侧向子宫颈口方向逐渐被鳞状上皮取代，形成新的鳞－柱状交接部，称为生理鳞－柱状交接部。原始鳞柱状交接部和生理鳞柱状交接部之间的区域，称为转化区。

转化区成熟的化生鳞状上皮对致癌物较不敏感，但未成熟的化生鳞状上皮因代谢活跃，在 HPV 等刺激之下，易发生细胞增生异常、分化不良、排列紊乱、细胞核异常、有丝分裂增加，最后形成子宫颈上皮内瘤变（cervical intraepithelial neoplasia，CIN）。

三、病理

宫颈癌的发生发展有一个缓慢的过程，在宫颈上皮内瘤变（CIN）形成后进一步突破上皮基底膜形成浸润癌，即正常上皮→宫颈上皮内瘤变→浸润癌。

知识链接

子宫颈上皮内瘤变（CIN）

子宫颈上皮内瘤变（CIN）是与子宫颈癌密切相关的宫颈病变，多发生于25 ~ 35岁妇女。子宫颈上皮内瘤变分为CIN Ⅰ级、CIN Ⅱ级、CIN Ⅲ级。大部分低级别CIN可自然消退，而高级别CIN具有癌变潜能，被视为癌前期病变。故及早筛查CIN，及时治疗高级别病变，方可有效预防宫颈癌的发生。

CIN Ⅰ级：即轻度异型。上皮下1/3层细胞核增大，核质比例略增大，核染色稍加深，核分裂象少，细胞极性正常。

CIN Ⅱ级：即中度异型。上皮下1/3 ~ 2/3层细胞核明显增大，核质比例增大，核深染，核分裂象较多，细胞数明显增多，细胞极性尚存。

CIN Ⅲ级：即重度异型和原位癌。病变细胞占据2/3层以上甚至上皮全层，细胞核异常增大，核质比显著增大，核形不规则，染色较深，核分裂象增多，细胞拥挤，排列紊乱，无极性。宫颈原位癌又称上皮内癌，癌变未穿透基底膜，无间质浸润，可累及腺体，腺体基底膜保持完整。

（一）鳞状细胞浸润癌

常发生在子宫颈外口的原始鳞 – 柱状上皮交接部和生理性鳞 – 柱状上皮交接部之间形成的移行带区，占宫颈癌的75% ~ 80%。

1. 巨检（图16–1）

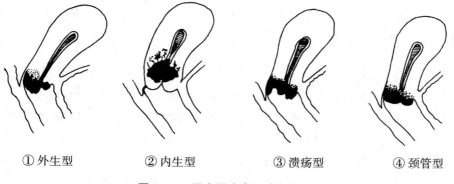

①外生型　　②内生型　　③溃疡型　　④颈管型

图16–1　子宫颈癌类型（巨检）

（1）外生型：最常见，癌灶向外生长如息肉或乳头状或菜花状。质脆，触之易出血。阴道常常受累。

（2）内生型：癌灶向宫颈深部组织浸润，使宫颈扩张并侵犯子宫峡部。宫颈肥大变硬，表面光滑或有轻微糜烂样改变，整个宫颈膨大如桶状。常累及宫旁组织。

（3）溃疡型：上述两型的癌灶继续发展，癌组织感染、坏死、脱落后形成凹陷性溃疡或空洞，如火山口样。

（4）颈管型：癌灶隐蔽在宫颈管内，侵入宫颈管及子宫峡部供血层，以及转移到盆腔的淋巴结。

2. 显微镜检

（1）微小浸润癌：指癌细胞穿透基底膜进入间质。显微镜下可见单个或多个小滴状或锯齿状癌灶突破上皮基底膜，但浸润深度不超过 5mm，无浸润间质的淋巴管或血管的迹象。

（2）宫颈浸润癌：指癌灶浸润的范围超过微小浸润癌，浸润深度超过 5mm，多呈网状或团块状，侵犯淋巴管及血管。根据细胞的分化程度分为 3 级：Ⅰ级为高分化鳞癌，即角化性大细胞型；Ⅱ级为中分化鳞癌，即非角化性大细胞型；Ⅲ级为低分化鳞癌，即小细胞型。

（二）腺癌

发生于宫颈管内柱状上皮或腺上皮，浸润管壁。近年来发生率有上升趋势，占 20% ~ 25%。癌灶可呈乳头状向外生长或浸润型向内生长，根据组织学特点分为两种类型。

1. 黏液腺癌 最常见，来源于宫颈黏膜柱状黏液细胞，镜下见腺体结构，内可见癌细胞呈乳头状突起，腺上皮增生呈多层，异型性明显。

2. 恶性腺瘤 为高分化子宫颈管黏膜腺癌。腺体由柱状上皮覆盖，细胞无异型性，腺体多，大小不一，形态多变，癌组织呈点状突起浸润宫颈间质深层。

（三）鳞腺癌

占 3% ~ 5%，是储备细胞同时向腺癌及鳞状上皮化生发展而成，也就是腺癌与鳞癌组织同时存在。

（四）其他

除上述各类型外，临床上还可见到神经内分泌癌、未分化癌、混合性上皮/间叶肿瘤、间叶肿瘤、黑色素瘤、淋巴瘤等。

四、转移途径

子宫颈癌的播散途径主要是以直接蔓延和淋巴转移为主，血行转移极少见。

1. 直接蔓延 是最常见的转移途径。癌组织局部浸润，直接侵犯邻近组织器官，向下蔓延至阴道壁，极少向上蔓延至子宫腔；癌灶也可向两侧蔓延至主韧带及子宫颈旁、阴道旁组织；晚期可蔓延侵犯骨盆壁、膀胱、直肠等。

2. 淋巴转移 是子宫颈癌的重要转移途径。通过癌灶周围的淋巴向子宫旁、子宫颈旁、闭孔、髂内、髂外、髂总、骶前淋巴结、腹股沟深浅淋巴结、腹主动脉旁淋巴结蔓延。

3. 血行转移 很少见。发生于晚期，癌组织破坏小静脉后随血液循环转移到全身各器官，如肺、肝等。

五、临床分期

采用国际妇产科联盟（FIGO，2009 年）修订的临床分期（表 16-1，图 16-2）。

表 16-1　宫颈癌的临床分期（FIGO，2009 年）

期别	肿瘤范围
I 期	肿瘤局限在宫颈（包括累及宫体）
IA	镜下浸润癌，间质浸润深度 < 5mm，宽度 ≤ 7mm
IA1	间质浸润深度 ≤ 3mm，宽度 ≤ 7mm
IA2	间质浸润深度 > 3 mm 至 < 5mm，宽度 ≤ 7mm
IB	肉眼可见临床癌灶局限于宫颈，或镜下病灶超过 IA 期
IB1	临床癌灶最大径线 ≤ 4cm
IB2	临床癌灶最大径线 > 4cm
II 期	癌灶超出子宫颈，但未达盆壁或未达阴道下 1/3
II A	无明显宫旁浸润
II A1	临床可见癌灶最大径线 ≤ 4cm
II A2	临床可见癌灶最大径线 > 4cm
II B	有明显宫旁浸润，但未达到盆壁
III 期	肿瘤超越宫颈，阴道浸润已达下 1/3，宫旁浸润已达盆壁，有肾盂积水或肾无功能者（非癌所致的肾盂积水或肾无功能者除外）
III A	肿瘤累及阴道下 1/3，但未达盆壁
III B	肿瘤浸润已达盆壁，和（或）引起肾盂积水或肾无功能
IV 期	肿瘤超出真骨盆，或侵犯膀胱和（或）直肠黏膜
IV A	肿瘤侵犯膀胱或直肠等盆腔器官
IV B	远处转移

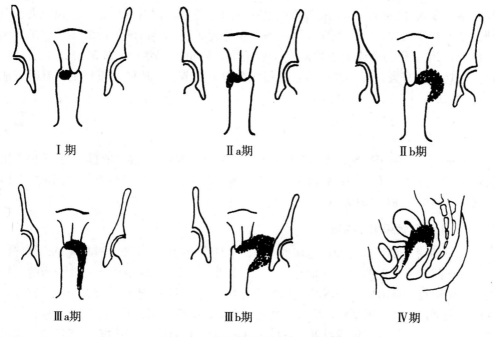

I 期　　　　　　II a 期　　　　　　II b 期

III a 期　　　　　　III b 期　　　　　　IV 期

图 16-2　宫颈癌临床分期示意图

六、临床表现

（一）症状

早期患者多无明显的症状和体征，与慢性宫颈炎无明显区别。颈管型宫颈癌患者因宫颈表面光滑，病灶位于宫颈管内，易被漏诊或误诊。随着病变的进展，临床症状、体征逐渐明显，主要表现如下。

1. **阴道流血**　为宫颈癌的主要症状，因癌组织侵及间质内血管所致。常表现为接触性出血，即性交后或妇科检查后的阴道流血。年轻患者亦可表现为不规则阴道流血或经期延长，周期缩短，经量增多等。老年患者主要表现为绝经后不规则阴道流血。阴道流血量可多可少，早期癌出血量少，晚期癌灶侵蚀大血管可引起大量出血致休克。外生型出血早，量多；内生型出血晚，量少。

2. **阴道排液**　常出现在阴道流血后。最初量不多，白色或血性，无异味。随着癌组织的生长，癌肿坏死、破溃，阴道排液增多，稀薄如水样，有腥臭。晚期癌肿继发感染后可有大量脓性或米汤样恶臭白带。

3. **晚期症状**　癌灶范围、累及脏器不同，继发性症状而有所不同。癌肿侵犯膀胱、直肠，可有尿频、尿急、尿痛、血尿、肛门坠胀、大便困难、里急后重、便血等；癌肿侵犯盆壁，压迫神经，可出现持续性腰骶部或坐骨神经痛；癌肿压迫输尿管，引起输尿管梗阻、肾盂积水，表现为一侧腰痛；癌肿侵犯淋巴使淋巴管回流阻塞，导致下肢水肿和疼痛。患者还可出现消瘦、贫血、发热等恶病质。

（二）体征

早期子宫颈癌局部无明显病灶，子宫颈光滑或呈一般宫颈炎的表现。随病情进展而有不同体征。外生型可见向外生长的息肉状突起或菜花状的赘生物，组织脆，易脱落，多合并感染，可有灰白色渗出物，触之易出血。内生型见子宫颈肥大、质硬、宫颈管膨大如桶状。晚期癌由于癌组织坏死脱落，形成凹陷性溃疡或空洞。癌灶侵及阴道见赘生物或阴道穹隆变浅或消失，阴道局部增厚、质硬脆，触之易出血。癌灶侵及宫旁，可扪及两侧盆腔组织增厚，结节状，质硬，不规则，有时形成"冰冻骨盆"。

七、诊断

根据病史和临床表现，尤其有接触性出血者，应想到宫颈癌的可能。宫颈癌采用宫颈细胞学检查和（或）HPV 检测、阴道镜检查、子宫颈活组织检查的"三阶梯"诊断程序，确切诊断依据组织学诊断。

（一）子宫颈细胞学检查

是早期筛查 CIN 及宫颈癌的基本方法，也是诊断的必要步骤。取材简单，准确率高，普遍用于宫颈癌初筛。凡是有三年以上性生活史，或 21 岁以上有性行为的女性均应定期检查。目前采用 TBS 或巴氏 V 级分类法。宫颈刮片巴氏分级：Ⅰ级：正常；Ⅱ级：炎症；Ⅲ级：可疑癌；Ⅳ级：高度可疑癌；Ⅴ级：癌。Ⅱ级应先按炎症处理后重复刮片进一步检查，Ⅲ级及以上者应重复刮片并行宫颈活组织检查。巴氏分类法虽简单，但缺乏严格的客观标准，故目前临床推荐使用 TBS 分类法。TBS 分类法结果包括未见上皮内病变细胞和恶性细胞、上皮细胞异常。如上皮细胞异常，尤其是高危型 HPV 阳性，应行阴道镜下宫颈活组织检查。液基薄层细胞学检测（TCT 检测）是目前常用的细胞学检查方法。

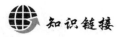 知识链接

液基薄层细胞学检测（TCT 检测）

液基薄层细胞检测是采用液基薄层细胞检测系统检测宫颈细胞并进行细胞学分类诊断，1991 年诞生于美国等国家。国内从 2001 年开始做液基细胞学筛查子宫颈癌的研究，是一种比较先进的宫颈癌细胞学检查技术。TCT 检测取样方便，与传统的宫颈刮片巴氏涂片检查相比图像更清晰，阅片更容易，可多次重复制片，明显提高了标本的满意度及宫颈异常细胞检出率。

（二）高危型 HPV DNA 检测

与子宫颈细胞学检查相比较，HPV 检测特异性低，敏感性高。多与细胞学检查联合应用于子宫颈癌的筛查，有效减少细胞学检查的假阴性结果。如细胞学检查阴性而高危型 HPV 检查阳性者一般不做处理，应定期随访；如细胞学检查为未明确诊断意义的不典型鳞状上皮细胞或腺上皮细胞，高危型 HPV 检测阳性，则应进一步行阴道镜检查及宫颈活体组织检查。

（三）阴道镜检查

凡细胞检查巴氏Ⅲ级或以上、TBS 发现上皮细胞异常并高危型 HPV DNA 检测阳性，或低级别鳞状上皮内病变及以上者均应进行阴道镜检查，观察宫颈表面有无异型上皮或早期癌变，以协助定位，确定活检部位。

（四）子宫颈活组织检查

是确诊子宫颈癌的最可靠和不可缺少的方法。凡子宫颈有明显病灶均应取活检。如无明显病变，则选择子宫颈转化区的 3 点、6 点、9 点、12 点处取材，或在碘试验不着色区或醋白上皮区取材，或在阴道镜观察到的可疑部位取材，以提高检出率。如需了解宫颈管情况，则应用小刮匙搔刮宫颈管行子宫颈管内膜刮取术，将刮出物送病理检查，协助明确诊断。

（五）宫颈锥形切除术

当宫颈细胞学检查多次阳性，而宫颈活检为阴性，或活检为 CIN Ⅱ和 CIN Ⅲ需确诊者，或不能排除浸润癌，或了解病灶浸润深度和宽度时，均应做宫颈锥形切除术，把切下的宫颈组织自 1 ～ 12 点做连续切片检查以确诊。目前多采用冷刀或 LEEP 环形电切除。

（六）其他检查

确诊宫颈癌后，根据具体情况，进行胸部 X 线摄片、淋巴造影、肾盂造影、膀胱镜检查、直肠镜检查、B 型超声检查、CT、磁共振（MRI）检查、PET-CT 等影像学检查，以确定其临床分期。

八、鉴别诊断

主要根据子宫颈活组织病理检查与有相似临床症状或体征的宫颈病变鉴别。包括：①子宫颈良性病变：子宫颈柱状上皮异位、子宫颈息肉、子宫颈结核、子宫颈子宫内膜异位症等；②子宫颈良性肿瘤：黏膜下子宫肌瘤、子宫颈乳头状瘤等；③子宫颈恶性肿瘤：原发性恶性黑色素瘤、肉瘤、淋巴瘤、转移性癌等。

九、治疗

应根据临床分期、患者年龄、全身情况、生育要求、医疗水平、设备条件等制订个体化治疗方案。总的来讲，是以手术和放疗为主，化疗为辅。

（一）手术治疗

适用于ⅠA～ⅡA期，无严重内外科合并症，无手术禁忌证，年龄不限，全身情况能耐受手术的早期患者。不同期别具体手术方式如下。

ⅠA1 期：无淋巴脉管间质浸润者行筋膜外全子宫切除术，有淋巴脉管浸润者行改良广泛性全子宫切除术及盆腔淋巴结切除术。

ⅠA2 期：行改良广泛性子宫切除术及盆腔淋巴结切除术。

ⅠB1 及ⅡA1 期：行广泛性子宫切除术及盆腔淋巴结切除术，必要时行腹主动脉旁淋巴结取样。

ⅠB2 及ⅡA2 期：行广泛性子宫切除术及盆腔淋巴结切除术和腹主动脉旁淋巴结取样，或放疗、化疗后行全子宫切除术。

未绝经，年龄 < 45 岁的鳞癌患者可保留卵巢；对于要求保留生育功能的年轻患者，ⅠA1 期可行宫颈锥形切除术，ⅠA2 期和肿瘤直径 < 2cm 的ⅠB1 期患者可行广泛性子宫颈切除术及盆腔淋巴结切除术。

考点提示

子宫颈癌的治疗。

（二）放射治疗

适用于年老、严重内外科合并症、不能耐受手术者，或部分ⅠB2 期、ⅡA2 期和ⅡB～Ⅳ期患者，或癌灶较大患者术前放疗使病灶局限后再行手术治疗患者，或具有高危因素的手术后患者补充治疗。放射治疗分为腔内照射及体外照射两种。早期患者以腔内放射为主，体外照射为辅；晚期患者则以体外照射为主，腔内放疗为辅。体外照射多用直线加速器、放射源 ^{60} 钴（^{60}Co）等，腔内照射多用后装治疗机，放射源 ^{137} 铯（^{137}Cs）、^{192} 铱（^{192}Ir）等。

（三）化疗

主要用于晚期或复发转移患者和同期放化疗患者。常用的有效药物有顺铂、卡铂、氟尿嘧啶、紫杉醇、长春新碱与博来霉素等，多采用以铂类为基础的联合化疗。

常用的化疗方案有：TP（顺铂与紫杉醇）、EP（顺铂与氟尿嘧啶）、BVP（博来霉素、长春新碱与顺铂）、BP（博来霉素与顺铂）等。多采用静脉化疗，也可应用介入化疗（超选择性动脉灌注化疗）。

十、预后

与临床期别、病理类型及治疗方法有关，淋巴结无转移者，预后好。

十一、随访

治疗后第1年内，每3个月复查一次；第2年内每3～6个月复查一次；第3～5年每6～12个月复查一次；以后每年复查一次。随访检查内容包括盆腔检查、阴道脱落细胞学检查、胸片、盆腔及腹部超声、肿瘤标志物SCC、血常规，必要时行CT、MRI、PET检查。

十二、预防

子宫颈癌病因明确，筛查手段已较为完善，是能够被预防的肿瘤性疾病。普及防癌知识，提倡晚婚、晚育、少育，开展性卫生教育，预防性传播疾病，是减少宫颈癌发生的有效措施。同时，应发挥妇女防癌保健网作用，定期开展宫颈癌的普查普治，做到早发现、早诊断和早治疗。目前，HPV疫苗已上市，条件成熟时可推广注射HPV疫苗，以阻断HPV感染，预防子宫颈癌的发生。

第二节　子宫肌瘤

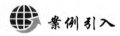案例引入

患者，女性，48岁，平素月经规律，5/（28～30）天，无痛经。近三年月经周期较前缩短5天，月经期较前延长4～5天，月经量较前增多1倍，常有轻度头晕乏力。近一个月患者每日晨起时发现下腹耻上可触及包块。查体：T 36.3℃、P 80次/分、R 19次/分、BP 110/70mmHg，妇科检查：已婚经产外阴，阴道畅，白带稍多，白色，宫颈光滑，子宫前位，增大如孕3个月大小，表面不平，活动好，无压痛，双侧附件区未触及异常。

讨论分析：

（1）此患者所患何种疾病？请说明诊断依据。

（2）为明确诊断应做何检查，预计结果如何？

（3）此患者应如何治疗？请说明具体治疗方案。

解析路径导航：

通过临床路径了解子宫肌瘤的诊治过程。

（1）根据月经改变特点及查体所见做出临床诊断并提出诊断依据。

（2）结合初步诊断进一步检查盆腔情况协助明确诊断。

（3）结合患者年龄、生育要求、子宫大小等明确治疗方案。

重点·考点·笔记

子宫肌瘤（uterine myoma）是由子宫平滑肌及结缔组织组成，为女性生殖系统最常见的良性肿瘤，也是人体最常见的肿瘤。多见于 30～50 岁的妇女，20 岁以下少见。根据尸检资料统计，30 岁女性以上约 20% 有子宫肌瘤。因多数患者无症状，或很少有症状，或因肌瘤很小，因此临床报道的发病率远低于真实的发病率。

一、病因

确切病因尚不清楚。子宫肌瘤好发于生育期女性，青春期前极少见，妊娠期子宫肌瘤生长加速，绝经后子宫肌瘤停止生长，萎缩或消退。因此考虑子宫肌瘤的发生与女性性激素水平高有关，子宫肌瘤是一种激素依赖性肿瘤。生物化学检测发现子宫肌瘤中雌二醇转化明显低于正常肌组织，子宫肌瘤细胞中雌激素受体和组织中雌二醇含量较正常子宫肌组织高，因此认为肌瘤组织局部对雌激素的高敏感性是子宫肌瘤发生的重要因素。此外，孕激素可刺激子宫肌瘤细胞核分裂，有促进肌瘤生长的作用。细胞遗传学研究显示 25%～50% 子宫肌瘤存在细胞遗传学的异常。分子生物学研究结果提示子宫肌瘤是由单克隆平滑肌细胞增殖而成。

总之，子宫肌瘤的发生发展可能是多种因素共同作用的结果。

二、分类

（一）根据肌瘤生长部位

分为宫体肌瘤及宫颈肌瘤，绝大多数子宫肌瘤发生在子宫体（90%）。

考点提示

子宫肌瘤的类型。

（二）根据肌瘤与子宫肌壁的关系

分为以下 3 类（图 16-3）。

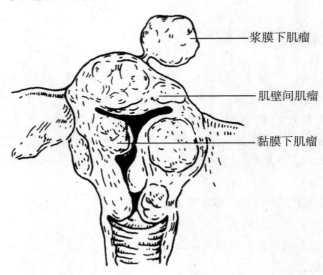

浆膜下肌瘤

肌壁间肌瘤

黏膜下肌瘤

图 16-3　子宫肌瘤分类

1. 肌壁间肌瘤（intramural myoma）　占 60%～70%，肌瘤位于子宫肌层内，周围均被正常的子宫肌层包围，肌瘤与肌壁间界限清楚，是最常见的类型。

2. 浆膜下肌瘤（subserous myoma）　约占20%，肌瘤向子宫表面的浆膜层生长，凸出于子宫表面，肌瘤表面仅覆盖子宫浆膜层。如肌瘤继续向子宫浆膜面生长，其基底部形成蒂，与子宫相连，称为带蒂浆膜下肌瘤。肌瘤的营养由蒂部血管供给，如发生蒂扭转时血供不足，肌瘤可发生变性坏死，可造成急腹症；如蒂部扭转断裂，则形成游离性肌瘤。如肌瘤生长在子宫体的两侧壁，向宫旁生长，突向阔韧带内，称阔韧带内肌瘤。

3. 黏膜下肌瘤（submucous myoma）　占10%～15%，肌瘤向子宫腔生长，突出于子宫腔，肌瘤表面仅覆盖子宫黏膜。黏膜下肌瘤因突向子宫腔，可改变宫腔的形状，但子宫外形无明显变化。黏膜下肌瘤易形成蒂与子宫相连，在子宫腔内似异物刺激子宫，引起子宫收缩，肌瘤可因挤压而脱出于子宫颈口外。

子宫肌瘤可单发，也可多发，如各种类型的肌瘤发生在同一子宫上称为多发性子宫肌瘤。

三、病理

1. 巨检　子宫肌瘤由子宫平滑肌增生而成，为球形实质性的包块，表面光滑，质地较硬，大小不一，压迫周围平滑肌纤维。肌瘤外有被压缩的肌纤维束和结缔组织构成的假包膜，肌瘤与假包膜之间有一层疏松网状间隙，使肌瘤与周围肌组织有明显界限，从而使肌瘤能完整的从假包膜中剔除。肌瘤可单个或多个生长在子宫的任何部位，有时大瘤体上可见附着、散在的多个小肌瘤，形状不规则。肌瘤表面色淡，切面呈灰白色漩涡状或编织状结构。肌瘤的颜色、硬度与纤维组织多少及是否发生变性有关。

2. 显微镜检　子宫肌瘤由梭形平滑肌纤维和不等量纤维结缔组织相互交叉组成，漩涡状或棚状。肌细胞大小均匀，呈卵圆形或杆状，核染色较深。

四、肌瘤变性

如子宫肌瘤生长过快，供血不足，肌瘤失去原有的典型结构，称为肌瘤变性，常见的变性有以下几种。

1. 玻璃样变（hyaline degeneration）　又称透明变性，最多见。肌瘤组织水肿、变软，剖面漩涡状结构消失，被均匀透明样物质取代。镜下见病变区域肌细胞消失，为均匀透明无结构区。

2. 囊性变（cystic degeneration）　肌瘤玻璃样变性继续发展，使子宫平滑肌细胞坏死、液化成囊腔，为囊性变。肌瘤内出现大小不一的囊腔，被结缔组织分隔，亦可多个囊腔融合，腔内为清亮无色液体或胶冻状物质。镜下见囊腔壁由玻璃样变的肌瘤组织构成，内壁无上皮覆盖。

3. 红色样变（red degeneration）　多见于妊娠期或产褥期，是一种特殊类型的坏死，发生机制尚不清楚。患者多有剧烈腹痛，伴有恶心、呕吐、发热，检查发现子宫肌瘤迅速增大，压痛，血常规提示白细胞计数升高。肉眼见肌瘤呈暗红色，如半熟不新鲜的牛肉，腥臭味，无光泽，质软，漩涡状结构消失。镜下见组织高度水肿，假包膜内大静脉及瘤体内小静脉有血栓，并有广泛出血伴溶血，肌细胞减少。

4. 肉瘤样变（sarcomatous change） 子宫肌瘤可恶变为肉瘤，少见，恶变率仅为0.4%～0.8%，多见于年龄较大的绝经后疼痛和出血患者。肌瘤恶变后，组织质软而脆，切面灰黄色，似生鱼肉。镜下见平滑肌细胞增生，排列紊乱，漩涡状结构消失，细胞有异型性。

5. 钙化（degeneration with calcification） 多见于蒂部细小、血供不足的浆膜下肌瘤和绝经后妇女的肌瘤。一般脂肪变性后与钙盐结合，沉积在肌瘤内。镜下见钙化区为层状沉积，圆形，有深蓝色微细颗粒。

五、临床表现

（一）症状

大多数患者无明显的症状，仅在妇科体检时发现。有无临床症状及临床症状的轻重与肌瘤生长部位、速度及肌瘤有无变性有关，而与肌瘤的大小、数目关系不大。一般浆膜下肌瘤或小型的肌壁间肌瘤多无症状，而黏膜下肌瘤症状出现较早。

1. 月经改变 为最常见的症状，月经改变主要表现为月经量增多、经期延长，多见于黏膜下肌瘤和大的肌壁间肌瘤。这是由于肌瘤使子宫内膜面积增加、子宫收缩受到影响或伴有子宫内膜增生过长所致。如黏膜下肌瘤发生坏死、溃疡、感染时，可有持续性或不规则阴道流血或脓血性阴道排液。

2. 下腹包块 肌瘤较小时在腹部不能触摸到包块。当肌瘤逐渐长大，使子宫超过妊娠 3 个月大小，即可从腹部触及。患者常诉下腹胀大，下腹部可扪及质硬包块。

3. 白带增多 黏膜下肌瘤和大的肌壁间肌瘤使宫腔面积增大，内膜腺体分泌增多，导致白带增多，如黏膜下肌瘤脱入阴道，出现感染、溃疡、坏死、出血，则伴有大量血性或脓血性排液，伴恶臭味。

4. 压迫症状 肌瘤生长部位及大小不同，可产生不同的压迫症状。子宫前壁下段肌瘤、宫颈肌瘤压迫膀胱时可出现尿频、尿急、排尿困难、尿潴留；如子宫后壁肌瘤压迫直肠可出现里急后重、便秘；阔韧带肌瘤或向侧方生长的大的宫颈肌瘤，可压迫输尿管引起上尿路梗阻，形成输尿管扩张或肾盂积水。

5. 腰酸背痛、下腹坠胀及腹痛 当浆膜下肌瘤发生蒂扭转出现缺血坏死时，可出现急性腹痛。肌瘤红色样变时，腹痛剧烈，并伴呕吐、发热等。黏膜下肌瘤经宫颈管脱入阴道时可引起腹痛。

6. 不孕或流产 子宫肌瘤的部位、大小、数目对受孕与妊娠的结局有一定的影响，其原因可能是子宫肌瘤使宫腔变形，妨碍孕卵着床。多见于黏膜下肌瘤和引起宫腔变形的大肌壁间肌瘤。

7. 贫血 长期经量增多可导致不同程度的贫血，严重时出现全身乏力、心悸、面色苍白等症状。

（二）体征

与肌瘤的大小、数目、位置及有无变性有关。肌瘤较大者可在下腹扪及不规则、质硬、结节状包块。妇科检查时可触及子宫不规则或均匀性增大，质硬，表面可有单个或多个结节状的突起。黏膜下肌瘤位于宫腔内的，子宫多为均匀性增大；当黏膜下肌瘤脱出宫颈外口时，妇科检查可见宫颈口外有一粉红色、表面光滑的实质性肿物，宫颈四周边缘清楚。若伴有感染，可有坏死、溃疡、出血、脓性分泌物或阴道排液有臭味。

六、诊断

根据病史、症状和体征，诊断多无困难，症状不明显的小肌瘤有时诊断困难。B 型超声检查是子宫肌瘤最常用的辅助检查方法，可以区分肌瘤与其他盆腔肿物。此外，还可借助于 MRI、宫腔镜、腹腔镜、子宫输卵管碘油造影等协助诊断。

七、鉴别诊断

1. 妊娠子宫　妊娠者有停经史、早孕反应，检查子宫随停经月份增大，质软，妊娠试验阳性，B 型超声检查可探及妊娠囊及胎心搏动。肌瘤囊性变时应注意与妊娠子宫相鉴别。

2. 卵巢肿瘤　一般无月经改变，多为偏于子宫一侧的囊性肿块，与子宫可分开。B 型超声检查可以鉴别，必要时腹腔镜检查可明确诊断。注意带蒂的浆膜下肌瘤与卵巢实性肿瘤、肌瘤囊性变与卵巢囊性肿物的鉴别。

3. 子宫腺肌病　可有月经过多、经期延长，子宫呈均匀一致性增大或局部结节突出，质硬。子宫腺肌病最主要症状是继发性痛经，子宫多均匀增大并小于妊娠 3 个月大小，B 型超声检查可协助诊断。

4. 盆腔炎性肿块　常有盆腔感染病史，包块边界不清，多与子宫有粘连，压痛明显，抗感染治疗后症状好转、包块变小。B 型超声检查可协助鉴别。

5. 子宫畸形　双子宫或残角子宫易误诊为子宫肌瘤。子宫畸形出生即有，无月经改变等。B 型超声检查、腹腔镜检查、子宫输卵管碘油造影可协助诊断。

考点提示
子宫肌瘤的治疗原则。

八、治疗

治疗方案应根据患者的年龄、生育要求、肌瘤的部位、大小、数目、有无症状及症状的轻重及全身情况等综合判定。

（一）保守治疗

1. 随访观察　子宫肌瘤小、无症状或症状较轻者不需要治疗，尤其是近绝经期女性。绝经后肌瘤可萎缩变小。一般每 3 ~ 6 个月定期随访 1 次，如出现症状或肌瘤明显增大再进一步治疗。

2. 药物治疗　适用于子宫肌瘤在 2 个月妊娠大小以内，症状轻，近绝经年龄或全身情况不能手术者。

（1）促性腺激素释放激素类似物（GnRH-a）：采用大剂量连续或长期非脉冲式给药，抑制 FSH 和 LH 分泌，降低雌激素，缓解症状，抑制肌瘤生长，从而使其萎缩变小。应用指征：①缩小肌瘤利于妊娠；②术前治疗控制症状、纠正贫血；③术前应用缩小肌瘤，降低手术难度，或使经阴道或腹腔镜手术成为可能；④使近绝经期女性提前进入绝经期，避免手术。常用药物有亮丙瑞林每次（leuprorelin）3.75mg，或戈舍瑞林（goserelin）每次 3.6mg，每 4 周皮下注射 1 次，连续使用 3 ~ 6 个月。需要注意的是，一旦停药，子宫肌瘤又会逐渐长大到原来大小，并且用药 6 个月以上可导致绝经综合征、骨质疏松等，不宜长期应用。

（2）拮抗孕激素药物：米非司酮 12.5mg，每日 1 次口服，连续服 3 个月。可作为术前用药或提前绝经使用，不宜长期服用，以防产生子宫内膜增生的不良反应。

（二）手术治疗

适用于体积过大引起压迫症状者（肌瘤超过两个半月妊娠子宫大小）；或月经过多导致继发贫血，药物治疗无效者；或带蒂肌瘤扭转出现急性腹痛；或能确定肌瘤是不孕或反复自然流产的唯一病因者；或肌瘤生长速度快有恶变可能者。子宫肌瘤的手术范围包括子宫肌瘤切除、全子宫切除、次全子宫切除。手术途径可经腹或经阴道。手术方法可选用开腹手术或腔镜手术。

此外，还可行子宫动脉栓塞术、宫腔镜子宫内膜切除术等。

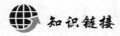 知识链接

子宫肌瘤合并妊娠

子宫肌瘤合并妊娠的发病率占肌瘤患者 0.5% ~ 1%，占妊娠 0.3% ~ 0.5%。

妊娠对肌瘤的影响：妊娠期子宫充血，组织水肿，平滑肌细胞肥大，肌瘤明显增大，肌瘤迅速增大可发生红色变性。处理采用保守治疗，卧床休息，适当应用镇静药和镇痛药，通常能缓解。

肌瘤对妊娠和分娩的影响：与肌瘤类型和大小有关。黏膜下肌瘤或较大肌壁间肌瘤阻碍受精卵着床，使宫腔变形或内膜供血不足，引起流产；位置较低的肌瘤于妊娠后期可致胎位异常，发生胎盘低置或前置等，在分娩过程中可发生产道梗阻造成难产；胎儿娩出后可出现宫缩乏力性产后出血等。妊娠合并肌瘤多能自然分娩，若肌瘤阻碍胎儿下降应行剖宫产术，术中是否切除肌瘤，需根据肌瘤大小、生长部位及患者情况而定。

第三节 子宫内膜癌

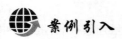 案例引入

患者，女性，55 岁，绝经 3 年。近半年偶有阴道少量出血，量时多时少，无血块，无烂肉样物排出，偶有少量阴道排液，无异味，无腹痛。查体：T 36.4℃、P 70 次 / 分、R 18 次 / 分、BP 130/80mmHg。妇科检查：已婚经产外阴，阴道畅，黏膜皱

襞变平，宫颈光滑，萎缩，子宫水平位，正常大小，表面光滑，活动好，无压痛，双侧附件区未触及异常。

讨论分析：

（1）请说出该患者诊断及诊断依据。

（2）为明确诊断需进一步做哪些检查？

（3）如诊断无误，此患者应如何治疗？请说明具体治疗方案。

解析路径导航：

通过临床路径了解子宫内膜癌的诊疗经过。

（1）根据绝经后阴道出血等病史结合查体子宫情况做出初步诊断并提出诊断依据。

（2）结合初步诊断进一步检查协助明确诊断，了解子宫肌层受累情况及有无淋巴转移等。

（3）结合患者年龄、生育要求、肿瘤累及范围、组织学类型及全身状况等明确治疗方案。

子宫内膜癌（endometrial carcinoma）是指发生于子宫内膜的一组上皮性癌，腺癌多见。多见于 50 岁以上妇女，是女性生殖器官三大恶性肿瘤之一。近年来其发病率有上升趋势。

一、病因

确切病因仍不清楚。目前认为子宫内膜癌有雌激素依赖型（Ⅰ型）和非雌激素依赖型（Ⅱ型）两种发病类型。雌激素依赖型子宫内膜癌的发生，多认为是无排卵性功血、多囊卵巢综合征、分泌雌激素的卵巢肿瘤（颗粒细胞瘤、卵泡膜细胞瘤）、绝经后长期服用雌激素等患者雌激素对子宫内膜长期持续刺激而无孕激素拮抗，引起子宫内膜增生症，继而癌变。这种类型较常见，均为子宫内膜样腺癌，多见于肥胖、高血压、糖尿病、不孕、少育或不育的年轻妇女，亦可见于绝经后延的妇女，预后好。非雌激素依赖型的发病与雌激素无明确关系，多见于瘦弱老年女性，恶性程度高，预后差。此外约 10% 子宫内膜癌患者有家族遗传史。

二、病理

（一）巨检

根据其生长方式和范围分为弥散型和局灶型两种。

1. 弥散型　癌灶常为不规则菜花样物从内膜表层长出并凸向宫腔内，充满大部分或全部宫腔，伴有出血、坏死，浸润肌层少见。如颈管阻塞可导致宫腔积脓。

2. 局灶型　较少见。癌灶多局限于子宫底部或两侧子宫角，呈息肉或小菜花状，易出血，易浸润肌层。

（二）显微镜检

有多种细胞组织类型。

1. **内膜样腺癌**　占 80%～90%。内膜腺体高度异常增生，上皮复层，并形成筛孔状结构。癌细胞核大，深染，异型明显。

2. **腺癌伴鳞状上皮分化**　腺癌组织中含有鳞状上皮成分。伴化生鳞状上皮成分为棘腺癌（腺角化癌），伴鳞癌者为鳞腺癌，介于两者之间称腺癌伴鳞状上皮不典型增生。

3. **浆液性癌**　占 1%～9%，具有复杂的乳头样结构，明显的细胞复层，核异型性明显，呈乳头状或簇状生长，1/3 有砂粒体。易累及肌层和脉管，恶性程度极高，预后极差。

4. **黏液性癌**　约占 5%。半数以上的细胞胞浆内充满黏液，腺体分化良好，预后较好。

5. **透明细胞癌**　发病率 < 5%。癌细胞呈实性片状、腺管状或乳头状排列，由鞋钉状细胞组成。恶性程度高，易早期转移。

三、转移途径

多数子宫内膜癌生长较慢，局限在子宫内膜时间较长，转移较晚。部分特殊类型发展快，短期内出现转移。有三种转移途径。

1. **直接蔓延**　初期沿子宫内膜蔓延，向上沿宫角累及输卵管、卵巢并种植于盆腔腹膜，向下累及宫颈、阴道，向深部浸润子宫肌层。

2. **淋巴转移**　为主要的转移途径。如癌肿分化不良或侵犯子宫深肌层，或侵及子宫颈管，易发生淋巴转移，转移途径与癌肿生长部位有关。常见的淋巴转移途径有：子宫底部癌灶沿阔韧带上部淋巴至腹主动脉旁淋巴结；子宫角或前壁上部癌灶沿子宫圆韧带淋巴至腹股沟深、浅淋巴结；子宫下段或宫颈癌灶，依次累及宫旁、闭孔、髂内、髂外及髂总淋巴结；子宫后壁癌灶沿子宫骶韧带转移至直肠淋巴结；此外有 10% 经淋巴累及阴道前壁。

3. **血行转移**　较少见，晚期患者可经血行转移到肺、胸膜、肝、骨等部位。

四、临床分期

根据国际妇产科联盟（FIGO，2009 年）进行分期（表 16-2）。

表 16-2　子宫内膜癌手术 – 病理分期（FIGO，2009 年）

期　别	癌瘤部位
Ⅰ 期	肿瘤局限在子宫体
ⅠA	肿瘤浸润子宫肌层深度 < 1/2
ⅠB	肿瘤浸润子宫肌层深度 ≥ 1/2
Ⅱ 期	肿瘤侵犯宫颈间质，但未超越子宫
Ⅲ 期	肿瘤局部或（和）区域转移
Ⅲ A	肿瘤侵犯至子宫浆膜层和（或）附件
Ⅲ B	肿瘤转移到阴道和（或）宫旁
Ⅲ C	肿瘤转移到盆腔和（或）腹主动脉旁淋巴结
Ⅳ 期	肿瘤侵犯膀胱和（或）直肠黏膜，和（或）远处转移
Ⅳ A	肿瘤侵犯膀胱和（或）直肠黏膜
Ⅳ B	远处转移，包括腹腔内和（或）腹股沟淋巴结转移

五、临床表现

（一）症状

多达 90% 的患者有阴道流血或阴道排液症状，在诊断时无症状者仅 5% 以下。因此，若患者有异常阴道出血，应警惕本病可能。

1. 阴道流血　是子宫内膜癌最突出的症状，多表现为绝经后阴道流血，量一般不多，为持续性或为间断性阴道流血，大量出血者少见。未绝经者则表现为不规则阴道流血或经量增多、经期延长。

2. 阴道排液　是子宫内膜癌常见症状。多呈血性液体或浆液性分泌物，合并感染时阴道排液呈脓性或脓血性，伴有恶臭味。

3. 下腹疼痛　晚期患者常见。如癌肿浸润周围组织或压迫神经，可引起下腹及腰骶部疼痛，并可向下肢放射。如癌灶侵犯堵塞宫颈可引起宫腔积脓，出现下腹部胀痛或痉挛样疼痛。

4. 全身症状　晚期患者可出现贫血、消瘦、恶病质等。

（二）体征

早期患者无异常体征，子宫大小、形态可无变化。晚期患者子宫明显增大，绝经后患者的子宫不仅不萎缩，反而饱满。偶见癌组织自宫颈管内脱出，质脆，触之易出血。癌灶向周围组织浸润时，子宫固定或在宫旁触及不规则结节状肿物。

六、诊断

对于绝经后阴道流血、绝经过渡期月经紊乱，均应排除子宫内膜癌后，再按良性疾病处理。对于有以下情况的异常阴道流血妇女，应警惕子宫内膜癌可能。①有子宫内膜癌发病的高危因素者，如肥胖、不育、绝经延迟；②有长期应用雌激素、他莫昔芬用药史，或雌激素增高疾病史者；③有乳腺癌、子宫内膜癌家族史者。

除根据病史、临床表现外，最后确诊应根据分段刮宫病理检查结果。

（一）B 型超声检查

异常流血患者行 B 型超声检查可初步判定阴道流血原因。典型子宫内膜癌患者超声图像为子宫增大或正常，宫腔内见实质不均的回声区，宫腔线消失，有时肌层内可见不规则紊乱回声区，边界不清，彩色超声多普勒见病变区血流信号丰富。

（二）诊断性刮宫（diagnostic curettage）

是确诊子宫内膜癌最常用的诊断方法。临床多采用分段诊刮（fractional curettage），行组织学检查以明确诊断，并区分子宫内膜癌和子宫颈管腺癌，或是否累及宫颈。具体操作方法为：用刮匙先刮宫颈管、后刮宫腔，将刮出物分别标记送病理检查；刮宫时操作应轻柔，以防发生子宫穿孔。

（三）宫腔镜检查

可直视子宫内膜及宫颈管有无病变，病灶的大小、位置、形态等，并可对可疑病变直视下取材活检。

（四）其他

1. **宫腔吸片**　用塑料管放入宫腔抽吸获取标本，查找癌细胞。此方法简单，痛苦小，但取材不够全面。

2. **计算机体层成像（CT）**　可协助判定有无子宫外转移。

3. **磁共振成像（MRI）**　可协助判定有无子宫肌层和宫颈间质的浸润及浸润深度。

七、鉴别诊断

需与下列疾病鉴别。

1. **功能失调性子宫出血**　主要表现为月经紊乱，妇科检查无异常，诊断性刮宫、宫腔镜检查等可协助诊断。

2. **黏膜下子宫肌瘤**　常有月经过多或不规则阴道流血，临床表现与内膜癌相似。B型超声检查、分段诊断性刮宫、宫腔镜检查等可协助诊断。

3. **萎缩性阴道炎**　主要表现为血性白带，易与内膜癌混淆。妇科检查见阴道黏膜变薄、充血或有散在出血点，B型超声检查无异常发现，抗感染治疗有效。老年妇女需注意两种情况并存的可能。

4. **子宫颈癌**　内膜癌累及宫颈，和原发颈管癌极难区别。妇科检查可见宫颈呈桶状增粗，质硬，分段诊断性刮宫可鉴别。

八、治疗

主要为手术、放疗及药物治疗，可单用或综合应用。根据患者年龄、全身情况、肿瘤的类型、分期等综合判定具体治疗方案。早期患者以手术为主，晚期则采用手术、放疗、药物治疗的综合治疗。

（一）手术治疗

为首选的治疗方法，尤其对早期病例。

Ⅰ期患者行筋膜外全子宫切除及双附件切除术，术中行选择性盆腔淋巴结切除及腹主动脉旁淋巴结取样。Ⅱ期应行改良广泛子宫切除及双侧附件切除术，同时行盆腔淋巴结切除及腹主动脉旁淋巴结取样术。Ⅲ期及Ⅳ期的手术应个体化，行肿瘤细胞减灭术。

（二）放疗

是治疗子宫内膜癌的有效方法之一，有腔内照射和体外照射两种。体外照射多用直线加速器、^{60}钴（^{60}Co）等，腔内照射多用后装治疗机。有手术禁忌证或无法手术的晚期患者行单纯放疗，Ⅰ期高危、Ⅱ期患者术后需化疗降低复发率，Ⅲ期、Ⅳ期患者通过放疗与手术、化疗联合应用提高治疗效果。

（三）化疗

晚期不能手术或治疗后复发者综合治疗措施之一，也可用于术后有高危因素患者的辅助治疗。常用的化疗药物有顺铂、紫杉醇、多柔比星、氟尿嘧啶、环磷酰胺等。可以单独应用，也可几种药物联合应用，也可与孕激素合并应用。联合化疗与孕激素药物同时应用可提高疗效，故常用联合化疗的方案。

（四）孕激素治疗

对晚期和复发癌患者或早期要求保留生育功能年轻患者，均可考虑孕激素治疗。孕激素以高效、大剂量、长期应用为宜。常用药物有醋酸甲羟孕酮、己酸孕酮。常见的药物不良反应有水钠潴留、药物性肝损害等，多数患者症状多较轻微，停药后可恢复。

九、预后

子宫内膜癌预后较好，影响预后的因素主要是肿瘤恶性程度及病变范围、全身状况及治疗方案的选择。

十、预防

预防及早期发现子宫内膜癌的措施有：①普及防癌知识，定期进行防癌检查；②正确掌握使用雌激素的适应证；③重视围绝经期妇女月经紊乱或不规则阴道流血的诊治；④注意高危因素，重视高危人群，如肥胖、不育、绝经延迟、长期应用雌激素等，密切随访监测。

十一、随访

治疗后需定期随访。一般术后 2～3 年，每 3 个月随访 1 次；术后 3～4 年，每 6 个月复查 1 次；5 年后 1 年 1 次。随访检查内容包括：①盆腔检查；②阴道细胞学涂片检查；③胸部 X 线摄片检查；④期别较晚者，可进行血清 CA125 检查。

第四节　卵巢肿瘤

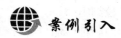 案例引入

患者，女性，35 岁，既往发现右卵巢肿物 1 年。1 小时前患者起床后突发右下腹剧烈疼痛，不能忍受，伴有恶心、呕吐，急诊来院。查体：T 36.1℃、P 72 次 / 分、R 19 次 / 分、BP 115/80mmHg，右下腹压痛明显。妇科检查：已婚未产外阴，阴道畅，宫颈光滑，子宫后位，正常大小，表面光滑，活动好，无压痛，右侧附件区可触及一直径约 6cm 肿物，张力大，压痛明显，左侧附件区未触及异常。

讨论分析：

（1）该患者怎么了？请说明理由。

（2）为明确诊断需进一步做哪些检查？

（3）此患者应如何治疗？请说明具体治疗方案。

解析路径导航：

通过临床路径了解卵巢肿瘤并发症的诊疗经过。

（1）根据既往病史，结合突发腹痛等症状及妇科查体所见做出初步诊断并提出诊断依据。

（2）结合初步诊断进一步检查协助明确诊断，判定有无出现并发症。

（3）根据患者目前诊断确定是否需要手术治疗，根据患者年龄、生育要求、有无坏死等确定是否保留卵巢。

卵巢肿瘤（ovarian tumor）是常见的女性生殖器官肿瘤，任何年龄均可发生，以20～50岁多见。卵巢恶性肿瘤是女性生殖器官常见的三大恶性肿瘤之一。由于卵巢位于盆腔深部，早期诊断困难，一旦出现症状多属晚期。近二十年来，由于有效的化疗方案应用，治疗效果显著提高，但其死亡率仍居妇科恶性肿瘤的首位，严重威胁妇女生命。

一、组织分类

卵巢肿瘤的分类方法有很多，最常用的是2003年世界卫生组织的卵巢肿瘤组织学分类（表16-3）。

表16-3 卵巢肿瘤组织学分类（WHO，2003，部分内容）

一、上皮性肿瘤
- （一）浆液性肿瘤
- （二）黏液性肿瘤
- （三）子宫内膜样肿瘤
- （四）透明细胞肿瘤
- （五）移行细胞肿瘤
- （六）鳞状细胞肿瘤
- （七）混合性上皮性肿瘤
- （八）未分化和未分类肿瘤

良性、交界性、恶性

二、性索-间质肿瘤
- （一）颗粒细胞-间质细胞肿瘤
  - 1. 颗粒细胞瘤
  - 2. 卵泡膜细胞瘤-纤维瘤
- （二）支持细胞-间质细胞肿瘤（睾丸母细胞瘤）
- （三）混合性或未分类的性索-间质肿瘤
- （四）类固醇细胞肿瘤

三、生殖细胞肿瘤
- （一）无性细胞瘤
- （二）内胚窦瘤
- （三）胚胎性癌
- （四）多胎瘤
- （五）非妊娠性绒毛膜癌
- （六）畸胎瘤
  - 1. 未成熟型
  - 2. 成熟型
    - （1）实体性
    - （2）囊性
      - ①皮样囊肿
      - ②皮样囊肿恶变
  - 3. 单胚性和高度特异性
- （七）混合型

四、转移性肿瘤

二、病理

（一）卵巢上皮性肿瘤

最常见的卵巢肿瘤，多见于中老年妇女，发生于卵巢的表面上皮。卵巢上皮性肿瘤分为良性、交界性及恶性三种。交界性肿瘤为低度恶性潜能肿瘤，多无间质浸润，临床特点是生长缓慢、转移率低、复发迟，临床经过及预后介于良性恶性之间。

1. 浆液性囊腺瘤　常见，约占卵巢良性肿瘤的 25%，好发于生育年龄。多为单侧，球形，大小不等，外表光滑，壁薄，囊内有稀薄无色或淡黄色的清亮液体。镜下见囊壁为纤维结缔组织，内衬单层柱状上皮。

2. 浆液性囊腺癌　最常见的卵巢恶性肿瘤，约占卵巢上皮性癌的 75%。多为双侧，囊实性，灰白色，结节状或分叶状，或有乳头样增生，质脆，出血、坏死致囊液混浊呈血性。镜下见囊壁上皮明显增生，复层排列，癌细胞为立方形或柱形，向间质浸润。预后不良。

3. 黏液性囊腺瘤　约占卵巢良性肿瘤的 20%，体积较大，多为单侧、多房，囊腔内充满黏稠或胶冻状黏液。镜下见囊壁为纤维结缔组织，内衬单层柱状上皮，产生黏液。如卵巢黏液性瘤破裂，其上皮种植在腹膜继续生长，分泌黏液可形成腹膜黏液瘤。

4. 黏液性囊腺癌　约占卵巢上皮性癌的 20%，多为单侧，囊壁可见乳头或实质区，囊实性，囊液混浊或呈血性。镜下见腺体密集，间质较少，细胞明显异型，有间质浸润。

（二）卵巢生殖细胞肿瘤

是来源于胚胎性腺的原始生殖细胞的一组肿瘤，占卵巢肿瘤的 20%～40%，好发于年轻妇女及幼女。

1. 畸胎瘤（teratoma）　由多胚层组织构成，大多为成熟性、囊性，少数为未成熟、实性，其恶性程度与组织分化的程度有关。

（1）成熟畸胎瘤（mature teratoma）：为良性卵巢肿瘤，又称皮样囊肿，占卵巢肿瘤的 10%～20%，占生殖细胞肿瘤的 85%～97%、畸胎瘤 95% 以上，可发生于任何年龄的女性。多为单侧、单房，中等大小，球形，表面光滑，壁厚质韧，腔内充满油脂和毛发，有时可有牙齿或骨质。成熟畸胎瘤恶变率为 2%～4%。

（2）未成熟畸胎瘤：属恶性肿瘤，占卵巢畸胎瘤的 1%～3%，好发于年轻患者，肿瘤由未成熟胚胎组织构成，主要是原始神经组织。肿瘤多为实性，体积较大，单侧，结节状，切面像脑组织。复发率及转移率均较高。

2. 无性细胞瘤　约占卵巢恶性肿瘤的 5%，中等恶性，好发于青春期及生育期女性。肿瘤多为单侧，右侧居多，表面呈光滑的实性结节，触之如橡皮样，切面呈淡棕色。镜下见圆形或多角形大细胞，细胞核大，胞质丰富。对放疗敏感。

3. 内胚窦瘤 属高度恶性肿瘤，又称卵黄囊瘤，较罕见。肿瘤多为单侧，体积较大，直径常大于10cm，呈圆形或分叶状，有包膜。切面部分囊性，组织质脆，有出血、坏死区。镜下见疏松网状和内皮窦样结构。肿瘤细胞产生甲胎蛋白（AFP），临床可监测血清AFP值协助诊断并进行病情监测。此肿瘤生长迅速，易早期转移，预后差，对化疗敏感。

（三）卵巢性索间质肿瘤

1. 颗粒细胞瘤 分为成人型和幼年型两种。成人型颗粒细胞瘤约占95%，属于低度恶性肿瘤，好发于45～55岁的女性。肿瘤能分泌雌激素，故有女性化作用。肿瘤多为单侧，呈圆形、卵圆形或分叶，表面光滑，包膜完整，可为部分囊性或实性，组织软脆，常有坏死出血。瘤细胞主要为颗粒细胞，镜下见颗粒细胞环绕成小圆形囊腔，胞质嗜淡伊红或中性，瘤细胞呈小多边形，边界不清楚，核圆，预后良好。幼年型颗粒细胞瘤罕见，主要发生于青少年，恶性度极高。

2. 卵泡膜细胞瘤 常与颗粒细胞并存的实性肿瘤，多为良性。单侧，质硬，大小不一，表面被覆有纤维包膜。切面实性，灰白色。镜下见癌细胞短梭形，交错排列呈漩涡状，癌细胞团为结缔组织分隔。

3. 纤维瘤 多见于中年妇女，肿瘤多为单侧，中等大小，呈圆形、肾形或分叶结节状，坚硬，包膜完整，切面为实性，灰白色。患者伴有腹腔积液或胸腔积液，称梅格斯综合征（Meigs syndrome）。手术切除肿瘤以后，腹腔积液或胸腔积液消失。

（四）卵巢转移瘤

体内任何部位的原发肿瘤的瘤细胞转移到卵巢，形成与原发病类同的肿瘤，但两者没有解剖关系。例如，库肯勃瘤即印戒细胞癌，是一种特殊的胃肠道转移腺癌，原发胃肠道；肿瘤为实性，肾形，双侧，中等大小；镜下见典型的印戒细胞。

三、卵巢恶性肿瘤的转移途径

卵巢恶性肿瘤的转移特点是外观局限在原发部位的肿瘤，也可在壁腹膜、横膈、大网膜、腹膜后淋巴结等部位出现亚临床转移。直接蔓延、腹腔种植及淋巴转移是卵巢恶性肿瘤的主要转移途径。肿瘤细胞可直接侵犯包膜，累及邻近器官，并广泛种植于腹膜及大网膜表面。淋巴转移有三种方式：①沿卵巢血管走行，经卵巢淋巴管向上达腹主动脉旁淋巴结；②从卵巢门淋巴管达髂内、髂外淋巴结，经髂总至腹主动脉旁淋巴结；③沿圆韧带入髂外及腹股沟淋巴结。横膈是转移的好发部位，尤其右膈下淋巴丛密集，最易受累。血行转移少见，晚期可转移到肝、肺。

四、临床分期

采用国际妇产科联盟（FIGO）制定的标准，根据临床、手术和病理来分期（表16-4）。

表 16-4　卵巢恶性肿瘤的手术病理分期（FIGO，2012）

分　期	肿瘤范围
I 期	肿瘤局限于卵巢
IA	肿瘤局限于一侧卵巢，包膜完整，表面无肿瘤，腹水或腹腔冲洗液中没有恶性细胞
IB	肿瘤局限于两侧卵巢，包膜完整，表面无肿瘤，腹水或腹腔冲洗液中没有恶性细胞
IC	肿瘤局限于一侧或双侧卵巢，伴随以下任何一项：包膜破裂，卵巢表面有肿瘤，腹水或腹腔冲洗液有恶性细胞
II 期	一侧或双侧卵巢肿瘤，伴盆腔内转移
II A	扩散和（或）转移到子宫和（或）输卵管
II B	扩散到其他盆腔器官
II C	II A 或 II B，伴有卵巢表面有肿瘤，或包膜破裂，或腹腔积液或腹腔冲洗液有恶性细胞
III 期	一侧或双侧卵巢肿瘤，细胞学或组织学证实盆腔外的腹膜播散或腹膜后淋巴结转移，肝表面转移定为 III 期
III A	腹膜后淋巴结转移，伴或不伴盆腔外镜下腹膜受侵
III B	腹膜转移灶最大径线 ≤ 2cm，伴或不伴盆腔外镜下腹膜受侵
III C	腹膜转移灶最大径线 > 2cm，伴或不伴盆腔外镜下腹膜受侵
IV 期	远处转移，除外腹膜转移
IV A	胸腔积液形成，细胞学阳性
IV B	转移至腹腔外脏器

五、临床表现

（一）卵巢良性肿瘤

肿瘤较小时多无症状，常在妇科检查时发现。肿瘤明显增大时患者可出现腹胀或触及腹部肿块，甚至出现压迫症状，如尿频、便秘等。查体发现腹部膨隆，可触及包块，活动度较差。妇科检查可在子宫一侧或双侧触及圆形或类圆形肿块，多为囊性，表面光滑，活动好，与子宫不相连。

（二）卵巢恶性肿瘤

早期多无症状。晚期症状主要是腹胀、腹部包块、腹痛、腰痛、腹水、下肢疼痛、下肢水肿等，甚至部分患者出现贫血、消瘦、发热等恶病质。妇科检查见肿块多为双侧，实性或囊实性，形态不规则，表面不平呈结节状，粘连固定，不活动，与子宫分界不清，子宫直肠陷凹处可触及质硬结节。

六、卵巢肿瘤的并发症

1. 蒂扭转　是最常见的并发症，也是妇科常见的急腹症。约 10% 的卵巢肿瘤发生蒂扭转，瘤蒂长、活动度大、中等大小、重心偏于一侧的肿瘤如畸胎瘤最易发

考点提示
卵巢肿瘤的临床表现。

考点提示
卵巢肿瘤的并发症。

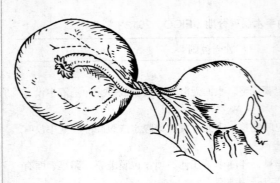

图 16-4　卵巢肿瘤蒂扭转

生蒂扭转。常在体位突然改变或妊娠期、产褥期子宫大小、位置发生改变时出现。卵巢肿瘤蒂扭转的蒂由骨盆漏斗韧带、卵巢固有韧带和输卵管组成（图 16-4）。其主要症状是体位改变后突然出现的下腹一侧剧痛，常伴恶心，呕吐。妇科双合诊检查可触及肿物，张力大，压痛，蒂部最明显。有时不全扭转可自然复位。一经诊断应尽快手术治疗。术时应在蒂根下方钳夹，将肿瘤和扭转的瘤蒂一并切除，钳夹前不可将扭转回复，以防血栓脱落造成重要器官栓塞。

2. **破裂**　约 3% 的卵巢肿瘤会发生破裂，有外伤性破裂与自发性破裂两种。肿瘤破裂后引起剧烈腹痛，伴有恶心呕吐，严重时导致腹腔内出血，查体见腹部压痛、肌紧张，盆腔肿物轮廓消失或变小。诊断肿瘤破裂后应立即手术，术中尽量吸尽囊内液体并送病理检查，将肿物全部切除，彻底冲洗盆、腹腔。切除标本送病理。

3. **感染**　多继发于卵巢肿瘤扭转或破裂后，亦可为邻近器官感染扩散所致。感染后患者发热、腹痛，查体可见腹部压痛、反跳痛及肌紧张，卵巢肿物有明显压痛，白细胞计数升高。确诊后应先抗感染治疗，而后手术切除肿瘤。如感染严重短期不能控制，应及早手术。

4. **恶变**　卵巢肿瘤恶变初期无症状，不易早期发现。如肿物生长迅速，应疑为恶性，应及早手术。

七、诊断

应根据患者病史特点、局部体征及必要的辅助检查，确定肿物是否来源于卵巢，并对其良、恶性做出估计。临床上常用以下辅助检查。

（一）B 型超声检查

是目前诊断卵巢肿瘤的重要方法。能检测肿块部位、大小、形态、性质、组织血流及有无腹水。

（二）腹部 X 线摄片

若为卵巢畸胎瘤，腹部平片可显示牙齿及骨质，囊壁为密度增高的钙化层。

（三）CT、MRI 检查

CT 可判定周围侵犯及远处转移情况；MRI 可确定病灶的位置及病灶与相邻结构关系。

（四）肿瘤标志物

1. **血清 CA125**　是目前对卵巢上皮性癌较为敏感的肿瘤标记物。80% 的卵巢上皮性癌者 CA125 水平高于正常值，90% 以上的患者 CA125 水平的高低与病程进展有关。CA125 多用于监测病情和评估疗效。

2. 血清甲胎蛋白（AFP）　是由胚胎卵黄囊、肝及胃肠道产生。卵巢内胚窦瘤能产生甲胎蛋白，AFP 对内胚窦瘤有特异性诊断价值。卵巢未成熟畸胎瘤、无性细胞瘤，AFP 值也可升高。

3. 血 HCG　卵巢生殖肿瘤中的非妊娠性卵巢绒癌及胚胎癌均可有 HCG 升高。

4. 性激素　颗粒细胞瘤、卵泡膜细胞瘤产生较高水平雌激素。浆液性、黏液性或勃勒纳瘤有时也可分泌一定量的雌激素。

5. 血清 HE4　是一种新的卵巢癌肿瘤标志物，可用于卵巢癌的早期检测、鉴别诊断、治疗监测与预后评估。同时检测 HE4 与 CA125 可增加卵巢癌诊断的准确性。

（五）腹腔镜检查

可以直接看到肿块大体情况，并对整个盆、腹腔进行观察。还可窥视横膈部位，在可疑部位取材行多点活检，抽吸腹水或腹腔冲洗液行细胞学检查。

（六）细胞学检查

取腹水或腹腔冲洗液或胸水行细胞学检查，找到癌细胞即可做出诊断。

八、鉴别诊断

1. 卵巢良性肿瘤与恶性肿瘤的鉴别（表 16-5）

表 16-5　卵巢良性肿瘤和恶性肿瘤的鉴别

鉴别内容	良性肿瘤	恶性肿瘤
病史	病程长，逐渐增大	病程短，迅速增大
体征	单侧多，活动，囊性，表面光滑，通常无腹水	双侧多，固定，实性或囊实性，表面不平，结节状，常伴腹水，多为血性，可能查到癌细胞
一般情况	良好	恶病质
B 型超声	为液性暗区，可有间隔光带，边缘清晰	液性暗区内有杂乱光团、光点，肿块界限不清

2. 卵巢瘤样病变　滤泡囊肿和黄体囊肿是生育期妇女最常见的卵巢瘤样病变。一般为单侧，壁薄，直径 ≤ 8cm，一般观察 2～3 个月可自行消退。如持续不消退，则为卵巢肿瘤。

3. 子宫肌瘤　主要与子宫浆膜下肌瘤或肌瘤囊性变相鉴别。子宫肌瘤常为多发性，与子宫相连，妇科检查时随子宫移动，结合盆腔超声检查可区别。

4. 子宫内膜异位症　有进行性加重痛经病史，常有月经改变，妇科检查于直肠子宫陷凹处与宫骶韧带处可触及痛性结节。B 型超声检查可协助诊断，腹腔镜检查是诊断子宫内膜异位症的金标准。

考点提示

卵巢良、恶性肿瘤的鉴别。

5. 盆腔结核 常有肺结核病史。可有低热、盗汗、消瘦、乏力、食欲缺乏、腹痛及停经史，腹部肿块形状不规则，边界不清，固定，腹部叩诊鼓音与浊音间杂。胸部 X 线摄片或 B 型超声检查可协助诊断。抗结核治疗症状缓解，肿块缩小。

九、治疗

卵巢肿瘤一经发现，应手术治疗，以明确诊断、切除肿瘤、对恶性肿瘤进行手术病理分期、解除并发症。良性肿瘤一般可行腹腔镜手术，但恶性肿瘤一般采用经腹手术。卵巢恶性肿瘤患者应根据具体情况决定是否辅助性治疗。卵巢癌的辅助性治疗以化疗为主。

（一）良性肿瘤

根据患者年龄、生育要求及对侧卵巢情况决定手术范围，一般行腹腔镜下手术。年轻、单侧良性肿瘤应行患侧卵巢肿瘤剥除术或患侧附件切除术，双侧卵巢良性肿瘤应行肿瘤剥除术。已绝经妇女应行全子宫及单侧或双侧附件切除术。术中必要时做冷冻病理切片组织学检查以确定手术范围。巨大良性囊肿可在保护好周围组织的前提下先穿刺放液，待体积缩小后取出。

（二）恶性肿瘤

治疗原则是以手术为主，加用化疗、放疗等综合治疗。

1. 手术治疗 是卵巢恶性肿瘤最主要的治疗手段。卵巢恶性肿瘤的手术目的主要是明确诊断，切除肿瘤，进行手术 – 病理分期。手术多经腹进行。手术方式包括：全面分期手术、再分期手术、肿瘤细胞减灭术、间歇性肿瘤细胞减灭术、再次肿瘤细胞减灭术、二次探查术等。根据组织类型确定手术范围。其手术范围要广，除早期、年轻、有生育要求的患者可选择地保留子宫及对侧附件外，一般应行全子宫双附件切除、大网膜切除、阑尾切除，必要时行盆腔及腹主动脉旁淋巴结切除。对晚期患者应行肿瘤细胞减灭术，首次肿瘤细胞减灭术和再次肿瘤细胞减灭术，均应尽量彻底切除肿瘤。肿瘤细胞减灭术是指对 II 期以上患者应尽量切除原发灶及转移灶，使肿瘤残余灶直径 ≤ 1cm，必要时行肠切除、部分横膈或腹膜剥除、脾切除、部分肝切除、胆囊切除等。

2. 化学药物治疗 为主要的辅助治疗方法。包括卵巢癌的先期化疗、术后辅助化疗和巩固化疗。卵巢癌的先期化疗，也称新辅助化疗，是在明确诊断后选择有效化疗方案所做的有限疗程化疗，一般化疗 2 ~ 3 个疗程后行肿瘤细胞减灭术，其目的是提高手术质量及彻底性。术后辅助化疗是晚期卵巢癌的重要治疗措施，是卵巢癌患者术后的补充治疗。

常用的化疗药物有顺铂、卡铂、环磷酰胺、紫杉醇、多西他赛等。常用的化疗方案：目前国内主要是以铂类为基础的联合化疗。根据病情可采用静脉化疗和静脉腹腔联合化疗的方法。常用方案见表16-6。化疗应注意个体化，根据肿瘤的组织学类型、分期和组织学分化选择化疗方案和疗程。化疗的疗程数主要根据患者的高危因素来决定，早期患者一般为 3 ~ 6 个疗程，晚期患者 6 ~ 8 个疗程。

表 16-6　卵巢上皮性癌常用化疗方案

静脉化疗方案
紫杉醇 175mg/m²，＞ 3 小时静点；卡铂（AUC6），＞ 1 小时静点，疗程间隔为 3 周
紫杉醇 135mg/m²，＞ 24 小时静点；顺铂 75mg/m²，＞ 6 小时静点，疗程间隔为 3 周
多西他赛 75mg/m²，＞ 1 小时静点；卡铂（AUC5 ～ 6），＞ 1 小时静点，疗程间隔为 3 周
顺铂 70mg/m²，静点，环磷酰胺 700mg/m²，静点，疗程间隔为 3 周至 4 周
紫杉醇 80mg/m²，＞ 3 小时静点，间隔 1 周（第 1、8、15 日）；卡铂（AUC6），＞ 1 小时静点，疗程间隔为 3 周
静脉方案腹腔联合化疗
紫杉醇 135mg/m²，第 1 日，＞ 24 小时静点；第 2 日，顺铂 75 ～ 100mg/m²，腹腔注射；第 8 日，紫杉醇 60mg/m²，腹腔注射，疗程间隔为 3 周

3. 放射治疗　主要用于复发卵巢癌患者的姑息性局部放疗。

十、预后

卵巢恶性肿瘤的预后与临床分期、病理类型、年龄等有关，其中临床分期期别越晚疗效越差，低度恶性肿瘤的疗效较好，术后残留癌灶越小，预后越好。

十一、随访与监测

卵巢癌易于复发，应长期予以随访和监测。

1. 随访时间　治疗后 1 年内，每 3 个月 1 次；第 2 年后每 4 ～ 6 个月 1 次；第 5 年以后每年 1 次。

2. 监测内容　随访内容包括临床症状、体征、全身及盆腔检查；肿瘤标记物测定，如 CA125、AFP、HCG、HE4 等；B 型超声检查，必要时做 CT 或 MRI 等检查。

十二、妊娠合并卵巢肿瘤

妊娠合并卵巢肿瘤多见，极少合并恶性肿瘤，较非孕期危害大。①妊娠对肿瘤的影响：妊娠期盆腔充血，可使肿瘤迅速增大，甚至导致恶性肿瘤扩散。②肿瘤对妊娠的影响：中期妊娠时易并发卵巢肿瘤蒂扭转，晚期妊娠时较大肿瘤可引起胎位异常，甚至肿瘤位置低，嵌入盆腔，阻塞产道导致难产。③处理：早期妊娠时观察，待妊娠 12 周后手术，以免诱发流产；晚期妊娠可等待至妊娠足月后剖宫产同时切除卵巢肿瘤。如诊断或疑为卵巢恶性肿瘤，应尽早手术，其处理原则同非孕期。

（高　辉）

课后练习

一、单选题

1. 卵巢肿瘤发生蒂扭转，其蒂的组成是（　　）

　　A. 骨盆漏斗韧带，输卵管，卵巢固有韧带，圆韧带

　　B. 骨盆漏斗韧带，输卵管，卵巢固有韧带

　　C. 骨盆漏斗韧带，输卵管，圆韧带

　　D. 骨盆漏斗韧带，卵巢韧带，圆韧带

　　E. 输卵管，卵巢韧带

2. 引起月经改变的肌瘤最常见于（　　）

　　A. 浆膜下肌瘤　　　　B. 肌瘤红色变性　　　　C. 黏膜下肌瘤

　　D. 肌壁间肌瘤　　　　E. 肌瘤玻璃样变性

3. 与子宫颈癌的发生无关的因素是（　　）

　　A. 性生活紊乱　　　　B. 阴道 HPV 病毒感染　　　C. 慢性宫颈炎

　　D. 早婚　　　　　　　E. 少育

4. 某患者，女性，56 岁，绝经 3 年，血性白带 18 天。妇科检查：宫颈光滑，子宫较大、软，行诊断性刮宫见豆渣状组织。首先考虑（　　）

　　A. 功能失调性子宫出血　　　B. 子宫内膜炎　　　　C. 子宫内膜癌

　　D. 子宫结核　　　　　　　　E. 黏膜下子宫肌瘤

5. 已婚女性，39 岁。接触性出血 8 个月，妇科检查：宫颈糜烂样改变，子宫附件未触及异常。对此患者首先应做（　　）

　　A. 阴道镜检查　　　　B. 宫颈活体组织检查　　　　C. 分段诊刮

　　D. 宫颈黏液检查　　　E. 宫颈液基细胞检查

二、思考题

简述子宫肌瘤的分类、临床症状及治疗原则。

第十七章　妊娠滋养细胞疾病

1. **掌握**　葡萄胎、妊娠滋养细胞肿瘤的临床表现、诊断、治疗及随访。
2. **熟悉**　妊娠滋养细胞肿瘤的鉴别诊断要点及转移途径、部位。
3. **了解**　胎盘部位滋养细胞肿瘤的诊断和治疗。

　　妊娠滋养细胞疾病（gestational trophoblastic disease，GTD）是一组来源于胎盘绒毛滋养细胞的病变，根据组织学特点分为葡萄胎、侵蚀性葡萄胎、绒毛膜癌及胎盘部位滋养细胞肿瘤。其中，葡萄胎是良性绒毛病变；侵蚀性葡萄胎、绒毛膜癌和胎盘部位滋养细胞肿瘤统称为妊娠滋养细胞肿瘤，属恶性病变。由于胎盘部位滋养细胞肿瘤是一种特殊类型的妊娠滋养细胞肿瘤，在临床表现、发病过程及处理上与其他妊娠滋养细胞肿瘤存在明显不同，故单列一节。

第一节　葡萄胎

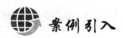 案例引入

　　周女士，25岁，已婚，停经12周，阴道不规则流血十余天，量少，暗红色，血中伴有小水泡物。检查：Bp 151/92mmHg，子宫前倾位，如孕4个月大，两侧附件可触到鹅卵大、囊性、活动良好、表面光滑的肿物。

讨论分析：

（1）本病例最可能的诊断是什么？请说明诊断依据。

（2）为明确诊断，应如何进一步检查，预计结果如何？

（3）确诊后应如何处理？

（4）如何对该病进行治疗后随访？

解析路径导航：

通过临床路径了解葡萄胎诊治过程。

（1）根据已婚女性停经史，结合阴道排出物及妇科查体情况明确诊断并提出诊断依据。

（2）结合初步拟诊决定进一步检查项目。

（3）明确诊断后，尽快清除宫内物。

（4）根据临床诊断确定患者的随访时间及内容。

妊娠后，胎盘绒毛滋养细胞增生、间质水肿变性，形成大小不一的水泡，水泡间借蒂相连成串，形似葡萄，故称之为葡萄胎，又名水泡状胎块（hydatidiform mole）。

一、病因

葡萄胎发生的确切原因不完全清楚，多认为其发生与遗传、种族及年龄（大于 35 岁或小于 20 岁发生率明显上升）有关。通过细胞遗传学结合病理学研究表明，葡萄胎的发生与卵子或精子的异常受精关系密切。

二、分类

1. 完全性葡萄胎（complete hydatidiform mole）　胎盘绒毛全部受累，宫腔内充满水泡，无胎儿及附属物（图 17-1）。

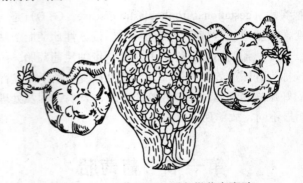

图 17-1　葡萄胎及双侧卵巢黄素囊肿

2. 部分性葡萄胎（partial hydatidiform mole）　仅部分绒毛发生水泡状变化，宫腔内尚有存活或已死的胚胎。以完全性葡萄胎多见。

三、病理

（一）巨检

1. 完全性葡萄胎　水泡状物占满整个宫腔，无胎儿及其附属物或胎儿痕迹，大体检查见大小不等的水泡，其间有纤细的纤维素相连，形如串串葡萄，常混有血块及蜕膜碎片。

2. 部分性葡萄胎　仅部分绒毛变性为水泡，可见胚胎或胎儿，常伴胎儿发育迟缓或多发性畸形，且多已死亡。

（二）显微镜检

1. 完全性葡萄胎　镜下见绒毛体积增大，轮廓规则，滋养细胞增生，间质水肿和间质内胎源性血管消失。

2. 部分性葡萄胎　镜下见绒毛大小不等，常呈扇形，轮廓不规则，有明显的滋养层基质内陷，部分间质水肿，滋养细胞增生程度较轻，间质内可见胎源性血管及其中的有核红细胞。

3. 卵巢黄素化囊肿形成　由于滋养细胞增生，产生大量 HCG，刺激卵巢的卵泡膜细胞，使之发生黄素化囊肿。常为双侧，大小不等，表面光滑、壁薄、色黄，内含清亮液体，切面多房。完全性葡萄胎发生率为 30% ～ 50%，部分性葡萄胎一般不伴有黄素化囊肿。

四、临床表现

近年来由于超声检查和 HCG 测定的广泛应用，多数患者尚未出现症状或仅有少量阴道流血时已做出诊断，因此症状典型的葡萄胎已少见。相比较而言，完全性葡萄胎较部分性葡萄胎的症状典型。

考点提示
葡萄胎临床表现。

（一）症状

1. 停经后阴道流血　是最常见的症状。常在停经 8 ～ 12 周左右开始出现不规则阴道流血，开始量少，以后逐渐增多，可反复发作，也可突发大出血，导致休克甚至死亡，偶或有水泡状组织随血液排出。若反复长时间阴道流血，可导致贫血和感染。

2. 早孕反应　一般较正常妊娠出现时间早，症状严重且持续时间长，甚至发展为妊娠剧吐。

3. 腹痛　因葡萄胎增长迅速，引起子宫快速膨胀，或子宫收缩以排除宫腔内容物所致。表现为阵发性下腹胀痛，常发生于阴道流血之前。

4. 妊娠期高血压疾病征象　多发生于子宫异常增大明显和 HCG 水平异常升高者，可在妊娠早、中期出现高血压、蛋白尿和水肿等妊娠期高血压疾病征象。

5. 甲状腺功能亢进征象　约 7% 患者出现轻度甲状腺功能亢进表现，如心动过速、皮肤潮湿和震颤，但突眼少见。葡萄胎清除后这些症状自行消失。

（二）体征

1. 子宫异常增大、变软　多数葡萄胎患者的子宫大于停经月份，质地变软，但无胎体感及胎心音；少数患者的子宫大小与停经月份相符或小于停经月份，其原因可能与水泡退行性变有关。

2. 卵巢黄素化囊肿（theca lutein ovarian cyst）　常为双侧性，但也可单侧，大小不等，一般无症状，较大者可因蒂扭转而致急性腹痛。此囊肿常在水泡状胎块清除后 2 ～ 4 个月自行消退。

五、诊断

凡有停经后不规则阴道流血，早孕反应出现时间较早且严重，产科检查子宫大于停经月份、变软、触不到胎体、听不到胎心者，孕妇感觉不到胎动，应怀疑葡萄胎。若在阴道排出物中见到水泡状胎块，即可诊断。下列辅助检查能协助明确诊断。

1. 超声检查　B 型超声检查是诊断葡萄胎的重要辅助检查方法，无创伤，确诊率高。典型超声影像学表现为子宫明显大于相应孕周，宫腔内充满不均质密集雪花状光片，呈"落雪现象"，还可能有胎儿或胎盘影像。

2. 绒毛膜促性腺激素（HCG）测定　葡萄胎时由于滋养细胞过度增生致血中 HCG 浓度大大高于正常水平，且在停经 8 ～ 12 周以后，随着子宫增大仍继续持续上升。因此 HCG 的准确定量试验是诊断和随访葡萄胎的重要手段。

3. **其他检查** 包括胸部 X 线摄片，血常规、出凝血时间、血型及肝肾功能检查等。

六、鉴别诊断

1. **流产** 葡萄胎与流产均有停经和阴道流血，两者表现相似，容易混淆。但葡萄胎时多数子宫大于相应孕周，HCG 水平持续高值，阴道流出物中有水泡状物，B 型超声检查显示葡萄胎特点。

2. **双胎妊娠** 双胎妊娠一般无阴道流血，可通过 B 型超声检查确诊。

3. **羊水过多** 一般发生于妊娠晚期，羊水过多时无阴道流血，HCG 水平在正常范围，B 型超声检查可以确诊。

4. **子宫肌瘤合并妊娠** 一般无流血，根据病史、双合诊及 B 型超声检查可确诊。

考点提示

葡萄胎清宫处理。

七、治疗

（一）清宫

葡萄胎一经确诊，应及时清宫，但应在输液、备血准备下进行。通常选用吸刮术，其具有手术时间短、出血少、不易发生子宫穿孔等优点，比较安全。清宫时应充分扩张宫颈管，选用大号吸管吸引。术中可应用缩宫素静脉滴注，防止出血和穿孔。尽量一次刮净，如子宫大于妊娠 12 周或术中感到一次刮净有困难时，可于 1 周后行第二次刮宫。每次刮宫后均应取近宫壁组织送病理检查。

（二）预防性子宫切除术

年龄较大、无生育要求者可行全子宫切除术，保留两侧卵巢。最好在葡萄胎清除后，HCG 恢复正常后进行。但单纯子宫切除只能去除葡萄胎侵入子宫肌层局部的危险，不能预防子宫外转移的发生，不作为常规处理。

（三）预防性化疗

研究发现，对有高危因素的葡萄胎患者给予预防性化疗不仅可减少远处转移的发生，且能减少子宫局部侵犯。因此有下列高危因素的患者应行预防性化疗：①年龄大于 40 岁；② HCG 值异常升高；③滋养细胞高度增生；④子宫明显大于停经月份；⑤卵巢黄素囊肿直径＞ 6cm；⑥无条件随访者。一般采用氟尿嘧啶、甲氨蝶呤等药物单药多疗程化疗直至 HCG 阴性。

（四）卵巢黄素化囊肿的处理

卵巢黄素化囊肿在葡萄胎清除后可自行消退，一般不需特殊处理。若发生急性扭转，可在 B 型超声或腹腔镜下做穿刺吸液，囊肿也多能自然复位。如扭转时间较长发生坏死，需做患侧附件切除术。

八、转归

考点提示

葡萄胎随访时间及内容。

正常情况下，葡萄胎排出后，血 HCG 稳定下降，首次降至阴性的平均时间约为 9 周，最长不超过 14 周。若葡萄胎排空后 HCG 持续异常应考虑妊娠滋养细胞肿瘤。

九、随访

葡萄胎患者作为高危人群，应定期随访，以便早期发现妊娠滋养细胞肿瘤并及时处理。随访时间一般为 2 年。

随访内容包括：① HCG 定量测定：葡萄胎清宫后每周 1 次，直至连续 3 次正常，然后每个月 1 次持续半年，每 2 个月 1 次共半年，自第一次阴性后共随访 1 年；②注意月经是否规则，有无异常阴道流血，有无咳嗽、咯血等转移灶症状；③做妇科检查观察子宫复旧情况及黄素囊肿大小变化；④必要时做 B 型超声、胸部 X 线摄片或 CT 检查。

随访期间应严格避孕，避孕方法最好用避孕套或口服避孕药。一般不选用宫内节育器，以免子宫穿孔或混淆子宫出血的原因。

第二节　妊娠滋养细胞肿瘤

妊娠滋养细胞肿瘤包括侵蚀性葡萄胎和绒毛膜癌（简称绒癌）。其中 60% 继发于葡萄胎，30% 继发于流产，10% 继发于足月妊娠或异位妊娠。侵蚀性葡萄胎仅继发于葡萄胎妊娠，绒毛膜癌可继发于葡萄胎妊娠，亦可继发于非葡萄胎妊娠。虽然侵蚀性葡萄胎和绒毛膜癌在临床表现、诊断和处理原则等方面基本相同，但仍然各有特点，临床诊断时注意区分，以利于准确估计预后。

案例引入

李女士，葡萄胎刮宫术后 4 个月，血 HCG 明显高于正常，胸部 X 线片显示片状阴影。在手术切除的标本病理检查中，发现子宫肌层及输卵管中有滋养细胞并显著增生成团块状，细胞大小，形态均不一致，有出血及坏死，但绒毛结构完整。

讨论分析：

（1）该患者最可能的诊断是什么？列出诊断依据。

（2）确诊后应如何处理？

解析路径导航：

通过临床路径了解妊娠滋养细胞肿瘤诊治过程。

（1）结合葡萄胎刮宫术病史、辅助检查结果、术后病理结果明确诊断并提出诊断依据。

（2）根据患者诊断提出治疗方案，首选化疗。

一、病理

1. 侵蚀性葡萄胎（invasive mole）　肉眼可见子宫肌壁内有水泡状组织，伴有出血、坏死；镜检可见水泡侵入子宫肌层，有绒毛结构，滋养细胞增生和分化不良。

2. 绒毛膜癌（choriocarcinoma）　肉眼见不到水泡，仅有出血、坏死；镜检见不

重点·考点·笔记

考点提示

临床表现和转移部位。

到绒毛结构，镜下表现为滋养细胞成片高度增生，排列紊乱。绝大多数原发于子宫，也有极少数原发于输卵管、宫颈、阔韧带等部位。

二、临床表现

（一）阴道流血

葡萄胎、早产、流产或足月产后，阴道持续性不规则流血，量多少不定。有时也可表现为一段时间的正常月经后闭经，然后再出现阴道流血，与一般流产极易混淆。长期阴道流血者可继发贫血。有时原发灶消失，继发灶发展则无阴道流血症状。

（二）子宫复旧延迟或不均匀增大

多于葡萄胎排空后 4～6 周子宫未恢复到正常大小，质地偏软。也可因受肌层内病灶部位和大小的影响，表现出子宫不均匀增大。

（三）卵巢黄素化囊肿

由于 HCG 持续作用，在葡萄胎清除后、流产或足月产后，两侧或一侧卵巢黄素化囊肿持续存在，常表现为不见缩小，反而增大，或缩小后又增大。

（四）腹痛

一般无腹痛，当肿瘤组织侵入子宫壁可引起下腹胀痛；当子宫病灶穿破浆膜层或脏器转移灶破裂时，可引起急性腹痛及其他腹腔内出血症状。若卵巢黄素化囊肿发生扭转或破裂时，也可出现急性腹痛。

（五）假孕表现

由于妊娠滋养细胞肿瘤异常增生的滋养细胞分泌 HCG 及雌激素、孕激素的作用，患者出现乳房增大，乳头及乳晕着色，甚至有初乳样分泌，外阴、阴道、宫颈着色，生殖道质地变软等假孕表现。

（六）转移性灶表现

妊娠滋养细胞肿瘤主要经血行播散，转移发生早而且广泛。最常见的转移部位是肺（80%），其次是阴道（30%）、盆腔（20%）、肝（10%）和脑（10%）等。各转移部位症状的共同特点是局部出血。

1. **肺转移** 最常见。表现为胸痛、咳嗽、反复咯血及呼吸困难，这些症状常呈急性发作，也可呈慢性持续状态达数月之久。但如肺转移灶较小，也可无任何症状，仅靠胸部 X 线摄片或 CT 做出诊断。典型 X 线胸部摄片呈棉球状或棉花块状阴影。

2. **阴道转移** 转移灶常位于阴道前壁及穹隆，一般认为为宫旁静脉逆行性转移所致。转移灶呈紫蓝色结节，破溃时引起不规则阴道流血，甚至大出血。

3. **肝转移** 为不良预后因素之一，多同时伴有肺转移，表现上腹部或肝区疼痛，若病灶穿破肝包膜可出现腹腔内出血，导致死亡。

4. **脑转移** 是导致滋养细胞肿瘤患者死亡的主要原因。一般同时伴有肺转移和（或）阴道转移。

5. **其他转移** 包括脾、肾、膀胱、消化道、骨等，症状视转移部位而异。

考点提示 ▶
侵蚀性葡萄胎和绒毛膜癌的鉴别。

三、诊断

（一）临床诊断

凡葡萄胎排空后或流产、足月分娩、异位妊娠后出现不规则阴道流血、子宫复旧不良和（或）转移灶及其相应症状和体征，应考虑为妊娠滋养细胞肿瘤。其中侵蚀性葡萄胎只发生于葡萄胎后，且多发生于葡萄胎清除后 6 个月内，恶性程度低；绒毛膜癌约 50% 继发于葡萄胎，约 50% 发生于足月产、早产、流产及宫外孕后，一般发生于葡萄胎清除后 1 年以上，时间间隔越长，可能性越大，恶性程度高。发生于葡萄胎清除后半年至 1 年者绒毛膜癌和侵蚀性葡萄胎均有可能。结合 HCG 测定及胸部 X 线摄片等检查，即可确立妊娠滋养细胞肿瘤的临床诊断。

1. 血 β-HCG 值测定　血 β-HCG 值是葡萄胎后妊娠滋养细胞肿瘤主要的诊断依据。符合下列标准中的任何一项且排除妊娠物残留或妊娠，即可诊断为妊娠滋养细胞肿瘤。①血 β-HCG 测定 4 次呈平台状态（±10%），并持续 3 周或更长时间，即 1 日、7 日、14 日、21 日；②血 β-HCG 测定 3 次升高（> 10%），并至少持续 2 周或更长时间，即 1 日、7 日、14 日；③血 β-HCG 水平持续异常达 6 个月或更长。非葡萄胎后妊娠滋养细胞肿瘤的诊断标准为：足月产、流产和异位妊娠后 4 周以上，血 β-HCG 仍持续高水平或一度下降后又上升，已排除妊娠物残留或再次妊娠。

2. 影像学检查

（1）超声检查：最常用。可早期发现葡萄胎组织侵入子宫肌层的程度，能进一步提高滋养细胞肿瘤诊断的正确性。

（2）胸部 X 线摄片：是诊断肺转移的常规检查。肺转移的最初 X 线征象为肺纹理增粗，以后发展为片状或小结节阴影，典型表现为棉球状或团块状阴影，转移灶以右侧肺及中下部较多见。

（3）CT 和磁共振成像：CT 对发现肺部较小病灶和脑等部位的转移灶有较高的诊断价值。磁共振成像主要用于脑、肝和盆腔病灶的诊断。

（二）组织学诊断

在送检标本中见到绒毛结构或退化的绒毛阴影，可诊断为侵蚀性葡萄胎；仅见成片滋养细胞浸润及坏死出血，未见绒毛结构，诊断为绒癌。如原发灶和转移灶诊断不一致，只要在任一组织切片中见有绒毛结构，均诊断为侵蚀性葡萄胎。

四、治疗

采用化疗为主，手术和放疗为辅的综合治疗措施。

考点提示

主要治疗方法。

（一）化疗

目前常用的化疗药物有甲氨蝶呤（MTX）、氟尿嘧啶（5-FU）、放线菌素-D（Act-D）、环磷酰胺（CTX）、长春新碱（VCR）、依托泊苷（VP-16）等，其中 MTX 和 5-Fu 最常用；Act-D 对肺转移较好，MTX 适用于脑转移。低危患者首选单一药物化疗，高危患者首选联合化疗。药物剂量必须达到患者最大耐受量，尤其以第一、第二疗程更为关键。

1. 单一药物化疗 目前常用的单药化疗药物及用法，见表 17-1。

表 17-1 单药化疗推荐方案

药物	剂量、给药途径、疗程	疗程间隔
MTX	0.4mg／(kg·d) 肌内注射，连续 5 天	2 周
MTX	250mg 静脉滴注，维持 12 小时	
Act-D	10～12ug／(kg·d) 静脉滴注，连续 5 天	2 周
5-Fu	28～30mg／(kg·d) 静脉滴注，连续 8～10 天	2 周

2. 联合化疗 适用于妊娠滋养细胞肿瘤联合化疗的方案很多，首选以 5-FU 为主的联合化疗方案和 EMA-CO 方案（表 17-2）。

表 17-2 联合化疗推荐方案

方案及药物	剂量、给药途径、疗程		疗程间隔
5-Fu+Act-D			3 周
	5-Fu 26～28mg/(kg·d)	静脉滴注 8 天	
	Act-D 6ug/(kg·d)	静脉滴注 8 天	
EMA-CO			2 周
第一部分 EMA			
第 1 天	VP-16 100mg/m²	静脉滴注	
	Act-D 0.5mg	静脉注射	
	MTX 100mg/m²	静脉注射	
	MTX 200mg/m²	静脉注射 12 小时	
第 2 天	VP-16 100mg/m²	静脉滴注	
	Act-D 0.5mg	静脉注射	
	CF 15mg	肌内注射	
	（从静注 MTX 后算 24 小时给药，每 12 小时 1 次，共 2 次）		
第 3 天	CF 15mg	肌内注射，每 12 小时 1 次，共 2 次	
第 4～7 天	休息（无化疗）		
第二部分 CO			
第 8 天	VCR 1.0mg/m²	静脉滴注	
	CTX 600mg/m²	静脉注射	

3. 疗效评估 每一疗程结束后，应每周测血 β-HCG，结合妇科检查、B 型超声检查、胸部 X 线摄片、CT 等检查，进行疗效评估。如化疗疗程结束至 18 天内，血 β-HCG 下降至少 1 个对数为有效。

4. 不良反应 化疗主要的不良反应为骨髓抑制，其次为消化道反应、肝功能损害、肾功能损害及脱发等。常于化疗刚结束或停药 1～2 周内最明显。如白细胞下降

到 3×10^9/L 或血小板小于 100×10^9/L，则应停药对症处理。

5. 停药指征　治疗应持续到完全恢复的标准：肺转移完全消失；血或尿 HCG 正常；临床无症状。再巩固 1 ~ 3 个疗程方可停药。

（二）手术

为辅助治疗手段。对控制出血、感染等并发症、切除残存或耐药病灶等方面有一定作用。

（三）放射治疗

目前应用较少，主要用于肝、脑转移和肺部耐药病灶的治疗。

五、随访

治疗结束后应严密随访。出院后 3 个月随访第 1 次，以后每 6 个月 1 次持续3 年，然后每年 1 次直至 5 年，随访内容同葡萄胎。随访期间应严格避孕，应于化疗停止 ≥ 12 个月方可妊娠。

第三节　胎盘部位滋养细胞肿瘤

胎盘部位滋养细胞肿瘤（placental site trophoblastic tumor，PSTT）是指来源于胎盘种植部位的一种特殊类型的妊娠滋养细胞肿瘤。临床罕见，预后良好。

一、病理

大体检查为实性，可突向宫腔，也可局限于子宫肌层内，多与子宫肌层界限清楚，少数与子宫肌层界限不清。肿瘤切面呈黄褐色或黄色，有时见局限性出血和坏死。镜检肿瘤细胞均由中间型滋养细胞组成，无绒毛结构。

二、临床表现

多发生于生育年龄，一般继发于足月产，也可发生在流产和葡萄胎后。主要症状为停经后不规则阴道流血或月经过多，产后子宫复旧不佳，少数以临床转移症状为首发症状。妇科检查可见子宫均匀性或不规则增大。

三、诊断

临床表现不典型，易误诊。确诊主要靠组织学检查。

四、治疗

首选手术治疗，原则是切除一切病灶，行全子宫切除及双侧附件切除术。年轻妇女可考虑保留卵巢。如有淋巴结转移，可行盆腔淋巴结清扫术，术后可给予辅助性化疗，首选的化疗方案为 EMA-CO。

五、随访

治疗后应随访。随访内容同妊娠滋养细胞肿瘤。由于胎盘部位滋养细胞肿瘤缺乏肿瘤标志物，随访时临床表现和影像学检查更有价值。

（王　凌）

课后练习

一、单选题

1. 完全性葡萄胎最常见的症状是（　　　）

A. 停经后阴道流血　　　B. 子宫异常增大、变软　　　C. 妊娠期高血压疾病征象

D. 妊娠呕吐严重　　　E. 卵巢黄素化囊肿

2. 葡萄胎确诊后首选的处理方法是（　　　）

A. 化疗　　　　　　　B. 清宫　　　　　　　C. 抗生素控制感染

D. 止血　　　　　　　E. 放疗

3. 葡萄胎患者治愈后的随访时间为（　　　）

A. 3个月　　　B. 6个月　　　　C. 1年　　　　D. 2年　　　　E. 5年

4. 某患者葡萄胎刮宫术后4个月，血HCG明显高于正常，胸部X线片显示片状阴影，最可能的诊断是（　　　）

A. 再次葡萄胎　　　　B. 绒毛膜癌　　　　　C. 侵蚀性葡萄胎

D. 宫外孕　　　　　　E. 结核

5. 患者40岁女性，G_3P_2，末次妊娠于2年前早产，近半年出现不规则阴道流血，伴咳嗽2个月。妇科检查：子宫正常大小，质地软，右侧扪及直径约5cm大小囊性肿块，无压痛，活动度良好。尿妊娠试验阳性，胸片示右下肺棉球状阴影。此患者最可能的诊断是（　　　）

A. 不全流产　　　　　B. 卵巢肿瘤　　　　　C. 肺结核及盆腔结核

D. 侵蚀性葡萄胎　　　E. 绒毛膜癌

二、思考题

如何鉴别侵蚀性葡萄胎、绒癌与其他疾病？

第十八章　女性生殖内分泌疾病

学习目标

1. 掌握　功能失调性子宫出血、闭经、痛经、绝经综合征的定义
2. 掌握　功血临床表现、诊断及治疗原则。
3. 熟悉　功血的病因、病理、分类，闭经的病因、分类、诊断及治疗。
4. 了解　痛经、绝经综合征的临床表现、诊断及治疗原则。

月经失调是妇科的常见疾病，由器质性病变或月经调节机制失常引起。本章主要介绍下丘脑－垂体－卵巢轴调节机制失常引起的月经失调，包括功能失调性子宫出血、闭经、痛经及绝经综合征。

第一节　功能失调性子宫出血

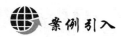

案例引入

15岁女性，月经周期（8～10）/（24～26）天，量多。此次月经持续10天未净，量多。基础体温"单相"型。

讨论分析：

（1）此患者所患何种疾病？请说明诊断依据。

（2）为明确诊断还应再做哪些检查，预计结果如何？

（3）此患者应如何治疗？请说明具体治疗方案。

解析路径导航：

通过临床路径了解功能失调性子宫出血的诊治过程。

（1）结合患者年龄、病史及查体情况做出临床诊断并提出诊断依据。

（2）根据患者初步诊断、年龄、病史等进一步检查了解生殖器官有无器质性病变及凝血功能等协助明确诊断。

（3）综合诊断及患者年龄明确治疗方案。

功能失调性子宫出血（dysfunctional uterine bleeding，DUB）简称功血，是由调节生殖的神经内分泌机制失常引起的异常子宫出血，而全身及内外生殖器官无器质性病变存在。功血是一种妇科常见病，可发生于月经初潮至绝经期间的任何年龄，多见于

考点提示

功血概念。

围绝经期，其次是青春期和性成熟期。功血可分为排卵性和无排卵性两类，无排卵性功血占功血病例的85%。

【无排卵性功能失调性子宫出血】

一、病因

正常月经的发生是基于排卵后黄体萎缩，雌激素、孕激素水平下降，使子宫内膜功能层皱缩坏死而脱落出血。无排卵性功血是由于单一雌激素刺激而无孕酮对抗引起的雌激素撤退出血或雌激素突破出血，好发于青春期和绝经过渡期，也可发生于生育年龄。在青春期，下丘脑和垂体的调节功能未完全成熟，它们和卵巢间尚未建立稳定的周期性调节，尤其对雌激素的正反馈作用存在缺陷，此时期垂体分泌促卵泡激素（FSH）呈持续低水平，黄体生成素（LH）无高峰形成。因此，虽有成批的卵泡生长，却无排卵，卵泡发育到一定程度即发生退行性变。围绝经期妇女，由于卵巢功能衰退，雌激素分泌量锐减，对垂体的正负反馈变弱，造成排卵障碍，致使发生无排卵性功血。另外，机体内部和外界诸多因素，如精神紧张、恐惧、忧伤、环境和气候骤变、过度劳累、营养不良及全身性疾病，可以通过大脑皮质和中枢神经系统影响下丘脑－垂体－卵巢轴的相互调节，使卵巢功能失调，导致月经周期紊乱。

二、病理生理

根据血内雌激素水平的高低和作用时间长短，以及子宫内膜对雌激素反应的敏感性，子宫内膜可表现出不同程度的增生性变化，少数呈萎缩性改变。

（一）子宫内膜增生症（endometrial hyperplasia）

1. **单纯型增生**　即腺囊型增生过长，为最常见的子宫内膜增生类型，指腺体和间质呈弥漫性增生。子宫内膜局部或全部增厚，呈息肉样增生。镜下特点是腺体数目增多，腺腔囊性扩大，大小不一，犹如瑞士干酪样外观，又称为瑞士干酪样增生过长。腺上皮细胞呈高柱状，无异型性，可增生形成假复层，间质细胞丰富。发展为子宫内膜癌的概率约为1%。

2. **复杂型增生**　即腺瘤型增生过长。指腺体增生拥挤且结构复杂。子宫内膜腺体高度增生，形成子腺体或突向腺腔，致使间质明显减少，腺体数目明显增多，出现背靠背现象。腺上皮呈复层或假复层排列，但细胞无异型性。发展为子宫内膜癌的概率约为3%。

3. **不典型增生**　即癌前期病变，与早期癌不易区别。指腺上皮出现异型性改变，表现为腺上皮细胞增生，排列不规则，细胞核大深染，见核分裂象。只要腺上皮细胞出现不典型增生改变，都应归类于不典型增生过长。23%可转化为子宫内膜癌。

（二）增生期子宫内膜（proliferative phase endometrium）

此类最多见。子宫内膜所见与正常增生期内膜无区别，只是在月经周期后半期甚至月经期，仍为增生期形态。

（三）萎缩型子宫内膜（atrophic endometrium）

子宫内膜菲薄，上皮呈低柱状或立方形，腺体少而小，腺管狭而直，间质少而密、纤维化，血管很少。

三、临床表现

1. 子宫不规则出血 特点是月经周期紊乱，经期长短不一，有时出血呈点滴状，有时表现大量出血；有时先有数周或数月停经，然后发生阴道不规则流血，血量较多，持续 2 ~ 3 周或更多时间，不易自止；出血期间一般无腹痛或其他不适。临床根据出血特点，异常出血可分为：①月经过多：周期正常，经期延长或经量增多；②子宫不规则出血过多：表现为月经周期不规则，经期延长而经量增多；③子宫不规则出血：周期不规则，经期延长而经量正常；④月经过频：表现为月经频发，周期明显缩短，短于 21 天。

2. 贫血 出血多或时间长者常伴贫血，大量出血可导致休克。

3. 妇科检查 子宫正常大小，部分病例出血时子宫略大微软。

四、诊断

（一）病史

应注意患者年龄、月经史、婚育史、避孕措施及一般健康状况。了解患者是否有月经失调的慢性病史，如肝病、血液病、甲状腺疾病等；有无精神紧张、情绪打击等影响正常月经的因素；了解患者出血时间、出血量、持续时间、出血性质，出血前有无停经史、流产史及以往治疗经过。

（二）体格检查

包括全身检查、妇科检查，除外全身性疾病及生殖器官器质性病变。

（三）辅助检查

1. 全血细胞计数 确定有无血小板减少及贫血。

2. 凝血功能检查 凝血酶原时间、出凝血时间、血小板计数等，排除凝血和出血功能障碍性疾病。

3. 超声检查 可了解子宫大小、形状、子宫内膜厚度及宫腔内病变等。

4. 激素水平测定 于月经周期第 21 天左右测定尿孕二醇或血清孕酮以测定有无排卵。血孕酮值升高则提示近期有排卵。

5. 妊娠试验或血 HCG 测定 有性生活史者，应进行妊娠试验，排除妊娠及相关疾病。

6. 诊断性刮宫 简称诊刮，是对围绝经期患者进行全面刮宫，搔刮整个宫腔，必要时行分段诊断性刮宫，以排除子宫内膜病变和达到止血的目的。为确定排卵或黄体功能，应在月经前期或月经来潮 6 小时内刮宫，不规则出血者可随时进行刮宫，刮出组织送病理检查。子宫内膜病理检查可见增生期变化或增生过长，无分泌期改变。

7. 宫腔镜检查 宫腔镜下应注意内膜表面是否充血、有无突起，选择病变区进行活检，可诊断各种宫腔内病变，如子宫黏膜下肌瘤、子宫内膜息肉、子宫内膜癌等。

8. 基础体温测定 利用孕激素对体温中枢的致热作用来判定有无排卵及黄体功能。基础体温呈双相型，提示卵巢有排卵（图18-1）；基础体温呈单相型，提示无排卵（图18-2）。如体温升高短于11天，提示黄体功能不足；如高温相下降缓慢，提示子宫内膜不规则脱落。

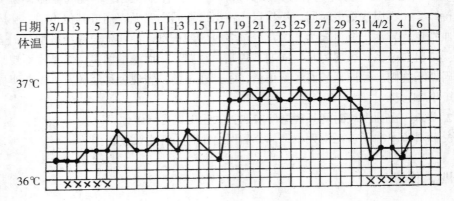

图 18-1 基础体温双相型

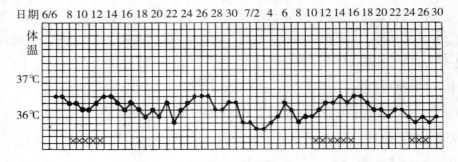

图 18-2 基础体温单相型

9. 宫颈黏液结晶检查 如经前出现羊齿植物叶状结晶提示无排卵，出现椭圆体提示有排卵（图18-3）。

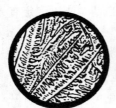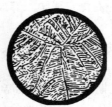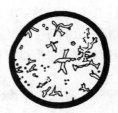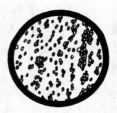

"+++"典型结晶　　"++"较典型结晶　　"+"不典型结晶　　"-"椭圆体

图 18-3 宫颈黏液结晶

10. 阴道脱落细胞涂片检查　阴道脱落细胞在月经周期后半期动态检查，涂片一般为中、高雌激素影响而无周期性变化。

五、鉴别诊断

诊断功血必须排除生殖道局部病变或全身性疾病所导致的生殖道出血，如血液病、肝损害、甲状腺功能亢进或低下等。

1. 妊娠有关疾病　育龄妇女应排除与妊娠有关疾病。如流产、异位妊娠、滋养细胞疾病、子宫复旧不良、胎盘残留等。

2. 生殖系统炎症　急性子宫内膜炎、慢性子宫内膜炎、子宫肌炎等。

3. 生殖系统肿瘤　子宫肌瘤、子宫内膜炎、子宫颈癌、卵巢肿瘤等。

六、治疗

（一）一般治疗

消除患者顾虑，出血期间避免过度疲劳和剧烈运动。患者体质较差、贫血貌者，应加强营养，改善全身状况，可补充蛋白质、维生素 C 和铁剂，贫血严重者需输血；出血时间长者给予抗生素预防感染，必要时应用止血药物以减少出血量。

（二）药物治疗

针对不同对象制订合理的治疗方案。青春期少女以止血、调整月经周期、促使卵巢排卵为主进行治疗；围绝经期妇女以止血、调整月经周期、减少经量为原则。

1. 止血　常见止血方法有诊断性刮宫、孕激素止血法、雌激素止血法、孕激素和雄激素止血法及止血药止血等。血红蛋白极度低下的患者，应检查血小板和凝血功能，必要时补充新鲜血或血小板。对大量出血患者使用性激素，要求治疗 8 小时内见效，24 ～ 48 小时内出血基本停止，如 96 小时以上阴道出血仍不停止，考虑有器质性病变存在。

（1）刮宫术：对绝经过渡期和病程较长的生育期患者首选全面刮宫，搔刮整个宫腔，达到迅速止血的目的。疑有其他病变时行分段诊断性刮宫，同时刮出物送病理检查，以明确子宫内膜病理，排除恶性病变。

（2）性激素止血

1）雌激素：也称"子宫内膜修复法"，适用于青春期功血患者。应用大剂量雌激素，促使子宫内膜生长，短期内修复创面而止血。己烯雌酚 1 ～ 2mg，每 6 ～ 8 小时 1 次，血止后每 3 天递减 1/3 量，维持量每日 1mg，用至血止后 20 天（图 18-4）。胃肠道反应重者可苯甲酸雌二醇 1 ～ 2mg 肌内注射，每日 2 ～ 3 次，以达到快速止血。也可用结合雌激素（倍美力）1.25mg 或戊酸雌二醇（补佳乐）2mg，每 4 ～ 6 小时 1 次，血止后每 3 天递减 1/3 量直至维持量，用至血止后 20 天。无论何种雌激素，在用雌激素最后 7 ～ 10 天加用孕激素，如醋酸甲羟孕酮、甲地孕酮，使子宫内膜转化为分泌期，雌激素、孕激素同时撤退，有利于内膜同步脱落，停药后 3 ～ 7 天内出现撤药性出血。

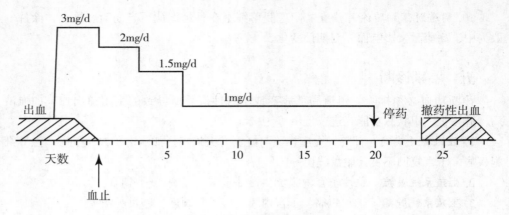

图 18-4　己烯雌酚止血法

2）孕激素：适用于体内有一定雌激素的患者。无排卵性功血患者给予孕激素治疗，可使处于增生期或增生过长的子宫内膜转化为分泌期，停药后 3～7 天内膜失去激素的维持而脱落，出现撤药性出血。因此种内膜脱落较彻底，故又称"药物性刮宫"。常用如下方法：①炔诺酮（妇康片）：5mg 口服，每 8 小时 1 次，2～3 日后出血明显减少或停止，再逐渐减量，每 3 天递减 1/3 量，直至维持量每日 2.5～5mg，持续至血止后 21 天停药，停药后 3～7 天发生撤药性出血；②黄体酮：20～40mg，肌内注射，每日 1 次，共 3～5 天；③地屈孕酮（达芙通）：10mg 口服，每日 2 次，共 10 天；④微粒化黄体酮胶囊：200～300mg 口服，每日 1 次，共 10 天。

3）雄激素：雄激素有拮抗雌激素作用，可减少盆腔充血、增强子宫平滑肌及血管张力而减少出血，适用于绝经过渡期功血。常用有丙酸睾酮、甲睾酮。但大出血时雄激素不能立即改变子宫内膜脱落过程使内膜迅速修复，故常与其他性激素联合用药。

4）联合用药：性激素联合用药的止血效果优于单一用药，因此，青春期功血用孕激素止血时，同时用小剂量雌激素，可减少孕激素的用量，防止突破性出血。目前常用第三代短效口服避孕药，如去氧孕烯-炔雌醇（妈富隆）、孕二烯酮-炔雌醇（敏定偶）、复方醋酸环丙孕酮（达英-35），用法均为每次 1～2 片，每日 2～3 次，血止以后递减至维持量每日 1 片，共 21 天停药；绝经过渡期功血则在孕激素止血的基础上配合使用雌激素、雄激素，常用三合激素（黄体酮 12.5mg、雌二醇 1.25mg、丙酸睾酮 25mg）2ml 肌内注射，每天 2 次，血止以后递减至每 3 日 1 次，共 20 天停药。

（3）其他止血药：可使用酚磺乙胺（止血敏）等减少血管通透性，也可用氨基己酸、氨甲环酸（妥塞敏）抑制纤溶酶，有减少出血的辅助作用。

2. 调整月经周期　用性激素止血后继续用药可以控制周期，防止功血的再次发生。一般连用 3 个周期。

（1）雌激素、孕激素序贯疗法：即人工周期。为模拟自然月经周期中卵巢激素的周期性变化，将雌激素、孕激素序贯应用，使内膜发生相应变化，引起周期性脱落。用于青春期功血或育龄期功血内源性雌激素水平较低者。己烯雌酚 1mg（或妊马雌酮 1.25mg，或戊酸雌二醇 2mg）于出血第 5 天起，每晚 1 次，连服 20 天，服药第 11 天起，每日加用黄体酮注射液 10mg 肌内注射，停药后 3～7 天内出现撤药性出血（图 18-5）。于出血第 5 天重复用药，用药 2～3 个周期后常可自行排卵。

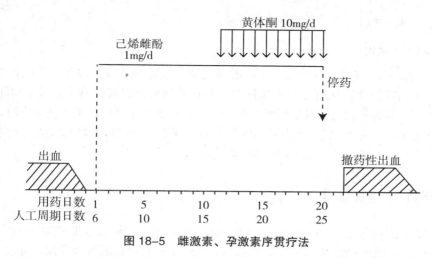

图 18-5 雌激素、孕激素序贯疗法

（2）雌激素、孕激素合并使用：雌激素使内膜再生修复，孕激素可限制雌激素引起的内膜增生程度，用于育龄期功血内源性雌激素水平较高者。常用口服避孕药。一般于出血第 5 天起，每日 1 片，连续使用 21 天，停药后 3～7 天内出现撤药性出血，血量较少。可连用 3 个周期。应注意有血栓性疾病、心脑血管疾病高危因素及 40 岁以上吸烟者不宜应用。

（3）后半周期疗法：于撤退性出血第 15 天起服用地屈孕酮每日 10mg，连服 10 天；或微粒化黄体酮胶囊每日 200～300mg，连服 10 天；或醋酸甲羟孕酮 10mg，每日一次，连用 10～14 天，以调整月经周期，3 个周期为 1 个疗程。疗效不佳者，可与雌激素、雄激素合用。

（4）宫内孕激素释放系统：在宫腔内放置含左炔诺孕酮宫内节育器，局部释放孕激素，抑制子宫内膜生长，减少月经量。

3. 促进排卵 适用于有生育要求的无排卵性功血不孕患者，青春期功血一般不提倡使用促排卵药。

（1）氯米芬（CC）：为甾体化合物，有微弱雌激素作用，可抑制内源性雌激素的负反馈，诱发排卵。适用于体内有一定水平雌激素的功血患者，尤其有生育要求者。方法：于出血第 5 天起，每晚口服 50mg，连续 5 天，并监测排卵。若排卵失败，可重复用药，剂量逐渐增至每日 100～200mg，连用 3 个月，排卵率为 80%。

（2）绒促性素（HCG）：有类似 LH 作用而诱发排卵。适用于体内 FSH 有一定水平、雌激素中等水平者。B 型超声监测卵泡发育接近成熟时，肌内注射 HCG 5000～10000U 可以诱发排卵。

（3）尿促性素（HMG）：每支含有 FSH 及 LH 各 75U，出血干净后每日肌内注射 HMG 1～2 支，直至卵泡发育成熟，停用 HMG，加用 HCG 5000～10000U，肌内注射，以提高排卵率。适用于对氯米芬效果不佳，有生育要求者。

（4）促性腺激素释放激素激动药（GnRH-a）：给予 GnRH-a 脉冲皮下注射或静脉给药，排卵率可达 90%。

（三）中药治疗

功血在祖国医学上属崩漏范围。经血暴下称崩，淋漓不断称为漏。以血热、气虚多见，可辨证施治。

（四）手术治疗

以刮宫术最常用。对围绝经期患者常规刮宫，最好在宫腔镜下行分段诊断性刮宫，既可明确诊断，又可达到止血目的。对青春期功血刮宫应慎重。对年龄超过 40 岁，病理诊断为子宫内膜复杂型增生过长，甚至发展为子宫内膜不典型增生时，可行子宫切除术。对年龄超过 40 岁的顽固性功血，或有子宫切除术禁忌证者，可通过滚动球电凝或激光或热疗等方法行子宫内膜去除术。

【排卵性月经失调】

排卵性月经失调（ovulatory menstrual dysfunction）较无排卵性功血少见，多发生于生育年龄妇女。患者有周期性排卵，临床上有可辨认的月经周期，有以下几种类型。

一、月经过多

指月经周期规律、经期正常，但经量增多。

（一）病理

子宫内膜形态表现为分泌期内膜，可能存在间质水肿不明显或腺体与间质发育不同步。

（二）临床表现

月经周期规则、经期正常，但经量增多＞80ml。

（三）诊断

根据月经周期规律、经期正常，但经量增多＞80ml；妇科检查无引起异常子宫出血的生殖器官器质性病变；子宫内膜活检显示分泌期；血清基础性激素测定结果正常，可做出诊断。

（四）治疗

1. **止血药**　氨甲环酸 1g，每日 2～3 次，也可用酚磺乙胺、维生素 K 等。
2. **宫内孕激素释放系统**　宫内释放左炔诺孕酮每天 20ug，有效期 5 年。
3. **孕激素内膜萎缩法**　见无排卵性功血治疗。
4. **复方短效口服避孕药**　抑制内膜增生，使内膜变薄，减少出血量。

二、月经周期间出血

（一）黄体功能异常

分黄体功能不足和子宫内膜不规则脱落两类。

1. **黄体功能不足**　月经周期中有卵泡发育及排卵，但黄体期孕激素分泌不足或黄体过早衰退，导致子宫内膜分泌反应不良和黄体期缩短。

（1）病理：子宫内膜形态表现为分泌期内膜，腺体分泌不良，间质水肿不明显或间质发育不同步。

（2）临床表现：多数月经周期缩短，偶有月经周期正常，但卵泡期长，黄体期短，不易受孕或在妊娠早期流产。

（3）诊断：根据月经周期缩短、不孕或早期流产，妇科检查无引起异常子宫出血的生殖器官器质性病变；子宫内膜活检显示分泌反应至少落后 2 天；基础体温双相型，但高温相小于 11 天（图 18-6），即可做出诊断。

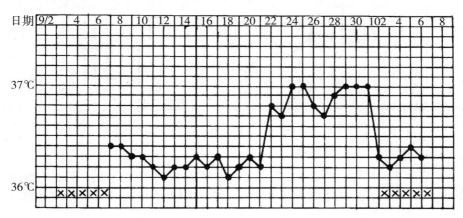

图 18-6 基础体温双相型（黄体功能不足）

（4）治疗

1）促进卵泡发育：①卵泡期使用低剂量雌激素：月经第 5 天起每日口服妊马雌酮 0.625mg 或戊酸雌二醇 1mg，连续 5～7 天；②氯米芬：月经第 3～5 天每日开始口服氯米芬 50mg，连服 5 天。

2）促进月经中期 LH 峰形成：当卵泡成熟后，给予绒促性素 5000～10000U，一次或分两次肌内注射。

3）黄体功能刺激疗法：于基础体温上升后开始，隔日肌内注射绒促性素 1000～2000U，共 5 次，可使血浆孕酮明显上升，延长黄体期。

4）黄体功能补充疗法：选用天然黄体酮制药，自排卵后开始每日肌内注射黄体酮 10mg，共 10～14 天，以补充黄体孕酮分泌不足。

5）黄体功能不足合并高催乳素血症的治疗：溴隐亭每日 2.5～5.0mg，促使催乳素水平下降，促进垂体分泌促性腺激素，进而增加卵巢雌激素、孕激素的分泌。

6）口服避孕药：适用于有避孕需求的患者，周期性服用口服避孕药 3 个周期，病情反复者可延长至 6 个周期。

2. 子宫内膜不规则脱落 月经周期有排卵，黄体发育良好但萎缩过程延长，导致子宫内膜不规则脱落。

（1）病理：黄体萎缩不全时，月经期第 5～6 天仍能见到呈分泌反应的子宫内膜。常表现为混合型子宫内膜，即残留的分泌期内膜与出血坏死组织及新增生的内膜混合共存。

（2）临床表现：月经周期正常，但经期延长，长达 9～10 天且经量增多。

（3）诊断：根据经期延长，基础体温双相型，但是下降缓慢（图18-7），可初步诊断。在月经期第 5 ~ 6 天行诊断性刮宫，病理检查为确诊依据。

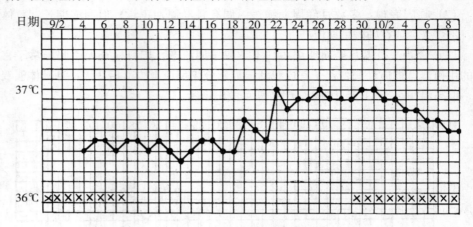

图18-7　子宫内膜不规则脱落

（4）治疗

1）孕激素：排卵后第 1 ~ 2 天或下次月经前 10 ~ 14 天开始，每日口服甲羟孕酮 10mg，连服 10 天。有生育要求者肌内注射黄体酮注射液，无生育要求者可口服单相口服避孕药。

2）绒促性素：用法同黄体功能不足，有促进黄体功能的作用。

3）复方短效口服避孕药：抑制排卵，控制周期。

（二）围排卵期出血

在两次月经中间，即排卵期，由于雌激素水平短暂下降，使子宫内膜失去激素的支持而出现部分子宫内膜脱落引起有规律性的阴道流血，称围排卵期出血。

1. 发病机制　原因不明，可能与排卵前后激素水平上下波动有关。出血期 ≤ 7 天，血停数日后又出血，多数持续 1 ~ 3 天，量少。

2. 治疗　用复方短效口服避孕药抑制排卵，控制周期。

第二节　闭经

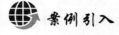案例引入

30 岁女性，产后大出血继发闭经 2 年，妇科检查：子宫明显小于正常，雌孕激素序贯治疗有撤退性出血，血 FSH 降低，多次垂体兴奋试验（-）。

讨论分析：

（1）此患者所患何种疾病？请说明诊断依据。

（2）为明确诊断应做何检查，预计结果如何？

（3）此患者应如何治疗？请说明具体治疗方案。

解析路径导航：

通过临床路径了解闭经的诊治过程。

（1）结合产后出血病史、症状、体征及相关检查做出临床诊断，提出诊断依据。

（2）进一步检查了解性激素水平，排除内分泌疾患及垂体部肿瘤，确定病因。

（3）结合病因、全身情况及辅助检查结果明确治疗方案，促使月经恢复。

考点提示

闭经分类。

闭经（amenorrhea）是妇科疾病中常见症状之一，表现为无月经或月经停止，通常将闭经分为原发性和继发性两类。原发性闭经是指年龄超过 15 岁（有地域性差异），第二性征已发育，或年龄超过 13 岁，第二性征尚未发育，且无月经来潮者；继发性闭经则指正常月经建立后月经停止 6 个月，或按自身原有月经周期计算停经 3 个周期以上者。

一、病因及分类

正常月经的建立和维持有赖于下丘脑－垂体－卵巢轴的神经内分泌调节，以及子宫内膜对性激素的周期性反应，其中任何一个环节发生障碍都可以导致闭经。

（一）原发性闭经

原发性闭经较为少见，多由于遗传学原因或先天发育缺陷引起，如先天性卵巢发育不全综合征（Turner 综合征）等。

（二）继发性闭经

临床多为此型。其病因复杂，根据控制正常月经周期的 4 个主要环节，分为以下几类。

1. 子宫性闭经　闭经的原因在子宫。由于子宫内膜受到破坏或对卵巢激素不能产生正常的反应，从而引起闭经。

（1）宫腔粘连综合征：又称阿谢曼综合征（Asherman syndrome），是由于人工流产刮宫过度，或产后、流产后出血刮宫损伤，子宫内膜经放疗引起宫腔粘连或闭锁而引起的闭经。结核性子宫内膜炎时，子宫内膜遭受破坏导致闭经。流产或产后感染所致的子宫内膜炎，严重时也可造成闭经。

（2）子宫切除后或宫腔放疗后：破坏子宫内膜而闭经。

2. 卵巢性闭经　闭经的原因在卵巢。卵巢分泌的性激素水平低下，子宫内膜不发生周期性变化而导致闭经。

（1）卵巢早衰：40 岁前因卵巢功能减退而引起绝经者称卵巢早衰。常伴围绝经期症状，具低雌激素及高促性腺激素特征。可因遗传因素、自身免疫、医源性损伤或特发性原因引起。

（2）卵巢切除或组织破坏：已手术切除双侧卵巢、经放疗或肿瘤破坏卵巢组织，导致闭经。

（3）卵巢功能性肿瘤：分泌雄激素的睾丸母细胞瘤，因过量的雄激素抑制下丘脑－垂体－卵巢轴功能而闭经。分泌雌激素的颗粒细胞－卵泡膜细胞瘤，因持续分泌雌激素抑制了排卵，使子宫内膜增生过长而短暂闭经。

（4）多囊卵巢综合征：LH/FSH 比率高于正常；雄激素产生过多，雌酮增加，表现为闭经、不孕、多毛和肥胖，且双侧卵巢增大，持续性无排卵的综合病征。

3. 垂体性闭经　主要病变在垂体。垂体前叶功能失调或器质性病变影响性腺激素的分泌，影响卵巢功能而造成闭经。

（1）垂体梗死：常见的为希恩综合征，产后出血和休克，使垂体缺血导致腺垂体急性梗死和坏死，使促性腺激素分泌细胞发生坏死，累及甲状腺及肾上腺组织。患者可出现闭经、无乳、嗜睡、消瘦、畏寒、性欲减退、毛发脱落等症状，还可出现第二性征衰退，生殖器官萎缩，以及低血压及基础代谢率降低。

（2）垂体肿瘤：因为肿瘤压迫分泌细胞，使促性腺激素分泌减少而闭经，如闭经溢乳综合征。

4. 下丘脑性闭经　以功能性原因为主，是最常见的一类闭经。下丘脑合成和分泌促性腺激素释放激素（GnRH）缺陷或下降导致垂体促性腺激素（Gn）分泌功能低下，主要是黄体生成素（LH）分泌功能低下，属低 Gn 性闭经。

（1）精神、神经因素：精神过度紧张、忧虑、恐惧、环境变化、过度劳累、情感变化、寒冷等因素，均可使机体处于紧张的应激状态，扰乱中枢神经与下丘脑之间的联系，从而影响下丘脑－垂体－卵巢轴而闭经。多见于年轻未婚妇女，从事紧张脑力劳动者，盼子心切或畏惧妊娠等强烈的精神因素，也可发生假孕性闭经。

（2）营养不良：营养不良是闭经的主要原因之一，不论单纯性体重下降或真正的神经性厌食，均可诱发闭经。单纯性体重下降系指体重减轻标准体重的 15% ～ 25%，如体重减轻 10% ～ 15% 或体脂丢失 30% 将会出现闭经。神经性厌食通常由于内在情感的剧烈矛盾或为保持体型而强迫节食引起的下丘脑功能失调。特征性表现为精神性厌食、闭经和严重消瘦。长期营养缺乏，使 GnRH 浓度降至青春期前水平，以致促性腺激素和雌激素水平低下而闭经。

（3）剧烈运动：剧烈运动后 GnRH 的释放受到抑制而引起闭经。

（4）药物：长期应用某些药物，如吩噻嗪衍生物（如氯丙嗪、奋乃静）、甾体类避孕药，通过下丘脑抑制催乳素（PRL）抑制因子而导致溢乳，而 GnRH 分泌不足则引起闭经。此种药物性抑制常是可逆的，停药后 3 ～ 6 个月月经恢复。

5. 其他　贫血、结核、糖尿病或甲状腺、肾上腺等功能亢进或不足等影响性激素的产生，引起闭经。

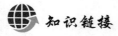 **知识链接**

为什么她们从没有月经来潮?

1938 年特纳描述了一种原发性闭经患者，表型为女性，身材矮小，身高 120 ～ 140cm、颈蹼、肘外翻、腭高耳低，第二性征发育不良为特征的综合征，称为先天性卵巢发育不全综合征（Turner syndrome）。1944 年威尔金斯等发现

这类人具有条索状性腺，其构成仅有结缔组织，无卵巢滤泡，又称为性腺发育不全征。1950年福特证明其染色体组成为45，X0，近40年研究证明性腺发育不全的患者核型为X染色体单体（45，X0）或嵌合体（45，X0 / 46，XX 或 45，X0 / 47，XXX）。因她们的性染色体异常，缺少一个X染色体或其分化不完全，卵巢不发育，故无月经的来潮。这些人智力一般，无生育能力。半数患者可伴主动脉缩窄及肾、骨骼畸形。

二、诊断

闭经只是一种症状，诊断时首先必须寻找引起闭经的原因及确定病变部位，然后再确定是何种疾病所引起（图18-8）。

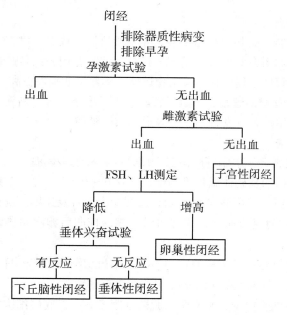

图18-8 闭经诊断步骤

（一）询问病史

询问有无先天性缺陷或其他疾病及家族史，询问年龄、婚否以排除生理性闭经；询问月经史，包括初潮年龄、第二性征发育情况、生育史及产后并发症；询问闭经期限及伴随症状；询问有无导致闭经的诱因，如精神因素、环境改变、体重增减、剧烈运动、各种疾病及用药影响等。

（二）体格检查

体格检查包括检查全身发育状况，如有无畸形；测量体重、身高，四肢与躯干比例，五官生长特征；观察精神状态、智力发育，营养和健康情况，妇科检查应注意内生殖器、外生殖器的发育情况，有无先天性缺陷、畸形，腹股沟区有无肿块。第二性征发育情况。

（三）辅助检查

1. 药物撤退试验

（1）孕激素试验：用黄体酮20mg，肌内注射，每日1次，连续5天；或口服甲羟孕酮，每日10～20mg，连续5天。停用后3～7天出现撤药出血，说明子宫内膜已受一定水平的雌激素影响，但无排卵，外源性孕激素使其发生分泌期变化，停药后内膜剥脱而出血。若孕激素试验无撤药出血，表明患者体内雌激素水平低，对孕激素无反应，应进一步做雌激素、孕激素序贯试验。

（2）雌激素、孕激素序贯试验：嘱患者每晚睡前口服已烯雌酚1mg或妊马雌酮1.25mg，连续20天，最后5天加用甲羟孕酮，每日口服10mg，停药后3～7天发生撤药出血为阳性，提示子宫内膜功能正常，闭经是由于患者体内雌激素水平低落引起；无撤药出血为阴性，重复试验后若仍无出血，提示子宫内膜有缺陷或被破坏，可诊断为子宫性闭经。

2. 子宫功能检查

（1）诊断性刮宫：适用于已婚妇女，可了解宫腔深度和宽度、宫颈管和宫腔有无粘连，子宫内膜对卵巢激素的反应情况，还可确定子宫内膜结核的诊断。在宫腔镜直视下观察子宫腔内膜增生程度并将诊刮物送检，其诊断准确性更高。

（2）子宫输卵管碘油造影：了解子宫腔大小、形态、有无粘连及输卵管形态及通畅情况，用以诊断生殖系统发育不良、畸形、结核等病变。

3. 卵巢功能检查

（1）基础体温测定：孕酮可使体温轻度升高，故基础体温在正常月经周期中显示为双相型，即排卵后的基础体温较排卵前上升0.3～0.5℃，提示有排卵。

（2）B型超声监测：用B型超声动态监测卵泡发育及排卵情况简便可靠。卵泡直径达18～20mm时为成熟卵泡，卵泡边缘模糊，排卵后卵泡明显缩小，直肠子宫陷凹可有游离液体。

（3）宫颈黏液结晶：雌激素使宫颈黏液呈羊齿状结晶，若涂片上出现成排的椭圆体，提示在雌激素的基础上受孕激素影响，卵巢有排卵。

（4）阴道脱落细胞检查：观察阴道脱落细胞表、中、底层细胞的百分比，表层细胞百分率越高反映雌激素水平也越高。

（5）血类固醇激素测定：包括雌二醇、孕酮和睾酮测定。血孕酮≥15.9nmol/L为排卵标志。如雌激素、孕激素浓度低，提示卵巢功能异常；如睾酮值高，可见于多囊卵巢综合征、卵巢男性化肿瘤等疾病。

（6）卵巢兴奋试验：尿促性素HMG每日75～150U，肌内注射，连用4天。了解卵巢能否产生雌激素。若卵巢对垂体激素无反应，提示病变在卵巢；若卵巢有反应，则病变在垂体或垂体以上。

4. 垂体功能检查

（1）PRL、FSH、LH放射免疫测定：PRL升高时提示高催乳素血症，应进一步做头颅X线摄片或CT检查，排除垂体肿瘤；如FSH＞40U/L，提示卵巢功能衰竭；如LH/FSH值≥2～3或LH＞25U/L，高度怀疑多囊卵巢；如FSH、LH均＜5U/L，提示垂体功能减退，病变可能在垂体或垂体以上。

（2）垂体兴奋试验：又称 GnRH 刺激试验，当 FSH、LH 均低时做该试验。将 LH-RH 100μg 溶于 0.9% 氯化钠溶液 5ml 中，30 秒内静脉注射完毕。注射前及注射后 15 分钟、30 分钟、60 分钟、120 分钟分别取静脉血 2ml，用放射免疫法测定 LH 含量。若注射后 15～60 分钟，LH 含量较注射前高 2～4 倍，说明垂体功能正常，病变在下丘脑；如 LH 值无升高或升高不显著，提示病变在垂体。

（3）影像学检查：疑有垂体肿瘤者可做蝶鞍 X 线摄片或 CT、MRI 检查，头颅侧位平片可辨认较大肿瘤，阴性时需再做 CT 或 MRI 检查，有助于早期诊断垂体微腺瘤。

（4）其他检查：疑有先天性畸形者，可进行染色体核型分析及分带检查。怀疑甲状腺功能异常时测定血 T_3、T_4、TSH。考虑肾上腺功能异常行血皮质醇测定。

三、治疗

对闭经患者尽早找出病因，及时进行治疗。

考点提示

闭经的治疗。

（一）全身治疗

提高机体体质，供给足够的营养，对环境改变、精神因素影响大或营养缺乏者，应进行耐心的心理治疗，消除精神紧张和焦虑。

（二）病因治疗

治疗造成闭经的器质性病变。诊断为结核性子宫内膜炎者，应积极抗结核治疗，口服避孕药引起闭经者应停药。卵巢或垂体肿瘤患者诊断明确后，应根据肿瘤的部位、大小和性质制订治疗方案。

（三）激素治疗

1. **雌激素补充治疗** 适用于无子宫者。常用妊马雌酮 0.625mg/d 或微粒化 17-β 雌二醇 1mg/d，连用 21 日，停药 1 周后重复给药。

2. **雌、孕激素序贯治疗** 适用于子宫发育不良、先天性卵巢发育不良及卵巢功能早衰者。妊马雌酮每日 0.625～1.25mg，自撤退性出血第 5 天起，连服 21 天，后 10 天加服甲羟孕酮 8～10mg，每天 1 次。

3. **孕激素疗法** 适用于体内有一定内源性雌激素的闭经患者。可在月经周期第 16～25 天，每日口服醋酸甲羟孕酮 10mg，共 10 天。

4. **氯米芬** 适用于卵巢、垂体有正常反应，而下丘脑功能不足且有生育要求者。自撤药性出血第 5 天开始，每日口服 50～100mg，连续 5 天。若无效，下一周期可逐步加量。

5. **尿促性素** 适用于对有生育要求且垂体功能不全者，自撤药出血第 5 天起，每日肌内注射 HMG 1 支，连续 7 天，无反应时加大剂量。当 B 型超声测定卵泡直径 ≥ 18mm 时，停用 HMG，加用 HCG 5000～10000U 肌内注射，以诱发排卵并维持黄体。

6. **甲状腺素** 适用于甲状腺功能低下引起的闭经，如甲状腺素片。

7. **肾上腺皮质激素** 适用于先天性肾上腺皮质功能亢进所致闭经，一般用泼尼松或地塞米松。

（四）中医治疗

可行针刺治疗，针刺中极、关元、三阴交、足三里、血海等穴，补法或平补平泻，每天1次，连续5～7天为一疗程，也可给予中药辨证治疗。

（五）手术治疗

对诊断为多囊卵巢综合征的患者可行卵巢楔形切除术；宫腔粘连患者多采用宫腔镜下分离粘连，术后放置宫腔内支撑并加用大剂量雌激素；先天性畸形如处女膜闭锁、阴道横隔或阴道闭锁，均可手术切开或者行阴道成形术。一旦确诊卵巢肿瘤和垂体肿瘤，应根据肿瘤具体情况手术治疗。

第三节　痛经

凡在行经前后或月经期出现下腹疼痛、坠胀或其他不适，程度较重，以致影响工作和生活者称痛经（dysmenorrhea）。痛经为妇科最常见的症状之一，大约有50%妇女有痛经，其中10%症状严重。痛经分为原发性痛经和继发性痛经。原发性痛经是指生殖器官无器质性病变者；继发性痛经则是指由于盆腔器质性病变，如子宫内膜异位症、子宫腺肌病。本节仅叙述原发性痛经。

一、病因

1. 全身因素　原发性痛经受精神、神经因素影响。精神紧张使疼痛过度敏感或痛阈较低等。另外，与遗传因素也有一定关系。

2. 内分泌因素　由于孕激素的作用，使分泌期子宫内膜合成并释放前列腺素(PG)比增生期多，已证实痛经患者子宫内膜和经血中$PGF_{2\alpha}$和PGE_2较正常女性明显增高，且内膜中$PGF_{2\alpha}$浓度越高，痛经症状越严重。前列腺素诱发子宫平滑肌收缩，血管痉挛，子宫缺血，供血不足，代谢产物积蓄，刺激疼痛神经元而产生下腹痉挛性绞痛。另一方面，$PGF_{2\alpha}$进入血循环，可引起胃肠道、泌尿道和血管等处的平滑肌收缩，而出现恶心、呕吐、潮红及昏厥等症状。

二、临床表现

原发性痛经在青少年期常见，多在初潮后1～2年发病。下腹疼痛为主要症状，最早出现于经前12小时，月经第1天疼痛最剧，多呈痉挛性疼痛。疼痛一般位于下腹部，也可放射至腰骶部和大腿内侧，持续时间长短不一，从数小时至2～3天，严重者常伴有面色苍白、出冷汗、头晕、恶心、呕吐、腹泻、乏力等。妇科检查无异常发现。

三、诊断与鉴别诊断

1. 询问病史　有经期下腹痛症状。

2. 全身检查和妇科检查　无异常发现，但需排除引起痛经的盆腔器质性病变。继发性痛经往往在初潮后数年出现症状，大多有不孕、月经过多、放置宫内节育器史、子宫内膜异位症、子宫腺肌病或盆腔炎病史，妇科检查易发现引起痛经的器质性病变。腹腔镜检查是最有价值的诊断方法。

四、治疗

1. **一般治疗** 重视精神心理治疗，加强锻炼，增强体质。注意经期卫生，不食生冷及刺激性食物，避免重体力劳动及剧烈运动，生活规律。发现全身性疾病应给予治疗，纠正贫血及便秘等。疼痛严重时可卧床休息，下腹部热敷和进食热饮料。

2. **前列腺素合成酶抑制药** 一般于月经来潮开始服药，用量遵医嘱，连服 2 ~ 3 天。常用布洛芬、双氯芬酸等，如布洛芬 200 ~ 400mg，每日 3 ~ 4 次。

3. **口服避孕药** 适用于要求避孕的患者。抑制排卵、无内源性孕酮产生，PG 合成减少，以减轻症状。

4. **解痉药和镇静药** 当疼痛不能忍受时，可适当应用镇痛药、镇静药、解痉药，如地西泮（安定）、阿托品、阿司匹林，严重者遵医嘱肌内注射哌替啶，但不能经常使用。

第四节 绝经综合征

女性在围绝经期出现一系列由于性激素减少所致的不同程度的躯体和精神心理症状，包括自主神经功能失调的症状，称为绝经综合征。一般发生于 45 ~ 55 岁。除自然绝经外，手术切除两侧卵巢或受放射线破坏，可导致人工绝经，更容易发生绝经综合征。

一、病因

目前多认为卵巢功能衰退、雌激素分泌减少，是导致绝经综合征的主要原因。围绝经期妇女卵巢功能减退，下丘脑和垂体功能退化，导致内分泌失调，代谢障碍，自主神经功能失调，出现围绝经期症状；而雌激素减少，干扰中枢神经递质的代谢及分泌，出现情绪不稳定等一系列精神症状。

考点提示
绝经综合征临床表现。

二、临床表现

（一）近期症状

1. **月经紊乱** 月经紊乱是绝经过渡期的常见症状，表现为月经周期不规则、经期持续时间长及经量增多或减少。此期症状的出现取决于卵巢功能状态的波动变化。

2. **血管舒缩症状** 主要表现为潮热，是雌激素减低的特征性症状。其特点是反复出现短暂的面部和颈部及胸部皮肤阵阵发红，伴有轰热，继之出汗。持续数秒至数十分钟不等，轻者数日发作一次，重者一日发作十数次或更多，夜间或应激状态下易于发作。

3. **自主神经失调症状** 常出现如心悸、失眠、眩晕、头痛、耳鸣等自主神经失调症状。

4. 精神神经症状 围绝经期妇女往往感觉注意力不易集中，并且情绪波动大。表现为激动易怒、焦虑不安或抑郁多疑、情绪低落、不能自我控制等情绪症状，记忆力减退也较常见。

（二）远期症状

1. 泌尿生殖道症状 主要表现为泌尿生殖道萎缩症状，出现阴道干燥、性交困难及反复阴道感染，排尿困难、尿急、尿痛等反复发生的尿路感染。

2. 骨质疏松 绝经后妇女雌激素缺乏使骨质吸收增加，导致骨量快速丢失而出现骨质疏松。

3. 阿尔茨海默症 是老年性痴呆的主要类型。绝经后期妇女比老年男性发病率高，可能与绝经后内源性雌激素水平降低有关。

4. 心血管病变 绝经后妇女动脉硬化、冠心病较绝经前明显增加，可能与雌激素低下和雄激素增强有关。

三、诊断

根据病史及临床表现不难诊断。需注意排除相关症状的器质性病变、甲状腺疾病及精神疾病，卵巢功能评价等实验室检查有助于诊断。

1. 血清 FSH 值及 E_2 值测定 如绝经过渡期血清 FSH > 10U/L，提示卵巢储备功能下降。而闭经、FSH > 40U/L 且 E_2 < 10 ~ 20pg/ml，提示卵巢功能衰竭。

考点提示

绝经综合征的治疗。

2. 氯米芬兴奋试验 月经第 5 天口服氯米芬，每日 50mg，共 5 天，停药第 1 天测血清 FSH > 12U/L，提示卵巢储备功能降低。

四、治疗

治疗目标：早期发现、有效预防骨质疏松症、动脉硬化等老年性疾病，并缓解近期症状。

（一）一般治疗

围绝经期精神症状可因神经类型不稳定或精神状态不健全而加剧，故应进行心理治疗。可选用适量的镇静药以助睡眠，睡前服用艾司唑仑 2.5mg。谷维素 20mg，每日 3 次，有助于调节自主神经功能。α 受体阻滞药可乐定 0.15mg 口服，每日 2 ~ 3 次，可以治疗潮热症状。为预防骨质疏松，老年妇女应坚持体格锻炼，增加日晒时间，摄入富含蛋白质及钙的食物。

（二）激素替代治疗（HRT）

性激素治疗中以补充雌激素为主。

1. 适应证 绝经期妇女出现以下问题时应建议应用性激素：①绝经症状严重影响生活质量；②需要防治绝经后骨质疏松症；③需要预防冠心病；④要求使用性激素预防围绝经期症状者。

2. 禁忌证 ①雌激素依赖性肿瘤：乳癌、子宫内膜癌、黑色素瘤；②原因不明的阴道出血；③严重的肝、肾功能障碍；④近 6 个月内血栓栓塞性疾病；⑤红斑狼疮；

⑥镰形红细胞贫血症；⑦孕激素禁忌证：脑膜瘤。

3. 制剂及剂量选择 主要药物为雌激素，可辅以孕激素。单用雌激素治疗仅适用于子宫已切除者，单用孕激素适用于绝经过渡期功能失调性子宫出血。剂量和用药方案应个体化，以最小剂量且有效为佳。

（1）雌激素制品：应用雌激素原则上应选择天然制品。常用雌激素有：①戊酸雌二醇：每日口服 0.5～2mg；②结合雌激素：每日口服 0.3～0.625mg；③ 17β－雌二醇经皮贴膜：有每周更换两次和每周更换一次剂型；④尼尔雌醇：为合成长效雌三醇衍生物，每 2 周服 1～2mg。

（2）组织选择性雌激素活性调节药：替勃龙，每日口服 1.25～2.5mg。还用于预防和治疗骨质疏松。

（3）孕激素制品：常用醋酸甲羟孕酮，每日口服 2～6mg。还可用微粒化孕酮，每日口服 100～300mg。

4. 用药途径及方案

（1）口服：主要优点是血药浓度稳定，但对肝有一定损害。口服法的方案如下。

1）雌激素＋周期性孕激素：雌激素每周期应用 21～25 天，后 10～14 天加用孕激素，每周期停用 5～7 天，模拟自然月经周期。适用于年龄较轻的绝经早期妇女。

2）雌激素＋连续性孕激素：每日同时口服雌激素及孕激素。不发生撤药性出血，但可发生不规则淋漓出血，常发生在用药 6 个月以内。适用于绝经多年妇女。

3）单用雌激素治疗：适用于子宫已切除妇女。

（2）胃肠道外途径：能缓解潮热，防止骨质疏松，能避免肝首过效应，对血脂影响较小。

1）经阴道给药：常用药物有 E_3 栓、E_2 阴道环及结合雌激素霜。主要用于治疗下泌尿生殖道局部低雌激素症状。

2）经皮肤给药：包括皮肤贴膜及涂胶，主要药物为 17β－雌二醇，每周使用 1～2 次。可使雌激素水平恒定，方法简便。

5. 用药时间 选择最小剂量且有效的短时间用药。在卵巢功能开始减退并出现相关绝经症状后即可开始应用，治疗期间以 3～5 年为宜，需定期评估，明确受益大于风险方可继续应用。停止雌激素治疗时，一般主张应缓慢减量或间歇用药，逐步停药，防止症状复发。

6. 不良反应及危险性

（1）子宫出血：性激素替代治疗时的子宫异常出血，多为突破性出血，必须高度重视，查明原因，必要时行诊断性刮宫，排除子宫内膜病变。

（2）性激素不良反应：①雌激素：剂量过大可引起乳房胀、白带多、头痛、水肿、色素沉着等，应酌情减量，或改用雌三醇；②孕激素：不良反应包括抑郁、易怒、乳房痛和浮肿，患者常不易耐受；③雄激素：有发生高血脂、动脉粥样硬化、血栓栓塞性疾病危险，大量应用出现体重增加、多毛及痤疮，口服时影响肝功能。

（3）子宫内膜癌：长期单用雌激素，可使子宫内膜异常增殖和子宫内膜癌危险性增加，此种危险性取决于用药持续时间长短及用药剂量大小。目前对有子宫者强调雌孕激素联合使用，能够降低风险。

（4）乳腺癌：有资料表明，雌孕激素联合治疗超过 5 年，有增加乳腺癌危险。

（三）非激素类药物

1. 选择性 5- 羟色胺再摄取抑制药　可有效改善血管舒缩症状及精神神经症状，盐酸帕罗西汀每次 20mg，每日 1 次，早上口服。

2. 钙剂　氨基酸螯合钙胶囊可减缓骨质丢失，每日口服 1 粒。

3. 维生素 D　适用于缺少户外运动的围绝经期妇女，每日口服 400 ~ 500U，与钙剂合用有利于钙的完全吸收。

（兰丽坤）

课后练习

一、单选题

1. 未婚女青年，检查其卵巢功能简便易行的方法是（　　　）

　　A. 阴道脱落细胞检查　　　　　B. 尿中雌激素、孕激素测定　　C. 宫颈黏液检查

　　D. 刮取子宫内膜做病理检查　　E. 基础体温测定

2. 无排卵性功血最常见的症状是（　　　）

　　A. 出血时伴有下腹痛　　　　　B. 不规则子宫出血　　　　　C. 经期延长

　　D. 月经周期缩短　　　　　　　E. 贫血

3. 闭经时若孕激素试验（＋），表示（　　　）

　　A. 用孕激素后无撤退性出血　　B. 病变在子宫内膜　　　　　C. 卵巢无性激素分泌

　　D. 子宫内膜有雌激素影响　　　E. 性周期正常

4. 有关子宫内膜不规则脱落所致的功血，描述错误的是（　　　）

　　A. 育龄期妇女多见

　　B. 周期缩短，经期延长

　　C. 脱落细胞学检查有助于诊断

　　D. 体温双相，但不典型，高相期体温下降延迟

　　E. 于月经第 5 天刮宫，见有分泌反应

5. 患者 38 岁。闭经，伴有潮热、出汗，查体：子宫、附件无异常所见，曾做雌激素试验（＋），该患者的诊断首先考虑（　　　）

　　A. 子宫性闭经　　　　　　　　B. 下丘脑性闭经　　　　　C. 卵巢早衰

　　D. 多囊卵巢综合征　　　　　　E. 垂体性闭经

二、思考题

无排卵性功血的治疗原则是什么？

第十九章　妇科其他疾病

1. 掌握　子宫内膜异位症、子宫脱垂的临床表现和治疗措施。
2. 熟悉　子宫内膜异位症、子宫脱垂的病因和诊断方法。
3. 了解　子宫内膜异位症的发病机制。

第一节　子宫内膜异位症

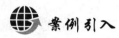

案例引入

患者，女性，26 岁，痛经 3 年，进行性加重，经量无明显增加，经期延长 2 ~ 3 天，已婚 3 年未孕，丈夫检查无异常。妇科检查：子宫正常大小，活动差，右附件区可扪及 5cm 直径大小囊性包块，活动差，与子宫后壁粘连，左侧附件区略增厚，无压痛，三合诊示宫骶韧带处多个痛性结节。

讨论分析：

（1）此患者所患何种疾病？请说明诊断依据。

（2）为明确诊断应做何检查，预计结果如何？

（3）此患者应如何治疗？请说明具体治疗方案。

解析路径导航：

通过临床路径了解子宫内膜异位症的诊治过程。

（1）结合患者继发痛经、不孕及妇科检查结果做出临床诊断，提出诊断依据。

（2）结合患者目前诊断进一步做相关检查协助明确诊断。

（3）根据患者年轻未孕、临床诊断及查体情况明确治疗方案，保留生育功能。

具有生长功能的子宫内膜组织出现在子宫体腔被覆黏膜以外的身体其他部位时，称为子宫内膜异位症（endometriosis），简称内异症。本病多见于生育期妇女，近年来发病率明显增高。异位的子宫内膜可以生长在身体的任何部位，以卵巢及宫骶韧带最为多见，其次为直肠子宫陷凹、盆腔腹膜、阴道直肠隔，个别可发生在脐、膀胱、胸膜、肺、手臂、大腿等处。

一、病因

到目前为止，本病的病因和发病机制尚未明确。

　　本病好发于生育期妇女，妊娠或用性激素抑制卵巢功能可暂时阻止本病发展，绝经后异位病灶逐渐萎缩吸收，因此子宫内膜异位症是激素依赖性疾病，与卵巢的周期性变化有关。流行病学调查还发现患病妇女一级亲属的发病风险是无家族史者的7～10倍，具有一定的家族聚集性，提示本病与遗传有关，多基因遗传可能性大。

　　其发病机制主要有以下学说：子宫内膜种植学说、体腔上皮化生学说、淋巴及静脉播散学说、免疫学说、诱导学说等。

二、病理

　　子宫内膜异位症主要病理改变为异位的内膜与子宫内膜一样，随卵巢激素的变化而发生周期性出血。其出血不能经阴道排出，聚集在组织间隙内，致使周围纤维组织粘连、增生，在病变区出现紫褐色斑点或小泡，最后发展为大小不等的紫蓝色实质结节或包块。

（一）大体病理

　　1. 卵巢　卵巢内异症最多见。约80%患者病变累及一侧卵巢，50%患者双侧卵巢同时受累。病变早期在卵巢表面上皮及皮层中可见红色、紫蓝色或褐色的斑点或小泡。随着病变发展，卵巢内的异位内膜侵犯卵巢皮质，因反复出血而形成单个或多个囊肿，以单个为多见，称为卵巢子宫内膜异位囊肿。囊肿内含暗褐色糊状陈旧血，状似巧克力液体，故又称为卵巢巧克力囊肿。囊肿大小不一，一般直径多在5cm左右，最大可达20cm左右。当囊肿增大时，整个卵巢表面呈灰蓝色。月经期囊肿内出血增多，囊腔内压力增高，囊壁可出现小的裂隙，有极少量血液渗漏至卵巢表面，或近卵巢表面的囊壁易反复破裂。囊内容物刺激腹膜发生炎性反应或组织纤维化，导致卵巢与其邻近的子宫、阔韧带或乙状结肠等紧密粘连，故卵巢多固定在盆腔内，不能活动。手术时若将卵巢强行与其周围组织分离，囊壁往往破裂，流出黏稠的暗褐色陈旧血液。卵巢与周围器官或组织紧密粘连是卵巢子宫内膜异位囊肿的临床特征之一，并可借此与其他出血性卵巢囊肿相鉴别。

　　2. 宫骶韧带、直肠子宫陷凹和子宫后壁下段　这些部位处于盆腔后部较低或最低处，与经血中的内膜碎屑接触机会最多，故为内异症的好发部位。在病变早期，宫骶韧带、直肠子宫陷凹或子宫后壁下段有散在紫褐色出血点或颗粒状散在结节。随病变发展，子宫后壁与直肠前壁粘连，直肠子宫陷凹变浅，甚至完全消失。严重者异位内膜向阴道直肠隔发展，在隔内形成包块，并向阴道后穹隆或直肠腔凸出，但极少穿透阴道或直肠黏膜层，术中难以分离。

　　3. 腹膜　早期病变除在盆腔内可见到紫蓝色或褐色典型的色素沉着型子宫内膜异位病灶外，在一些早期病例还可发现无色素沉着型子宫内膜异位病灶，其中有白色混浊灶、火焰状红色灶、腺样息肉灶等，较色素沉着型异位病灶更具活性。

（二）镜下检查

　　在病灶中见到子宫内膜上皮、内膜腺体或腺样结构、内膜间质、纤维化及出血。内膜异位的出血来自间质内血管，故在镜检时找到少量内膜间质细胞即可确诊本病。若临床表现和术中所见十分典型，即使镜检下仅能在卵巢的囊壁中发现红细胞或含铁血黄素等出血证据，亦应视为内异症。

肉眼所见正常的盆腔腹膜，若在镜下发现子宫内膜的腺体和间质称为镜下内异症，发生率为 10% ～ 15%。镜下内异症可能在内异症的组织发生和治疗后复发方面起重要作用。

三、临床表现

（一）症状

因人而异，病变部位不同临床症状也不同，约 25% 患者无明显不适。多数患者的症状与月经周期密切相关，月经前后及经期较重。

1. **痛经和持续性下腹痛**　继发性、进行性加重的痛经是该病的典型症状。疼痛多位于下腹部和腰骶部，并放射至会阴、肛门及大腿等处。疼痛常于月经来潮时出现，经期第 1 日最重，以后逐渐减轻，至月经干净时消失。疼痛的程度和病灶的大小不一定呈正比，病变严重者如较大的卵巢子宫内膜异位囊肿可能并无疼痛或疼痛较轻，而散在的盆腔小病灶反可导致剧烈痛经。少数患者存在持续性下腹痛，且经期更剧烈。

2. **月经失调**　部分患者有月经前点滴状出血、经量增多及经期延长。可能与卵巢无排卵、黄体功能不足或同时合并有子宫腺肌病和子宫肌瘤等有关。

3. **不孕**　子宫内膜异位症患者的不孕率高达 40%。引起不孕的原因复杂，主要与盆腔内广泛粘连、盆腔结构异常影响精子和卵子的结合，或卵巢排卵障碍、黄体功能不足等有关。

4. **性交痛**　常见于直肠子宫陷凹有异位病灶者，常表现为深部性交痛，以经前更为明显。

5. **其他特殊症状**　肠道的子宫内膜异位可出现腹痛、腹泻、便秘或周期性便血；膀胱子宫内膜异位症可出现尿频、尿痛及血尿；腹壁切口及会阴切口子宫内膜异位症可出现周期性疼痛、肿块逐渐增大等。

（二）体征

1. **腹部检查**　一般腹部检查无明显异常。巨大的卵巢子宫内膜异位囊肿可在腹部扪及囊性包块，囊肿破裂时可出现腹膜刺激征。

2. **盆腔检查**　典型的子宫内膜异位症患者子宫常后倾固定，直肠子宫陷凹、宫骶韧带或子宫后壁下段等部位可扪及大小不等的触痛性结节，在一侧或双侧附件区可扪及与子宫粘连的囊性包块，活动度差，往往有轻压痛。

四、诊断

（一）病史

子宫内膜异位症患者常有继发性、进行性加重的痛经，或有月经异常及不孕病史。应注意痛经的发生、发展与人流、剖宫产等手术的关系。

（二）妇科检查

盆腔可触及触痛性结节，子宫一侧或双附件区扪及与子宫或阔韧带粘连的囊性不活动包块。

（三）辅助检查

1. B型超声检查 主要用于检查卵巢子宫内膜异位囊肿，可提示异位囊肿位置、大小、形状及性质等。异位囊肿呈圆形或椭圆形，囊壁较厚，粗糙不平，囊内无回声区内有细小的絮状光点，与周围脏器特别是子宫粘连。

2. 腹腔镜检查 腹腔镜检查是目前诊断子宫内膜异位症的最佳方法。在腹腔镜下可直接见到典型病灶，对可疑病变进行活检即可确诊。

3. 血清CA125测定 血清CA125可能升高，重度患者更明显。CA125测定可用于监测内异症的治疗效果和复发情况。

五、鉴别诊断

1. 子宫腺肌病 继发性加重痛经症状与内异症相似，甚至更剧烈。疼痛位于下腹正中，可有月经过多、经期延长，子宫多呈均匀一致性增大，质硬，B型超声检查可协助诊断。应注意此病常与内异症并存。

2. 盆腔炎性肿块 常有急性盆腔感染或反复感染发作病史，疼痛无周期性。盆腔包块边界不清，多与子宫有粘连，压痛明显，可伴发热、白细胞升高等，抗感染治疗后症状好转、包块变小。

3. 卵巢恶性肿瘤 早期无症状，患者一旦出现症状，病情发展迅速，一般情况差，腹痛、腹胀为持续性。除有盆腔包块外，常有腹水。B型超声图像显示包块以实性或混合性居多，形态多不规则。血清CA125值多明显升高。腹腔镜检查或剖腹探查可鉴别。

六、治疗

治疗内异症的目的是：减灭和消除病灶，减轻和消除疼痛，改善和促进生育，减少和避免复发。应根据患者的症状、年龄、病变的部位和范围、对生育的要求等选择合适的治疗方案，强调治疗个体化。

（一）期待疗法

适用于症状轻或无明显症状的轻微病变的患者。一般可每数月随访一次。经期有轻微疼痛时，可给予前列腺素合成酶抑制药，如吲哚美辛、萘普生、布洛芬或双氯芬酸钠等对症治疗。有生育要求的年轻患者，应做不孕的相关检查，使其尽早受孕。一旦妊娠，病变组织多坏死、萎缩，分娩后症状可缓解，甚至完全消失。

（二）药物治疗

适用于有慢性盆腔痛、痛经症状明显、无卵巢子宫内膜异位囊肿形成、有生育要求的患者。药物治疗的目的：抑制卵巢功能，阻止内异症发展，减少内异症病灶的活性，减少粘连形成。常用药物及方法如下所述。

1. 口服避孕药 避孕药是最早用于治疗内异症的激素类药物。长期连续服用避孕药造成类似妊娠的人工闭经，称为假孕疗法。临床上常用低剂量高效孕激素和炔雌醇的复合制剂，每天 1 片，连续应用 6～9 个月。此疗法适用于轻度内异症患者。

2. 孕激素 应用人工合成高效孕激素可抑制垂体功能，并引起子宫内膜蜕膜样改变，最终导致萎缩，形成假孕。各种制剂疗效相似。常用的制剂有：甲羟孕酮每日口服 30mg；甲地孕酮每日口服 40mg 等，连续应用 6 个月。药物的不良反应有恶心、体重增加、水钠潴留、不规则点滴出血等。一般停药数月后，月经恢复正常，痛经缓解。

3. 孕激素受体拮抗剂 米非司酮具有强抗孕激素作用，每天口服 25～100mg，可以导致闭经抑制内异症，无雌激素样影响，亦无骨质丢失的危险，不良反应轻，但长期疗效有待证实。

4. 孕三烯酮 是 19- 去甲睾酮甾体类药物，有抗孕激素、抗雌激素和抗性腺效应。于月经第 1 日开始服药，每次 2.5mg，每周两次，连续用药 6 个月为一疗程。服药后 50%～100% 患者发生闭经，也是一种假绝经疗法。孕三烯酮治疗内异症的疗效与达那唑相近，但不良反应远较达那唑低，对肝功影响小且可逆，用药量小。

5. 达那唑 为合成的 17α- 乙炔睾酮衍生物，直接抑制和竞争子宫内膜的雌激素、孕激素受体，导致子宫内膜萎缩而闭经。适用于轻度及中度内异症痛经明显的患者。用法为：从月经第 1 天开始口服 200mg，每日 2～3 次，持续用药 6 个月。若痛经不缓解或不出现闭经时，可加大剂量至 200mg 每日 4 次。一般在停药后 4～6 周月经恢复。不良反应有恶心、体重增加、乳房缩小、痤疮、皮脂增多、多毛、头痛、潮热、性欲减退、阴道萎缩、肌痛性痉挛、情绪不稳定等，但其发生率低，症状多不严重，患者一般能耐受。肝功能损害者、高血压、心力衰竭、肾功能不全等患者不宜服用。

6. 促性腺激素释放激素激动药（GnRH-a） 若长期连续应用 GnRH-a，使垂体分泌的促性腺激素减少，导致卵巢分泌的激素显著下降，出现暂时性闭经，故称此疗法为"药物性卵巢切除"。目前临床上应用的多为亮丙瑞林缓释剂或戈舍瑞林缓释剂。用法为月经第 1 天皮下注射亮丙瑞林 3.75mg 或皮下注射戈舍瑞林 3.6mg，以后每隔 28 日再注射一次，共 3～6 次。一般用药第 2 个月后开始闭经，可缓解痛经症状，停药后短期内可恢复排卵。此类药物的不良反应主要为雌激素过低所引起的潮热、阴道干燥、性欲减退及骨质丢失等绝经症状，停药后多可消失，一般认为骨质丢失恢复正常约需 1 年。

（三）手术治疗

适用于痛经症状严重、药物治疗无效、卵巢囊肿者，手术方式有 3 种。①保留生育功能手术：切净或破坏异位内膜病灶，保留子宫、双侧或一侧卵巢，至少保留部分卵巢组织，适用于年轻有生育要求的患者，特别是采用药物治疗无效者；②保留卵巢功能手术：切除盆腔内病灶及子宫，保留至少一侧或部分卵巢以维持患者的卵巢功能，适用于年龄在 45 岁以下且无生育要求的重症患者；③根治性手术：将子宫、双侧附件及盆腔内所有异位内膜病灶予以切除和清除，适用于 45 岁以上的重症患者。近年来腹腔镜下手术是本病的首选治疗方法，优点为创伤小、恢复快、减少术后腹腔粘连。

（四）药物与手术联合治疗

子宫内膜异位病灶较大者，术前先用药物治疗 3～6 个月，以使异位病灶缩小，

重点·考点·笔记

利于手术操作。对于手术不彻底或术后疼痛不能缓解者，术后至少给予 3 ～ 6 个月的药物治疗，以减少复发。

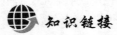 知识链接

子宫腺肌病

子宫腺肌病为一种较特殊的子宫内膜异位症，当子宫内膜的腺体及间质侵入子宫肌层时，即为子宫腺肌病。好发于 30 ～ 50 岁的经产妇，约半数患者合并子宫肌瘤，约 15% 合并子宫内膜异位症。一般认为多次妊娠、分娩时对子宫壁的创伤和慢性子宫内膜炎可能是导致本病的主要原因，也有人认为与体内高水平的雌激素刺激有关。约 35% 患者无明显临床症状。典型的症状为继发性进行性加重的痛经，经期延长，经量增多。检查可见子宫多呈均匀性增大，质地较硬，可有压痛。少数子宫表面不规则，形成结节状突起，可为子宫腺肌瘤或伴有子宫肌瘤所致。子宫腺肌瘤周围无包膜，与四周的肌层无明显分界，手术时难以彻底切除。B 型超声检查可见子宫增大，肌层增厚，在子宫肌层中见到异位内膜所引起的不规则强回声。子宫腺肌病的患者应根据年龄、症状及生育要求等采取不同的治疗方法。目前尚无根治性药物。症状轻、年轻有生育要求、近绝经期患者可用药物保守治疗，而症状严重、年龄较大、无生育要求或药物治疗无效的患者，可行全子宫切除术。卵巢是否保留可根据患者的年龄及卵巢有无病变而定。

第二节 子宫脱垂

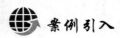 案例引入

患者，女性，63 岁，G_3P_3，近一年来发现阴道口有物脱出，开始休息时能还纳，近 2 个月脱出物较前增大，且休息后不能还纳，无溢尿现象。妇科查体：宫颈脱出阴道口外，宫体位于阴道内，子宫小于正常大小，双侧附件区未触及异常。

讨论分析：

（1）此患者所患何种疾病？请说明诊断依据。

（2）此患者应如何治疗？请说明具体治疗方案。

解析路径导航：

通过临床路径了解子宫脱垂的诊治过程。

（1）结合近一年阴道有物脱出病史及妇科查体情况做出初步诊断，提出诊断依据。

（2）结合患者年龄、生育要求、病情严重程度及全身情况明确治疗方案。

子宫脱垂（uterine prolapse）是指子宫从正常位置沿阴道下降，宫颈外口达坐骨棘水平以下，甚至子宫全部脱出阴道口以外。子宫脱垂时常伴有阴道前、后壁膨出。

一、病因

1. 分娩损伤　是引起子宫脱垂的最主要的原因。在分娩过程中，尤其是第二产程延长或采取阴道助产的产妇，其盆底肌肉、筋膜或子宫韧带过度伸展，张力降低，支撑力下降。产后盆底松弛，若产后过早参加重体力劳动，影响盆底组织的修复，导致子宫脱垂。

2. 长期腹压增加　长期的慢性咳嗽、便秘、长期重体力劳动或腹腔内大肿瘤等腹压增加，使子宫向下移位，形成子宫脱垂。

3. 盆底组织发育不良　偶见未产妇发生子宫脱垂，多由盆底组织发育不良导致先天松弛有关，常伴有胃下垂等。老年妇女盆底组织退化，也可引起子宫脱垂。

二、临床表现

（一）症状

轻症患者一般无症状，重症患者可出现以下症状。

1. 下坠感及腰骶部酸痛　由于子宫脱垂牵拉韧带，盆腔充血所致，常在久站、重体力劳动后加重，卧床休息后减轻。

2. 肿物自阴道脱出　患者常在行走、排便、重体力劳动等腹压增加时，有块状肿物自阴道口脱出，行动极为不便。有的平卧休息后自行回缩，有的需要用手还纳至阴道内，甚至不能还纳。长期摩擦可使宫颈和阴道壁出现溃疡、出血，如继发感染出现脓血性分泌物。

3. 大小便异常　合并阴道前壁膨出的患者可出现排尿困难、尿潴留、张力性尿失禁等；伴直肠膨出的患者可引起便秘、排便困难等。

（二）体征

不能还纳的子宫脱垂患者多伴有膀胱、直肠膨出，常可见宫颈肥大、延长，阴道壁黏膜增厚、溃疡、出血。

三、临床分度

以患者平卧用力向下屏气时子宫下降的最低点为分度标准，将子宫脱垂分为3度（图19-1）。

Ⅰ度：轻型，宫颈外口距处女膜缘＜4cm，未达到处女膜缘；重型，宫颈已达到处女膜缘，在阴道口可见宫颈。

Ⅱ度：轻型，宫颈脱出阴道口，宫体仍在阴道内；重型，宫颈及部分宫体脱出于阴道口。

Ⅲ度：宫颈及宫体全部脱出阴道口外。

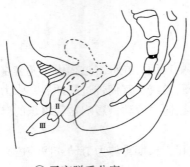 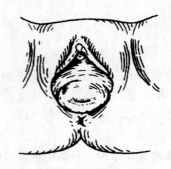

① 子宫脱垂分度　　　　　　　　② 子宫脱垂

图 19-1　子宫脱垂及子宫脱垂的分度

目前国外采用 Bump 提出的盆腔器官脱垂定量分度法（POP-Q），能客观地反映盆腔器官功能及脱垂程度。

四、诊断

根据病史和妇科检查可确诊并进行分度，同时了解有无合并阴道前、后壁膨出，有无会阴陈旧性裂伤程度及压力性尿失禁。

五、鉴别诊断

1. 阴道壁囊肿　该肿物位于阴道内，壁薄，囊性，界限清楚，位置固定不变。

2. 子宫黏膜下肌瘤　患者有月经过多病史，妇科检查于宫颈口外可见红色球状肿物，质硬，表面找不到宫颈口，在肿物周围可扪及被扩张变薄的宫颈边缘。

六、治疗

（一）支持疗法

加强营养，适当安排休息和工作，避免重体力劳动，保持大便通畅，积极治疗长期腹压增加疾病。

（二）非手术治疗

1. 盆底肌肉锻炼　增加盆底肌肉群的张力，可用于所有子宫脱垂患者。具体方法：嘱患者行收缩肛门运动，用力收缩盆底肌肉 3 秒以上，而后放松，每次 10～15 分钟，每天 2～3 次。

2. 子宫托的使用　重症患者均可使用，尤其适用于：患者全身状况差，不能耐受手术；妊娠期或产后；术前放置促进宫颈或阴道壁创面愈合。

（1）放置子宫托：嘱患者排空大小便，洗净双手，下蹲，两腿分开。一手分开阴唇，另一手持子宫托盘呈倾斜位进入阴道，边向内推边向阴道顶端旋转，直至托盘达子宫颈。放好后，将托柄弯度向前（图19-2）。

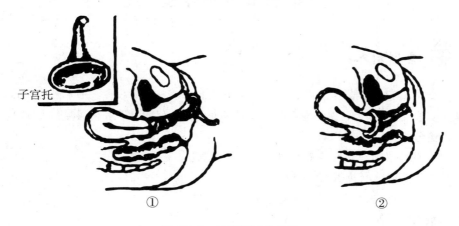

图 19-2　子宫托及其放置

（2）取子宫托：手指捏住子宫托的柄部，上、下、左、右轻轻摇动，等负压消失后向后外方牵拉，子宫托便自阴道滑出。

（3）注意事项：选择好合适型号，以放置后不脱落又无不适感为宜；每日早上放入，睡前取出消毒备用；每3～4个月到医院复查；生殖道有炎症、经期停用子宫托。

（三）手术治疗

目的是消除症状，修复盆底支持组织。应根据患者年龄、脱垂分度、生育要求、全身健康情况选择手术方式。

1. 阴道前后壁修补、主韧带缩短及宫颈部分切除术　又称曼氏手术（Manchester手术），适于年龄较轻、宫颈延长、希望保留子宫的子宫脱垂患者。

2. 经阴道子宫全切除术及阴道前后壁修补术　适用于Ⅱ度、Ⅲ度子宫脱垂患者伴阴道前、后壁膨出，或年龄较大、不需保留子宫的患者。

3. 阴道纵隔成形术　又称 LeFort 手术或阴道封闭术。适用于年老体弱不能耐受较大手术、不需保留性交功能者。

4. 子宫悬吊术　可采用手术缩短圆韧带，达到悬吊子宫和阴道的目的。

5. 盆底重建术　利用生物材料制成各种吊带、网片、缝线悬吊固定阴道穹隆或宫骶韧带，可经阴道、经腹腔镜、经腹完成。

七、预防

提倡晚婚晚育，防止生育过多、密产。正确处理产程，避免产程延长。提高助产技术，保护好会阴。有产科指征者应及时行剖宫产术终止妊娠。避免产后过早参加重体力劳动。提倡做产后保健操，促进盆底恢复。积极治疗慢性咳嗽、习惯性便秘等腹压增加的疾病。

第三节　不孕症

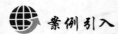 案例引入

张女士，33岁，婚后5年，近2年欲妊娠但一直未孕，G_1P_0。平素月经规律，经量偏少。月经第13天，B型超声提示双侧卵巢无优势卵泡，子宫内膜厚约0.8cm。

讨论分析：

（1）此患者所患何种疾病？请说明诊断依据。

（2）为明确诊断应做何检查？

（3）此患者应如何治疗？请说明具体治疗方案。

解析路径导航：

通过临床路径了解不孕症的诊治过程。

（1）根据已婚，2年未孕，既往曾有妊娠史，做出临床诊断，提出诊断依据。

（2）详细追问病史，进一步检查性调节轴功能，明确不孕原因。

（3）患者目前卵巢无排卵，故应促排卵治疗。

不孕症（infertility）是指女性有正常性生活，未避孕12个月而未受孕者，男性称为不育症。不孕症分为原发性不孕和继发性不孕两种：未避孕而从未妊娠者称为原发性不孕；曾经有过妊娠，而后未避孕连续12个月未妊娠者称为继发性不孕。

一、病因

（一）女方因素

约占60%。以排卵障碍和输卵管因素居多。

1. 输卵管因素　是不孕症最常见的因素，约占女方不孕因素的1/2。输卵管有运送精子、捡拾卵子及将受精卵运到宫腔的功能，任何影响输卵管功能的因素均可导致不孕。如慢性输卵管炎、盆腔炎性疾病导致粘连、子宫内膜异位症、先天性输卵管发育不良等均可以导致输卵管性不孕。

2. 卵巢因素　主要由于卵巢功能紊乱导致不排卵所致，引起不排卵的因素主要有：下丘脑－垂体－卵巢轴功能紊乱、卵巢病变（先天性卵巢发育不全、多囊卵巢综合征、卵巢早衰、卵巢子宫内膜异位囊肿等）及肾上腺、甲状腺功能亢进等。

3. 子宫因素　子宫先天性畸形、子宫黏膜下肌瘤、子宫腺肌病等均可导致不孕或孕后流产。子宫内膜炎症、子宫内膜分泌不良、子宫内膜息肉、宫腔粘连等可影响受精卵着床而致不孕。

4. 宫颈因素　宫颈黏液分泌异常、宫颈管狭窄、先天发育异常或宫颈息肉等可影响精子通过，致使精子不能进入宫腔而导致不孕。

5. 阴道因素 先天无阴道、阴道横隔、无孔处女膜等可影响性交并阻碍精子进入。严重阴道炎症时，大量白细胞可降低精子活力影响受孕。

（二）男方因素

约占30%，主要是生精障碍和输精障碍。

1. 精液异常 如无精、少精、弱精、精子发育停滞、畸精症等，常见原因有先天发育异常、睾丸炎症、吸烟、酗酒、精神紧张等。

2. 性功能异常 外生殖器发育不良、阳痿、早泄、不射精等可以影响精子进入阴道而导致不孕。

3. 免疫因素 精子、精浆在体内产生抗自身精子的抗体，使射出的精液发生自身凝集而不能穿过宫颈黏液。

（三）男女双方因素

1. 缺乏性生活的基本知识，导致不正确的性生活方式。

2. 过分盼望妊娠造成精神过度紧张，工作压力大、经济条件差等均可影响妊娠。

3. 精子、精浆或受精卵作为抗原物质，被阴道及子宫内膜吸收后，通过免疫反应产生抗体物质，使精子与卵子不能结合或受精卵不能着床而影响受孕。

二、检查步骤与诊断

通过男女双方全面检查找出不孕的原因是诊断不孕症的关键。

（一）男方诊断

1. 病史采集 包括不孕时间、性生活史、性交频率和时间、有无性生活障碍，既往发育史、疾病史和诊治经过，手术史，个人职业和环境暴露史，吸烟、酗酒史，家族史。

2. 体格检查 除全身检查外，重点检查外生殖器有无畸形、病变。

3. 精液常规 是不孕症夫妇首选的检查项目。初诊时男方一般要进行2～3次精液检查，以获取基线数据。

（二）女方检查

1. 病史采集 询问内容包括年龄、性生活情况、是否两地分居、有无采取避孕措施等，生殖系统炎症史，近期心理、情绪、进食、过度运动史，多毛、痤疮、体重改变史。

还应询问以下内容。①月经史：初潮年龄、月经周期、经量变化、是否痛经及痛经程度；②婚育史：婚姻及性生活状况、避孕方法、孕产史；③既往史：既往性传播疾病史、盆腹腔手术史、药物过敏史；④个人史：吸烟、酗酒、吸毒史、职业及特殊环境、毒物接触史；⑤家族史：出生缺陷及流产史。

2. 体格检查 ①体格发育及身体状况：身高、体重、乳房及甲状腺状况等；②妇科检查：外阴发育、阴毛状况、阴道及宫颈发育状况；③子宫大小、形状、位置及活动度；④直肠子宫陷凹的包块；⑤盆腔和腹壁的压痛、反跳痛等。

3. 女性不孕特殊检查

（1）卵巢功能检查：方法包括基础体温测定、女性激素测定、B超动态监测卵泡发育、宫颈黏液结晶检查、阴道脱落细胞涂片检查，以及月经前子宫内膜活组织检查等。

（2）输卵管功能检查：常用方法包括输卵管通液术、子宫输卵管碘油造影术、B型超声引导下输卵管过氧化氢溶液通液术。

（3）性交后精子穿透力试验：于排卵期进行，女方于性交后 2 ~ 8 小时就诊，阴道后穹隆见有活动精子，说明性交成功；取宫颈管内黏液涂片，每高倍视野见 20 个活动精子为正常；在试验前 3 日禁止性交和用药。

（4）免疫检查：在预测的排卵期进行，取一滴宫颈黏液和一滴液化的精液放于玻片上，两者相距 2 ~ 3mm，轻晃玻片使两滴液体相互接近，在光镜下观察精子的穿透能力。若精子能穿过黏液并继续向前运行，提示精子活动力和宫颈黏液性状均正常，表明宫颈黏液中无抗精子抗体。

（5）宫腔镜检查：了解宫腔内情况，可发现宫腔粘连、黏膜下肌瘤、内膜息肉、子宫畸形等。

（6）腹腔镜检查：用于上述检查均未见异常者，可直接观察子宫、输卵管、卵巢有无病变或粘连，并可行输卵管通液术（亚甲蓝溶液），直视下确定输卵管是否通畅，必要时可在病变处取活检。

三、女性不孕症的治疗

孕妇与年龄的关系是不孕最重要的因素之一，选择恰当的治疗方案应充分估计到女性卵巢的生理年龄，尽量采取安全、有效、合理的方案进行治疗。首先要增强体质和增进健康，纠正营养不良和贫血；戒烟、不酗酒；积极治疗内科疾病；掌握性知识、学会预测排卵日期性交（排卵前 2 ~ 3 天或排卵后 24 小时内），性交次数适度，以增加受孕机会。

（一）治疗生殖道器质性疾病

若发现妇科肿瘤、生殖器炎症、阴道横隔、宫腔粘连等疾病应积极治疗。

1. 输卵管因素不孕的治疗

（1）一般疗法：对男方精液指标正常，女方卵巢功能良好、不孕年限不足 3 年的年轻夫妇，可行期待疗法，并配合中医药的治疗。

（2）输卵管成形术：对不同部位输卵管阻塞可行造口术、吻合术及输卵管子宫移植术等，应用显微外科技术达到输卵管再通目的。手术效果取决于输卵管伞端组织保留的完整程度。对大面积的输卵管积水，目前主张结扎或切除。

2. 卵巢肿瘤 应切除有内分泌功能的卵巢肿瘤；性质不明的卵巢肿瘤尽量在不孕症采取治疗前得到诊断，必要时手术探查，根据快速病理诊断考虑是否进行保留生育能力的手术。

3. 子宫病变 子宫肌瘤、内膜息肉、宫腔粘连、纵隔子宫，可行宫腔镜下切除、粘连分离或矫形手术。

4. 子宫内膜异位症 应进行腹腔镜诊断和治疗。对中重度病例术后可辅以孕激素治疗 3 ~ 6 个周期。重症和复发者可考虑辅助生殖技术。

（二）诱发排卵

1. 氯米芬（clomiphene）　为首选促排卵药。适用于体内有一定雌激素水平者。月经周期第 5 日起，每日口服 50mg（最大剂量达 150mg/d），连用 5 天，排卵率高达 70% ～ 80%，但每周期的受孕率仅为 20% ～ 30%。用药期间应行经阴道超声监测卵泡生长，卵泡成熟后用人绒毛膜促性腺激素（HCG）5000U 肌内注射，36 ～ 40 小时后可自发排卵。排卵后加用黄体酮 20 ～ 40mg/d 肌内注射，或微粒化黄体酮 200mg，每日 2 次口服，共 12 ～ 14 天进行黄体功能支持。

2. 绒促性素（HCG）　具有类似 LH 作用，常与氯米芬合用。常在促排卵周期卵泡成熟后，一次注射 5000U，模拟内源性 LH 峰值作用，诱导排卵发生。

3. 尿促性素（HMG）　从绝经后妇女尿中提取，又称为绝经后促性腺激素，一般于周期 2 ～ 3 日起，每日或隔日肌内注射 50 ～ 150U，直到卵泡成熟为止。用药期间需要 B 超监测卵泡发育，待卵泡成熟后给予绒促性素 5000U 肌内注射，促进排卵及黄体形成。

4. 不明原因不孕的治疗　因原因不明，目前尚无肯定有效的治疗方案。对年轻夫妇，卵巢功能良好的，可行期待疗法，不超过 3 年。对卵巢功能减退和年龄 > 30 岁的夫妇，可行人工授精术 3 ～ 6 个周期诊断性治疗。

5. 辅助生殖技术　包括人工授精、体外受精 - 胚胎移植术等。

（张立红）

课后练习

一、单选题

1. 子宫内膜异位症不孕率高达（　　　）

　　A. 20%　　　　　　B. 30%　　　　　　C. 40%　　　　　　D. 50%　　　　　　E. 60%

2. 子宫内膜异位症患者病变及症状轻微者可进行（　　　）

　　A. 观察随访　　　　　　B. 病灶清除术　　　　　　C. 卵巢切除

　　D. 保留卵巢功能手术　　　　E. 避孕药治疗

3. 患者用力屏气时，阴道口可见到子宫颈已达到处女膜缘临床诊断为（　　　）

　　A. 子宫脱垂Ⅰ度轻型　　　　B. 子宫脱垂Ⅰ度重型　　　　C. 子宫脱垂Ⅱ度轻型

　　D. 子宫脱垂Ⅱ度重型　　　　E. 子宫脱垂Ⅲ度

4. 以下不属于子宫脱垂症状的是（　　　）

　　A. 腰骶部酸痛　　　B. 排便排尿困难　　　C. 压力性尿失禁

　　D. 月经不规则　　　E. 以上都是

5. 预防子宫脱垂不正确的是（　　　）

　　A. 产后避免过早参加体力劳动　　　B. 尽量行剖宫产术　　　C. 推行计划生育

　　D. 产后早期盆底肌肉锻炼　　　E. 积极治疗咳嗽、便秘

二、思考题

简述子宫脱垂的分度。

第二十章 计划生育与妇女保健

学习目标

1. **掌握** 宫内节育器放置的适应证、禁忌证、时间和方法。
2. **掌握** 药物避孕原理、用药方法。
3. **熟悉** 宫内节育器放置不良反应、并发症。
4. **熟悉** 人工流产的操作步骤，手术并发症及处理。
5. **了解** 绝育的适应证、禁忌证和手术时机、手术方法。

计划生育（family planning）是妇女生殖健康的重要内容。科学地控制人口数量、提高人口素质，是我国实行计划生育的一项基本国策。做好避孕方法知情选择，是实现计划生育优质服务的根本。本章主要介绍女性避孕的各种方法与选择、绝育及避孕失败的补救措施。

第一节 避 孕

避孕（contraception）是采用科学手段使妇女暂时不受孕。避孕主要控制生殖过程中 3 个关键环节：①抑制精子与卵子产生；②阻止精子与卵子结合；③使子宫环境不利于精子获能、生存或不适宜受精卵着床和发育。理想的避孕方法，应符合安全、有效、简便、实用、经济的原则，对性生活及性生理无不良影响，男女双方均能接受且乐意持久使用。目前常用的女性避孕方法有宫内节育器、药物避孕及外用避孕等。目前男性避孕在我国主要是阴茎套及输精管结扎术。

一、宫内节育器

宫内节育器（intrauterine device，IUD）是一种安全、有效、简便、经济、可逆的避孕工具，是我国育龄妇女的主要避孕措施（图 20-1）。

（一）种类及临床应用

IUD 种类很多，主要分为惰性及活性两大类。惰性 IUD 用惰性材料制成，物理化学性能稳定，与人体组织相容性好，不释放活性物质，但妊娠率较高，目前已基本淘汰。活性 IUD 是在惰性 IUD 上加有活性物质，如金属、药物或类固醇激素，以带铜IUD 使用最多。

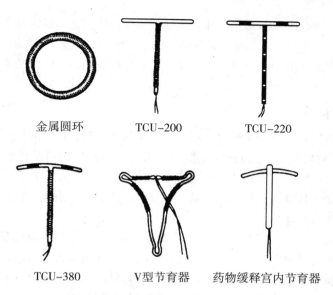

金属圆环　　　　TCU-200　　　　TCU-220

TCU-380　　　V型节育器　　药物缓释宫内节育器

图 20-1　常见宫内节育器

1. **带铜 IUD**　是目前我国应用最广泛的 IUD。可持续释放铜离子，有较强抗生育能力。从形态上分为 T 形、V 形、宫形等多种形态。不同形态的 IUD，根据含铜的表面积不同，分为 TCu-220（T 形，含铜表面积 $220mm^2$）、TCu-380a/VCu-200 等，含铜宫内节育器的避孕效果与含铜表面积呈正比。临床不良反应主要表现为点滴出血。避孕有效率均在 90% 以上。

（1）带铜 T 形宫内节育器（TCu-IUD）：是目前临床常用的宫内节育器。按宫腔形态设计制成，呈 T 字形。以聚乙烯为支架，在纵臂或横臂上绕有铜丝或铜套，铜丝易断裂，放置年限较短，一般放置 5～7 年。含铜套 IUD 放置时间可达 10～15 年。TCu-IUD 带有尾丝，便于检查及取出。

（2）带铜 V 形宫内节育器（Vcu-IUD）：是我国常用的宫内节育器之一。呈 V 形状，横臂及斜臂绕有铜丝，由不锈钢作 V 形支架，两横臂中间相套为中心扣，外套硅橡胶管，有尾丝，放置年限 5～7 年。带器妊娠率低、脱落率低，但因症取出率较高。

（3）母体乐（MLCu-375）：1995 年引入我国生产。以聚乙烯为支架，呈伞状，两弧形臂上各有 5 个小齿，具有可塑性。可放置 5～8 年。

（4）宫铜 IUD：1982 年重庆研制，在我国四川省应用广泛。形态更接近宫腔形状，不锈钢丝呈螺旋状，内置铜丝，分大、中、小号，无尾丝，可放置 20 年左右。

（5）含铜无支架 IUD：又称吉妮 IUD。为 6 个铜套串在一根尼龙线上，顶端有一个结固定于子宫肌层，使 IUD 不易脱落，悬挂在宫腔中。有尾丝，可放置 10 年。

2. **含药宫内节育器**　将药物储存于节育器内，通过每日微量释放提高避孕效果，降低不良反应。目前我国临床主要应用含孕激素 IUD 和含吲哚美辛 IUD。

（1）左炔诺孕酮 IUD（LNG-IUD）：以聚乙烯作为 T 形支架，人工合成孕激素左炔诺孕酮储存在纵管内，每日释放左炔诺孕酮 $20\mu g$。左炔诺孕酮的主要作用是使子宫内膜变化不利于受精卵着床，宫颈黏液变稠不利于精子穿透，对一部分妇女有抑制排卵作用，有效率达 99% 以上。主要不良反应为点滴出血，经量减少甚至闭经。取器后恢复正常。有尾丝，放置时间为 5 年。

（2）含吲哚美辛 IUD：通过每日释放一定量的吲哚美辛，减少放置 IUD 后引起的月经过多等不良反应。

（二）作用机制

宫内节育器的避孕机制尚未完全明了。大量研究表明，IUD 的抗生育作用，主要是局部组织对异物组织反应而影响受精卵着床。活性 IUD 的避孕机制还与活性物质有关。

1. 胚胎毒性 IUD 压迫宫腔，局部产生炎症反应，分泌炎性细胞及巨噬细胞，吞噬精子及影响胚胎发育。

2. 干扰着床 ①长期异物刺激导致子宫内膜损伤并产生慢性炎症反应，产生前列腺素，致使输卵管蠕动亢进，受精卵运行速度与子宫内膜发育不同步，受精卵着床受阻。②子宫内膜受压缺血及吞噬细胞的作用，激活纤溶酶原，局部纤溶酶活性增强，致使囊胚溶解吸收。③铜离子进入细胞，抑制锌酶系统如碱性磷酸酶和碳酸酐酶活性，阻碍受精卵着床及胚胎发育。铜离子还影响 DNA 合成、糖原代谢及雌激素摄入，干扰子宫内膜细胞代谢，影响受精卵着床及囊胚发育，增强避孕效果。

3. 活性 IUD 的避孕机制

（1）左炔诺孕酮 IUD 的避孕作用：主要是孕激素对子宫内膜的局部作用。①使腺体萎缩，间质蜕膜化，间质炎性细胞浸润，不利于受精卵着床；②使宫颈黏液稠厚，不利于精子穿透。

（2）含吲哚美辛 IUD 的避孕作用：吲哚美辛抑制前列腺素合成，减少前列腺素对子宫的收缩作用，进而减少放置 IUD 后出现的出血反应。

（3）铜离子的避孕作用：铜离子具有使精子头尾分离的毒性作用，使精子不能获能。

（三）宫内节育器的放置

1. 适应证 凡育龄妇女无禁忌证、要求以 IUD 者避孕者。

2. 禁忌证 ①妊娠或可疑妊娠；②生殖器官炎症，如急慢性盆腔炎、阴道炎、急性宫颈炎；③人工流产子宫收缩不良、出血多，怀疑有妊娠组织物残留或感染可能；④生殖器官肿瘤；⑤生殖器官畸形如纵隔子宫、双子宫、双角子宫等；⑥宫颈内口过松、重度陈旧性宫颈裂伤或狭窄以及重度子宫脱垂；⑦严重的全身性疾病，如心功能Ⅲ级以上、严重贫血、血液疾患等；⑧宫腔 < 5.5cm 或 > 9.0cm（人工流产时、产时放置及含铜无支架 IUD 例外）；⑨近 3 个月内有月经失调、阴道不规则流血；⑩有铜过敏史。

3. 放置时间 ①月经干净 3～7 天，近 3 天无性生活史；②人工流产后立即放置；③产后 42 天恶露已净，会阴伤口愈合，子宫恢复正常；④剖宫产后半年；⑤自然流产于转经后放置，药物流产 2 次正常月经后放置；⑥哺乳期放置应先排除早孕。

4. 术前准备 ①详细询问病史，对于高危对象更应予注意：哺乳期、子宫过度倾屈、未诊断的子宫畸形、子宫手术史、长期口服避孕药、多次或近期人工流产史等；

② IUD 大小的选择：除单一型号的 IUD 外，经后放置 IUD 需根据宫腔深度选择，人工流产后、产时、产后放置者首选中号。

5. 放置方法　①双合诊检查子宫位置、大小、附件情况；②常规外阴阴道消毒铺单；③放置阴道窥器，暴露宫颈后消毒宫颈与宫颈管，以宫颈钳夹持宫颈前唇，用子宫探针顺子宫位置探测宫腔深度；④用放置器将节育器推送入宫腔，IUD 上缘必须抵达宫底部，带有尾丝的 IUD 在距宫口 2cm 处剪断尾丝；⑤阴道窥器观察无出血即可取出宫颈钳和阴道窥器（图 20-2）。

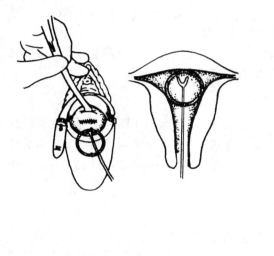

①环型节育器放置术　　　　　②T型节育器放置术

图 20-2　宫内节育器放置术

6. 术后注意事项　①宣教：告知受术者术后可能有少量阴道出血及下腹不适，为正常现象。如出血多、腹痛或伴发热等反应，应及时处理。②告知随访时间，嘱定期随访，直到 IUD 停用，并预约第一次随访日期。③术后 1 周内避免重体力劳动，2 周内避免性交和盆浴，保持外阴清洁。

7. 术后随访　①随访时间：术后第 1 年的 1、3、6、12 个月进行随访，以后每年随访 1 次直至停用，特殊情况随时就诊。②随访内容：询问主诉，包括月经情况；常规妇科检查，及时发现 IUD 尾丝及生殖道异常情况；盆腔超声能明确 IUD 是否在宫腔内及其位置。

（四）宫内节育器取出术

1. 适应证　①计划再生育或已无性生活不再需避孕者；②放置期限已满需更换者；③绝经过渡期停经 1 年内；④拟改用其他避孕措施或绝育者；⑤放器后有并发症及不良反应，经治疗无效；⑥带器妊娠，包括宫内和宫外妊娠。

2. 禁忌证　①并发生殖道炎症时，先给予抗感染治疗，治愈后再取出 IUD；②全身情况不良或在疾病的急性期，应待病情好转后再取出。

3. 取器时间　①月经干净后 3 ~ 7 天；②带器早期妊娠行人工流产同时取器；③带器异位妊娠术前行诊断性刮宫时，或在术中取出 IUD；④子宫不规则出血者，随时可取，在取 IUD 同时需行诊断性刮宫，刮出组织送病理检查，除外子宫内膜病变。

4. 术前准备 ①了解病史，术前咨询，重点了解取 IUD 原因及月经情况和末次月经日期；②确定 IUD 存在于子宫内和 IUD 种类；③妇科检查，了解生殖道包括盆腔情况，必要时做阴道分泌物常规检查；④绝经时间较长或估计取器困难者，需在有条件医疗单位施行，必要时在取器前行宫颈准备，改善宫颈条件后再取出。

5. 取器方法 常规消毒后，有尾丝者，用血管钳夹住尾丝轻轻牵引取出。无尾丝者，需在手术室进行，按进宫腔操作程序操作，用取环钩或取环钳将 IUD 取出。取器困难可在超声监测下进行操作，必要时在宫腔镜下取出。

6. 注意事项 ①使用取环钩取 IUD 时，应十分小心，不能盲目钩取，更应避免向宫壁钩取，以免损伤子宫壁；②取出 IUD 后应落实其他避孕措施。

（五）不良反应

月经异常是放置 IUD 常见的不良反应，其发生率为 5%～10%，主要表现为经量增多、经期延长或少量点滴出血，一般不需要处理，3～6 个月后逐渐恢复。少数患者可出现下腹疼痛，如不剧烈，持续时间短，一般不需要特殊处理，反之需要用药物治疗，治疗无效可取器。

（六）并发症

1. 子宫穿孔 发生率低，多发生术前未查清子宫位置及大小者。如发现或疑有子宫穿孔，应立即停止手术操作。患者一般情况好，生命体征平稳，可在抗生素预防感染和宫缩药应用的情况下，严密观察血压、脉搏、体温、腹部情况及阴道流血多少，观察 5～7 天。如 IUD 已放置子宫外，患者症状严重，或保守治疗过程中发现腹痛加重、体温升高、腹膜刺激征症状加重，应立即手术治疗。

2. 宫内节育器异位 放器时操作不当子宫穿孔，将 IUD 放到宫腔外；节育器过大，压迫子宫使之收缩过强，逐渐嵌入肌层，甚至部分可移出子宫外。节育器异位确诊后，应经腹或在腹腔镜下将节育器取出。

3. 宫内节育器嵌顿或断裂 由于节育器放置时损伤子宫壁或带器时间过长，致部分器体嵌入子宫肌壁或发生断裂；子宫畸形，宫颈过紧和绝经后子宫萎缩可致节育器变形，容易损伤或嵌入宫壁。发生节育器嵌顿或断裂后应及时取出节育器。若取出困难，应在超声、X 线直视下取出，或在宫腔镜下取出。

4. 宫内节育器下移或脱落 操作不规范，IUD 放置未达宫底部；IUD 与宫腔大小、形态不符；月经过多；宫颈内口过松及子宫过度敏感。多发生于放置 IUD 后一年之内。

5. 带器妊娠 多见于 IUD 下移、脱落或异位。一经确诊，行人工流产同时取出 IUD。

二、激素避孕

激素避孕（hormonal contraception）指女性使用类固醇激素达到避孕，是一种高效避孕方法。甾体避孕药的激素成分是雌激素和孕激素。

（一）作用机制

避孕原理主要为：①干扰下丘脑－垂体－卵巢轴的正常功能从而抑制排卵；②改变宫颈黏液性状，宫颈黏液量少而黏稠，不利于精子穿透；③改变子宫内膜形态与功能；④改变输卵管正常的分泌与肌肉活动，改变受精卵在输卵管内的正常运行速度，使受精卵与子宫内膜发育不同步，从而干扰着床。

（二）种类及用法

我国于1960年开始研制避孕药，1963年成功研制出第一批类固醇激素复方口服避孕药，随后不断研制出长效口服避孕药及避孕针，由于长效避孕制剂中激素含量高，现渐趋淘汰。随着激素避孕的应用日益增多，第三代复方口服避孕药（combined oral contraception，COC）、阴道药环、皮下埋植剂等激素避孕法应运而生。目前市场上供应的内含第三代孕激素COC有复方去氧孕烯片，复方孕二烯酮片。

1. 口服避孕药（oral contraception）　包括复方短效口服避孕药、复方长效口服避孕药。

（1）复方短效口服避孕药：由雌激素、孕激素组成的复合制剂。雌激素成分为炔雌醇，孕激素成分各不相同，构成不同配方及制剂。

使用方法：①单相片：复方炔诺酮片（避孕片1号）、复方甲地孕酮片（避孕片2号）从月经第5天起每天1片，连服22天停药，停药7天后重新服用下一周期，一般停药1～2天有撤退性出血；复方去氧孕烯片、复方孕二烯酮片、屈螺酮炔雌醇片从月经第1天起每天1片，连服21天停药，停药7天后重新服用下一周期。若有漏服应及早补服，且警惕有妊娠可能。若漏服2片，在想起后应立即补服2片，第3片可按正常时间服用。漏服3片以上应停药，待出血后开始服用下一周期药物。②三相片：由炔雌醇和左旋炔诺酮组成，三相片中每一相雌激素、孕激素含量，根据妇女生理周期不同而制定不同剂量。首次服用需从月经第1天开始，每天1片，连服21天，第二周期改为第3天开始。复方短效口服避孕药的主要作用为抑制排卵，正确使用避孕药的有效率接近100%。

（2）复方长效口服避孕药：由长效雌激素和人工合成孕激素配伍制成，服药1次可避孕1个月。这类药物主要作用机制是长效雌激素炔雌醇环戊醚（炔雌醚）从胃肠道吸收后，会储存于脂肪组织内缓慢释放，从而起到长效避孕作用。孕激素促使子宫内膜转化为分泌期，引起撤退性出血。避孕有效率达96%～98%。复方长效口服避孕药激素含量大，不良反应较多，如类早孕反应、月经失调等，市场上已经很少见。

2. 长效避孕针　目前的长效避孕针，有单孕激素制剂和雌激素、孕激素复合制剂两种。有效率达98%以上。由于药物不经胃肠道吸收，故消化道反应较少见，尤其适用于对口服避孕药有明显胃肠道反应者。①雌激素、孕激素复合制剂：肌内注射1次，可避孕1个月。首次于月经周期第5天和第12天各肌内注射1支，以后在每次月经周期第10～12天肌内注射1支。一般于用药后12～16天月经来潮。②单孕激素制剂：醋酸甲羟孕酮避孕针，每隔3个月注射1针，避孕效果好；康炔诺酮避孕针，每隔2个月肌内注射1次。长效避孕针常有月经紊乱、点滴出血或闭经等不良反应。由于复合制剂激素剂量大，不良反应大，目前基本不用。

3. 探亲避孕药 为孕激素类制剂或雌激素、孕激素复合剂（双炔失碳酯除外）。适用于两地分居短期探亲夫妇。探亲避孕药的避孕效果可靠，但是由于目前激素避孕种类不断增加，而探亲避孕药的剂量大，现已很少使用。

4. 缓释避孕药 又称缓释避孕系统，是将类固醇激素（主要是孕激素）与具备缓慢释放性能的高分子化合物制成多种剂型，使药物在体内通过持续、恒定、微量释放，起到长效避孕目的。目前常用的有皮下埋植剂、阴道药环、避孕贴片及含药的宫内节育器（详见"宫内节育器"）。

（1）皮下埋植剂：是一种埋植于育龄妇女皮下的缓释避孕系统，有效率达 99% 以上。皮下埋植剂 Noplant l 型最早用于临床，为含 6 根以硅胶为载体的棒，每根硅胶棒含左炔诺孕酮 36mg，使用年限 5 ~ 7 年。而后生产的 Noplant II 型，由 2 根硅胶棒组成，每根含 75mg，有效期 5 年。1987 年引入我国，国产的皮下埋植剂称为左炔诺孕酮硅胶棒 I 型和 II 型。I 型与国外 Noplant l 型相同。II 型两根硅胶棒，每根含左炔诺孕酮 75mg，使用年限 3 ~ 5 年。近年来单根埋植剂依托孕烯植入剂已经在国内上市，含依托孕烯 68mg，放置方法更简单，有效期 3 年，不良反应更小。

皮下埋植剂的用法：月经周期前 7 天均可放置，用 10 号套管针将硅胶棒埋入左上臂内侧皮下，呈扇形。放置后 24 小时发挥避孕作用，每日释放左炔诺孕酮 30 μg。其主要不良反应是点滴出血或不规则流血，少数出现闭经，一般不需要处理。

（2）缓释阴道避孕环：以硅胶为载体含孕激素的阴道环。国产阴道环内含甲地孕酮 200mg 或 250mg，每天释放 100 μg，一次放置，避孕 1 年，经期不需取出。避孕效果好，其不良反应与其他单孕激素制剂基本相同。

（3）避孕贴片：避孕药置于特殊贴片内，贴在皮肤上，持续释放一定剂量避孕药，经皮肤吸收起到避孕作用。每周 1 片，用药 3 周停药 1 周，每月共用 3 片。

（三）适应证

健康的育龄期妇女均可服用。

（四）禁忌证

①严重心血管疾病、血栓性疾病的患者不宜使用，如冠心病、高血压病、静脉栓塞等；②急性、慢性肝炎或肾炎；③内分泌疾病，如糖尿病、甲状腺功能亢进症；④恶性肿瘤、癌前病变；⑤月经稀少、不明原因阴道出血或年龄 > 45 岁者；⑥年龄 > 35 岁的吸烟妇女服用避孕药，会增加心血管疾病发病率，不宜长期服用；⑦精神病患者；⑧严重偏头痛反复发作者；⑨哺乳期妇女不宜应用复方口服避孕药。

（五）不良反应及处理

1. 类早孕反应 表现为食欲缺乏、恶心、呕吐、头晕、乳胀、白带多等，是由雌激素引起，常在服药 1 ~ 2 周期发生。一般不需要特殊处理，坚持服药数日后逐渐减轻或自然消失。症状严重者应考虑更换制剂或停药。

2. 体重、色素增加 有的患者可见蝴蝶斑，食欲亢进，体重增加，考虑与雌激素有关。

3. 不规则阴道流血 服药期间出现阴道流血又称突破性出血。多发生在漏服药后，少数发生在规律服药者。如发生在前半周期，提示雌激素剂量不足，每日加服小剂量雌激素，直至该周期结束。如发生在后半周期，提示孕激素剂量不够，在出血时每日加服一片避孕药。若出血近月经期或量多似月经量，可停药，于出血第 5 天开始下一周期药物治疗。

4. 闭经　系因子宫内膜受抑制所致，若连续停经 3 个周期，应停药观察，大多数患者停药后内膜可以自然恢复生长而月经来潮。

三、其他避孕方法

（一）紧急避孕

无保护性生活后或避孕失败后几小时或几日内，妇女为防止非意愿性妊娠的发生而采用的补救避孕法，称为紧急避孕（emergency contraception）。包括放置宫内节育器和口服紧急避孕药物。

紧急避孕药主要有雌孕激素复方制剂、单孕激素制剂及抗孕激素制剂 3 大类。①雌激素、孕激素复方制剂：标准的 Yuzpe 法方案，采用左旋 18- 甲基炔诺酮 0.5mg+炔雌醇 0.05mg，在无保护性生活后 72 小时内首次服用 2 片，12 小时后再重复 1 次。也可用我国现有复方左炔诺孕酮片，含炔雌醇 30 μg、左炔诺孕酮 150 μg，在无保护性生活后 72 小时内即服 4 片，12 小时再服 4 片。②单孕激素制剂：左炔诺孕酮片，每片含左炔诺孕酮 0.75mg，无保护性生活 72 小时内服 1 片，12 小时重复 1 片。③米非司酮片：抗孕激素制剂，1993 年用于紧急避孕。常用剂量为 10 ~ 25mg，优点是效果显著而不良反应少。有效率达 85% 以上，妊娠率 2%。

带铜宫内节育器可用于紧急避孕，特别适合希望长期避孕而且符合放置节育器者及对激素应用有禁忌者。在无保护性生活后 5 天之内放入，有效率达 95% 以上。

常见不良反应有：恶心、呕吐、月经紊乱、阴道不规则出血、乳胀、头痛、头晕、乏力等，一般不需要处理。

紧急避孕仅对一次无保护性生活有效，且紧急避孕药激素剂量大，不良反应也大，故不能替代常规避孕。

（二）外用避孕

1. 阴茎套（condom）　亦称避孕套，是男性避孕工具。作为屏障阻止精子进入阴道而达到避孕目的。每次性交开始时即应使用，不能反复使用。使用时选择合适阴茎套型号，不宜过大或过小，过小易破且有不适，过大易滑脱而致避孕失败。正确使用避孕率高达 93% ~ 95%。阴茎套不影响机体激素水平和代谢过程，还具有防止性传播性疾病的作用，近年来受到全球重视。

2. 阴道杀精药　是性交前置入女性阴道，是一类对精子有灭活作用的化学避孕制剂。目前临床常用有避孕栓剂、片剂、胶冻剂、凝胶剂及避孕薄膜等，以壬苯醇醚为主药。壬苯醇醚有强烈杀精作用，最快者 5 秒内使精细胞膜产生不可逆改变。每次性交前 5 分钟将片剂、栓剂或薄膜置入阴道深处，待其溶解后才能起效而后性生活。如置入 30 分钟尚未性交，必须再次放置。正确使用时有效率达 95% 以上，而使用失误，失败率高达 20% 以上，故不作为避孕首选药。

3. 安全期避孕　又称自然避孕。是指不用任何药物、工具或手术方法，而是顺应自然的生理规律，利用妇女月经周期中生理上产生的不同自然信号来识别其处于月经周期的"易受孕期"或"不易受孕期"，从而选择性交日期，以达到避孕的目的。包括日历表法、基础体温法、宫颈黏液观察法。卵子自卵巢排出后可存活 1～2 天，而受精能力最强时间是排卵后 24 小时内，精子进入女性生殖道可存活 3～5 天。因此排卵前后 4～5 天内为易孕期，其余的时间不易受孕视为安全期。取在安全期性生活而达到避孕目的。

采用安全期避孕应事先确定排卵日期，通常根据基础体温测定、宫颈黏液检查或通过月经周期规律来推算。日历表法适用于周期规则妇女，排卵通常发生在下次月经前 14 天左右，据此推算出排卵前后 4～5 日为易受孕期。其余时间视为安全期。基础体温法和宫颈黏液观察法是根据基础体温和宫颈黏液判断排卵日期。基础体温的曲线变化与排卵时间的关系并不恒定，宫颈黏液观察需要经过培训才能掌握。因此安全期避孕法并不十分可靠，不宜推广。

第二节　输卵管绝育术

输卵管绝育（tubal sterilization operation）是一种安全、可靠、又长期有效的节育措施，通过手术或手术配合药物等人工方法，将输卵管结扎或用药物使输卵管腔粘连堵塞，阻断精子与卵子相遇而达到绝育。其手术途径可经腹、经腹腔镜或经阴道操作。目前常用方法为经腹输卵管结扎或腹腔镜下输卵管绝育。

一、经腹输卵管结扎术

（一）适应证

自愿接受绝育手术且无禁忌证者；患严重全身疾病不宜生育者；患有某种遗传病，不宜生育，自愿要求绝育者。

（二）禁忌证

①急慢性盆腔炎或附件炎不能进行结扎术者，应在感染治愈后再行手术治疗；②全身状况不佳，如心力衰竭、血液病等，不能胜任手术者；③患严重的神经官能症；④各种疾病急性期；⑤腹部皮肤有感染灶或严重皮肤病，应彻底治愈后再行手术；⑥ 24 小时内体温 2 次超过 37.5℃以上者，暂缓手术。

（三）术前准备

1. 解除受术者思想顾虑，做好解释和咨询工作。

2. 手术时间选择非孕期，选择月经前半期，以月经干净后 3～7 天较为合适；哺乳期需排除妊娠；人工流产术后、取环术后可立即手术，中期妊娠引产或正常分娩后 48 小时内施术；剖腹产、剖宫取胎或其他腹部手术同时。

3. 详细询问病史，进行全身体格检查及妇科检查，检验血常规、出凝血时间、肝功能及白带常规。

4. 按妇科腹部手术前常规准备。

（四）麻醉

1. 局部浸润麻醉　多采用 0.5% ～ 1% 普鲁卡因进行局部浸润麻醉。

2. 硬膜外麻醉　多用于腹壁较厚，或既往有下腹部手术史的病例。

（五）手术步骤

1. 准备　排空膀胱，取仰卧位，留置导尿管。皮肤消毒范围同妇科一般开腹手术。

2. 切口　取下腹正中耻骨联合上 2 横指（3 ～ 4cm）做 2cm 长纵切口，产后在宫底下 2 ～ 3cm 做纵切口。

3. 提取输卵管

（1）指板法：使用手指操作，先将子宫复位到前位，术者用左手示指沿宫底后方滑向一侧宫角处，摸到输卵管峡部，配合指板夹住输卵管继之提出腹腔。此法感觉灵敏，准确性强，不会造成损伤。

（2）卵圆钳取管法：将特制的小型略弯无齿卵圆钳闭合式进入腹腔，沿耻骨联合后滑至子宫前陷凹，再沿子宫前壁和宫底达宫角外侧，钳夹提取输卵管。此法准确性较差，适用各种位置的子宫。

（3）输卵管吊钩取管法：对于后位子宫，应用吊钩取管法最好，将吊钩钩面向上，沿耻骨联合后伸入至子宫膀胱陷凹，达子宫下段，钩面紧贴子宫前壁移至宫底，滑向后壁一侧，吊钩以 45° 角向外移动，置于输卵管系膜后方，向前上方提起输卵管。

4. 结扎输卵管　输卵管结扎方法有抽心包埋法、输卵管银夹法和输卵管折叠结扎切除法。抽心包埋法具有血管损伤少、并发症少、成功率高等优点，目前广泛应用。手术方法：用两把鼠齿钳夹持输卵管，于输卵管峡部浆膜下注入 0.5% 利多卡因 1ml 使浆膜膨胀，并与输卵管分离。切开膨胀的浆膜层，再用弯蚊钳游离该段输卵管，剪除输卵管约 1cm 长，用 4 号丝线结扎输卵管两侧断端，1 号丝线连续缝合浆膜层，将近端包埋于输卵管系膜内，远端留于系膜外。同法处理对侧输卵管。

（六）术中术后注意事项

①提取输卵管要追踪到输卵管伞端，如伞端粘连，仔细分辨解剖结构，以免误将圆韧带或输卵管系膜血管结扎；②提取输卵管动作轻柔，避免暴力牵拉，防止过度牵拉损伤输卵管或输卵管系膜血管，引起腹腔内积血或血肿；③术中应仔细辨认组织，以免误伤膀胱及其他脏器、血管等；④绝育有 1% ～ 2% 再通率。操作时手术者思想应高度集中，严防误扎、漏扎输卵管，引起输卵管再通。

（七）术后处理

局部浸润麻醉，不需禁食，及早下床活动。注意观察生命体征。术后 2 周内禁止性交。若为流产或产后绝育，应按流产后或产后注意事项处理。

二、经腹腔镜输卵管绝育术

1. 适应证　同经腹输卵管结扎术。

2. 禁忌证　主要为腹腔粘连、心肺功能不全、膈疝等，余同经腹输卵管结扎术。

3. 术前准备 同经腹输卵管结扎术，受术者应取头低臀高仰卧位。全麻、硬膜外麻醉或局麻加静脉强化镇痛，进入腹腔操作同一般腹腔镜手术。

4. 手术步骤 于脐孔下缘做 1～1.5cm 弧形切口，将气腹针插入腹腔，充 2～3L 二氧化碳气体，然后插入 Trocar，置腹腔镜。在腹腔镜直视下将弹簧夹或硅胶环套于输卵峡部，以阻断输卵管腔。也可采用双极电凝烧灼输卵管峡部 1～2 cm 长。检查无出血后取出腹腔镜，排出腹腔内 CO_2，逐层关腹。

5. 术中术后注意事项 ①术中认真辨别输卵管组织，防止误扎输卵管系膜血管、圆韧带或卵巢韧带；②术后静卧 4～6 小时后可下床活动，观察生命体征有无改变。

经腹腔镜输卵管绝育术优点多，手术时间短，恢复快，但需要设备，费用较高。

第三节　计划生育措施的选择

避孕节育方法的知情选择通常是指通过宣传、教育、培训、咨询、指导等途径，使育龄群众了解常用避孕方法的避孕原理、适应证、禁忌证、正确使用方法、常见不良反应及其防治，并在医务人员和计划生育工作者的精心指导下，选择满意的、适合自己的避孕方法。

1. 新婚夫妇避孕方法 新婚夫妇较年轻，可依次选择下述方法：男用避孕套，偶有套脱落或破裂即用紧急避孕法；女性外用避孕药；一般暂不选用宫内节育器。

2. 有一个子女的夫妇避孕方法 应坚持长期避孕，可选用下列方法：宫内节育器，是首选方法；男用避孕套；短效口服避孕药；长效避孕针，或缓释避孕药如皮下埋植剂等；阴道杀精药；一般暂不行绝育手术。

3. 有两个或多个子女夫妇避孕方法 最好采取绝育措施。

4. 哺乳期妇女避孕方法 哺乳期卵巢功能低下多有闭经，子宫小而软，为不影响内分泌功能，不宜选用避孕药物，可选用避孕套、宫内节育器。

第四节　避孕失败的补救措施

人工流产（artificial abortion）是指因意外妊娠、疾病等原因而采用人工方法终止妊娠，是避孕失败的补救方法。分为手术流产与药物流产两种方法。

一、手术流产

手术流产（surgical abortion）是采用手术方法终止妊娠，包括负压吸引术（vacuum aspiration）和钳刮术。

（一）负压吸引术

利用负压吸引原理，将妊娠物从宫腔内吸出，称为负压吸引术。

1. 适应证 宫内妊娠 10 周内要求终止妊娠而无禁忌证，患有某种严重疾病不宜继续妊娠。

2. 禁忌证 各种急性、慢性疾病的急性期；全身情况较差，不能耐受手术，如昏迷、休克、高烧、酸中毒未纠正者；生殖道炎症，如阴道炎、盆腔炎等；术前两次体温在 37.5℃以上。

3. 术前准备 ①详细询问病史，核对孕周；②全身体格检查及妇科检查，测量体温、脉搏、血压；③实验室检查包括阴道分泌物常规、血常规、凝血功能检查及血或尿 HCG 测定；④超声检查确诊；⑤排空膀胱。

4. 手术步骤

（1）受术者取膀胱截石位。常规消毒外阴阴道，铺无菌巾。双合诊检查复查子宫位置、大小及附件等情况。

（2）阴道窥器扩张阴道，暴露宫颈，消毒阴道及宫颈。

（3）探测宫腔深度：宫颈钳夹持宫颈前唇固定子宫。顺子宫位置的方向，用探针探测宫腔方向及深度。

（4）扩张宫颈：宫颈扩张器依次从小到大号扩张宫颈管，扩张到比选用吸管大半号或 1 号。

（5）宫腔吸引：将吸管连接到负压吸引器上，试吸无误后将吸管缓慢送入宫底部，遇到阻力略向后退。按孕周及宫腔大小给予负压，一般控制在 400～500mmHg，按顺时针方向吸宫腔 1～2 圈。感到宫壁粗糙，提示组织吸净，折叠橡皮管，使吸管不带负压取出。最后用小号刮匙轻轻搔刮宫腔一周，重点宫底及两侧宫角，再用探针测量术后宫腔深度。取出器械，手术完毕。吸出物过滤，检查有无绒毛或胎儿，大小和孕周是否相符。如吸出物过少，肉眼未见绒毛，应将刮出物送病理，鉴别空吸或漏吸，并警惕异位妊娠。

5. 注意事项 ①正确判断子宫大小、形状及方向；②产后 1 年内哺乳期子宫，操作要轻柔，由于妊娠期子宫壁薄而软，哺乳使子宫壁更软，术中易损伤，可宫颈注射催产素 10U，使子宫收缩变厚，利于手术，防止穿孔；③严格遵守无菌操作常规；④目前静脉麻醉应用广泛，应由麻醉医师实施和监护，以防麻醉意外；⑤剖宫产后的妊娠子宫，需注意本次孕囊位置，排除瘢痕妊娠；⑥子宫肌瘤合并妊娠或畸形子宫妊娠，可在超声监测下进行手术，防止漏吸或残留。

6. 术后处理 术后观察 1～2 小时，注意阴道出血及下腹痛情况；休息 14 天；1 个月内禁止性生活及盆浴；必要时给予抗生素预防感染；指导落实避孕方法。

（二）钳刮术

1. 适应证 适用于妊娠 11～14 周要求终止妊娠而无禁忌证的妇女。

2. 禁忌证 同负压吸引术。

3. 术前准备 同负压吸引术。

4. 宫颈准备 为保证钳刮顺利进行，应先做宫颈扩张准备，视情况选用以下方法扩张宫颈：①术前 3 小时，阴道放置卡孕栓 1 枚，或者口服或阴道放置米索前列醇 200μg；②术前 16～18 小时根据宫颈扩张情况放置一次性宫颈扩张棒。

5. 手术步骤 基本操作步骤同负压吸引术，其中操作步骤应特别注意以下几点。

（1）扩张宫颈经上述宫颈准备后，宫颈均已有一定程度扩张，必要时加用扩张器以扩大宫颈。

（2）破胎膜：卵圆钳夹取方法破膜，流出羊水，吸引器吸净羊水，宫颈注射催产素10U，防止术时出血。

（3）钳取胎盘及胎儿：卵圆钳钳取胎儿及胎盘，术中尽量保持胎儿纵位，避免胎儿骨骼伤及宫壁、宫颈。取出胎儿应拼凑齐全。

（4）清理宫腔：胎儿胎盘基本取出后，用6～7号吸管在较低压力(200～300mmHg)吸宫或刮匙环刮宫腔一周，无组织刮出，无出血，检查无损伤，即可结束手术。

6. 术后处理 观察子宫收缩及阴道出血情况；术后1个月禁止性生活及盆浴；术后给予抗生素预防感染；按规定时间门诊复诊，如有异常情况及时就诊。

（三）手术流产的并发症及处理

1. 子宫穿孔 是手术流产术的严重并发症。子宫过度倾屈、哺乳期妊娠子宫、剖宫产后瘢痕子宫再次妊娠等情况，施行人工流产时易致子宫穿孔。术者应查清子宫大小及位置，谨慎操作。探宫腔或在宫腔内操作时突然感到失去宫壁阻力，或手术器械进入深度超过原来所测得深度，提示子宫穿孔，应立即停止手术。如穿孔小，无脏器损伤或内出血，手术已完成，可注射子宫收缩药保守治疗，并给予抗生素预防感染，同时密切观察血压、脉搏等生命体征。如宫内组织未吸净，应由有经验医师避开穿孔部位，也可在超声引导下或腹腔镜下完成手术。若破口大、有内出血或怀疑脏器损伤，应剖腹探查或腹腔镜检查，根据情况做相应处理。

2. 人工流产综合征 指手术时受术者突然出现头晕、胸闷、恶心、呕吐、面色苍白、大汗淋漓、脉搏细速、心动过缓、心律不齐，严重者甚至出现血压下降、昏厥、抽搐等迷走神经兴奋症状。其发生主要是由于宫颈和子宫受到机械性刺激引起迷走神经兴奋所致。因此，术前应予精神安慰，避免精神过度紧张。操作力求轻柔，扩张宫颈管避免暴力，吸宫时负压适当，吸净后勿反复吸刮宫壁。如发现症状应立即停止手术，给予吸氧，一般能自行恢复。严重者可加用阿托品0.5～1mg静脉注射。

3. 漏吸或空吸 施行人工流产术未吸出胚胎及绒毛而导致继续妊娠或胚胎停止发育，称为漏吸。漏吸常见于子宫畸形、子宫过度倾屈或畸形、妊娠天数太小致囊胚太小、操作者技术不熟练。一旦发现漏吸，应再次行负压吸引术。误诊宫内妊娠行人工流产术，称为空吸。术毕吸刮出物肉眼未见绒毛，要重复妊娠试验及B型超声检查，宫内未见妊娠囊，诊断为空吸，必须将吸刮的组织全部送病理检查，警惕宫外孕。

4. 吸宫不全 是人工流产术常见的并发症，指人工流产术后部分妊娠组织物残留。与操作者技术不熟练、子宫畸形或子宫位置异常有关。手术后阴道流血时间长，血量多或流血停止后再出现多量流血，应考虑为吸宫不全，血或尿HCG检测和B型超声检查有助于诊断。无明显感染征象者，应尽早行刮宫术，清除残留物，刮出物送病理检查，术后给予抗生素预防感染。若同时伴有感染，应控制感染后再行刮宫术。

5. 术中出血 多因妊娠月份较大，妊娠组织不能迅速排出，影响子宫收缩所致。可在扩张宫颈后，宫颈注射缩宫素，并尽快取出绒毛组织。此外，吸管过细、胶管过软或负压不足亦常引起出血，应及时更换吸管和胶管，调整负压。

6. 术后感染 常以急性子宫内膜炎开始，治疗不及时扩散至子宫肌层、附件、腹膜，甚至发展为败血症。术后应预防性应用抗生素，口服或静脉给药。

7. 羊水栓塞 少见，往往由于宫颈损伤、胎盘剥离使血窦开放，为羊水进入创造条件。即使并发羊水栓塞，其症状及严重性不如晚期妊娠发病凶猛。治疗见第十一章第四节"羊水栓塞"。

8. 远期并发症 有宫颈粘连、宫腔粘连、慢性盆腔炎、月经失调、继发性不孕等。

二、药物流产

药物流产（medical abortion or medical termination）是用药物而非手术终止早孕的一种避孕失败的补救措施。目前临床应用的药物为米非司酮和米索前列醇，米非司酮是一种类固醇类的抗孕激素制剂，米索前列醇是前列腺素类似物。两者配伍应用终止早孕完全流产率达 90% 以上。

（一）适应证

①妊娠 ≤ 49 天，确诊宫内早孕的健康妇女，自愿要求使用药物流产者；②人工流产术高危因素者，如宫颈坚韧及发育不全、生殖道畸形、子宫穿孔史、严重骨盆畸形、剖宫产术后半年内、哺乳期；③对手术流产有恐惧和顾虑心理者。

（二）禁忌证

①处于急性疾病期的孕妇；②有使用米非司酮及米索前列醇禁忌者，如肾上腺及其他内分泌疾病、妊娠期皮肤瘙痒史、血液病、血管栓塞、心血管疾病、青光眼、哮喘、癫痫、结肠炎等；③带器妊娠、宫外孕；④其他：严重贫血、长期服用抗结核、抗癫痫、抗抑郁、抗前列腺素药等。

（三）药物流产前咨询和检查

医生应向孕妇讲清用药方法、流产效果和可能出现的不良反应及随访要求。妇科检查了解子宫大小与停经月经是否相符。超声检查明确宫内妊娠及胎囊大小。

（四）用药方法

米非司酮分顿服法和分服法。

1. 顿服法 用药第 1 天顿服米非司酮 200mg，于服药的第 3 天早上口服米索前列醇 0.6mg，前后空腹 1 小时。

2. 分服法 米非司酮 150mg 分次口服：服药第 1 天晨服 50mg，间隔 8 ~ 12 小时再服 25mg；用药第 2 天早晚各服米非司酮 25mg；第 3 天上午 7 时再服 25mg。每次服药前后至少空腹 1 小时。于第 3 天服用米非司酮后 1 小时服米索前列醇。

（五）流产效果评定

1. 完全流产 用药 2 周内自行排出完整绒毛和胎囊，阴道出血自然停止，超声检查未见胎囊或血 HCG 降至正常，自然恢复月经者。

2. 不全流产 用药后已排出绒毛和胎囊，随访过程中出血过多或出血时间过长或2 周后血 HCG 仍未恢复至正常水平，需行刮宫者。

3. 失败用药 2 周内未见妊娠产物排出，超声检查仍有胎囊或残留物阴影。

第五节　妇女保健

一、妇女保健的意义

"以保健为中心，临床为基础，保健与临床相结合，以生殖健康为核心，面向群体"是妇女保健的工作方针。妇女保健目的是通过积极的预防、普查、监护和保健措施，做好妇女各期保健，以降低患病率，消灭和控制某些疾病及遗传病的发生，控制性传播疾病的传播，降低孕产妇和围产儿死亡率，促进妇女身心健康。

二、妇女保健的服务范围

妇女保健服务范围是妇女的一生，涉及女性的青春期、生育期、围产期、绝经过渡期和老年期，除身体保健外，还包括心理社会方面保健。妇女保健通过研究妇女各期的特点和保健要求，以及影响妇女健康的卫生服务、社会环境、自然环境和遗传等方面的各种高危因素，制订保健对策和管理方法，开展妇女各期保健，开展妇女常见病、多发病和恶性肿瘤的普查普治，以及计划生育指导、妇女劳动保护、心理保健等工作，以提高妇女健康水平。

三、妇女保健工作的组织机构

（一）行政机构

1. 卫生部内设妇幼保健与社区卫生司，下设妇女保健处、儿童保健处、社区卫生处、健康促进与教育处等处室，领导全国妇幼保健工作。
2. 省级卫生厅设妇幼保健与社区卫生处。
3. 市（地）级卫生局内设妇幼卫生科或防保科。
4. 县（市）级卫生局一部分设防保股，一部分设业务股，少数县由专人分管。

（二）专业机构

妇幼卫生专业机构包括：各级妇幼保健机构、各级妇产科医院、综合医院妇产科、计划生育科、预防保健科、中医机构中的妇科。

四、妇女保健工作的任务

（一）妇女各期保健

1. 青春期保健　应重视健康与行为方面的问题，以加强一级预防为重点。加强青少年健康教育，使其了解自己生理、心理特点，懂得自爱，并培养良好个人生活习惯。加强青少年体育锻炼，并为青少年提供卫生指导、营养指导、性知识教育。

2. 婚前保健　是为即将婚配的男女双方在结婚登记前所提供的保健服务，包括婚前医学检查、婚前卫生指导和婚前卫生咨询。婚前医学检查，是通过医学检查手段发现有影响结婚和生育的疾病，给予及时治疗，并提出有利于健康和出生子代素质的医学意见。婚前卫生指导能促进服务对象掌握性保健、生育保健和新婚避孕知识。婚前卫生咨询能帮助服务对象改变不利于健康的行为。

3. 生育期保健　主要是维护生殖功能的正常，保证母婴安全，降低孕产妇和围产儿死亡率。内容包括：普及孕产期保健和计划生育技术指导；对于生育期因孕育或节育导致的各种疾病能早发现、早防治，提高防治质量；提高对高危孕产妇的处理水平。

4. 围产期保健　围产期保健包括：孕前选择最佳的受孕时机，有计划妊娠；孕早期尽早确诊妊娠，建立孕期保健手册，做好预防流产相关知识宣教，指导营养和生活方式，预防孕期及产后心理问题的发生，并进行高危妊娠初筛，不适宜继续妊娠者及时终止妊娠；妊娠中晚期做好产前检查、诊断和治疗，指导孕妇补充营养、行健康生活方式，向孕妇介绍自我监护和分娩、产褥期相关知识；产后宣教母乳喂养、新生儿筛查及预防接种，做好产后访视。

5. 绝经过渡期保健　保健内容包括合理安排生活，保持心情舒畅，注意锻炼身体；保持外阴清洁，可做缩肛动作，加强盆底组织的支持力；定期体检，重视绝经过渡期月经，及时发现生殖器官感染、肿瘤等疾病。

6. 老年期保健　定期体格检查，加强身体锻炼，合理应用激素类药物。

（二）妇女劳动保护

目前我国已建立较为完善的妇女劳动保护和保健的法律，有关规定如下。

1. 月经期调干不调湿（不下水田），调轻不调重（不从事重体力劳动）。

2. 妊娠 7 个月以上的女职工，用人单位不得延长劳动时间或安排夜班劳动，并应当在劳动时间内安排一定的休息时间。妊娠女职工在劳动时间内进行产前检查，所需时间计入劳动时间。不得在女职工妊娠期、分娩期、哺乳期降低其基本工资或解除劳动合同；对有两次以上自然流产史，现无子女的女职工，应暂时调离有可能导致流产的工作岗位。

3. 产后女职工顺产假为 98 天，其中产前休息 15 天，难产增加产假 15 天。生育多胞胎的，每多生育 1 个婴儿，增加产假 15 天。女职工怀孕未满 4 个月流产的，享受 15 天产假；怀孕满 4 个月流产的，享受 42 天产假。

4. 哺乳期调近不调远，哺乳时间为 1 年，不得安排夜班及加班。用人单位应当在每天的劳动时间内为哺乳女职工安排 1 小时哺乳时间；女职工生育多胞胎的，每多哺乳 1 个婴儿每天多增加 1 小时。

（陈　玲）

课后练习

一、单选题

1. 下述何项情况不宜用口服避孕药（　　　）

　A. 慢性肝炎　B. 慢性肾炎　C. 糖尿病　D. 月经量过少　E. 以上都不能用

2. 放置宫内节育器的适应证是（　　）

A. 严重的急慢性全身性疾患

B. 月经周期正常，经血量不多

C. 生殖器官炎症

D. 宫颈口过松或有重度陈旧撕伤

E. 重度子宫脱垂

3. 人工流产术后 20 天，仍有较多的阴道流血，应首先考虑（　　）

A. 子宫复旧不良　B. 子宫内膜炎　C. 吸宫不全　D. 宫颈裂伤　E. 葡萄胎

4. 下列哪项不是人工流产的近期并发症（　　）

A. 月经失调　　　B. 感染　　　　C. 羊水栓塞　　D. 漏吸　　　E. 子宫穿孔

5. 女，28 岁，孕 1 产 1，月经规则，经量稍多，身体健康。妇查：外阴阴道正常，宫颈光，子宫前位，大小正常，双附件阴性。最适宜的避孕方法是

A. 口服避孕药　　　　　B. 阴道上隔膜　　　　C. 宫内节育器

D. 绝育　　　　　　　　E. 安全套

二、思考题

简述宫内节育器的避孕原理。

第二十一章　妇产科常用手术与操作

学习目标

1. 掌握　妇产科常用手术与操作的适应证、术前准备、术后处理。
2. 掌握　会阴切开缝合术的麻醉选择、切开及缝合技术。
3. 熟悉　胎头吸引术和产钳术的手术步骤和注意事项。
4. 熟悉　宫腔镜、腹腔镜手术的适应证及操作程序。

第一节　会阴切开缝合术

会阴切开缝合术是产科最常用的手术，是在阴道分娩时，为减少会阴阻力，克服分娩阻滞，避免会阴严重裂伤而施行的一种手术。常用的手术方式有会阴侧斜切开和会阴正中切开两种。

一、适应证

1. 阴道助产术，如产钳术、胎头吸引术、臀位助产术。
2. 子宫收缩乏力致第二产程延长者。
3. 预防早产儿颅内出血。
4. 需缩短第二产程者，如胎儿宫内窘迫、妊娠高血压综合征、妊娠合并心脏病等。
5. 防止会阴严重裂伤，如胎儿过大、会阴组织过紧、会阴体过长、会阴坚韧等。

二、麻醉方式

阴部神经阻滞及局部浸润麻醉。通常选用左侧斜切开。在切开术前，阻滞左侧阴部神经。术者左手示、中两指在阴道内触及左坐骨棘做引导，右手持带长针头的注射器（20ml），内有 0.5% 普鲁卡因 20ml 或 0.2% 利多卡因 20ml 等。先在肛门与坐骨结节连线中点偏坐骨结节处皮肤刺入，注射一小皮丘；然后再向坐骨棘内下方刺入，回抽无血后，注射 0.5% 普鲁卡因或 0.2% 利多卡因 10ml；然后将针退至皮下，将剩余药液沿切口周围皮肤、皮下组织及肌层做扇形局部浸润麻醉（图 21-1）。做会阴切开术时，只阻滞切开侧阴部神经即可。若行臀位牵引术、产钳术等助娩手术，应行双侧阻滞，以使会阴组织松弛。

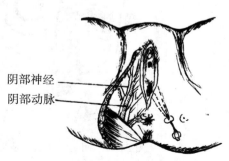

阴部神经
阴部动脉

图 21-1　阴部神经阻滞麻醉

三、手术步骤

（一）会阴侧斜切开

1. 会阴切开 一般于宫缩时，胎头拨露3～4cm时行会阴切开。术者将左手示指和中指伸入胎先露和阴道侧后壁之间，保护胎儿并指示切口的位置，右手持会阴切开剪刀自会阴后联合处斜向左下方与正中线成45°角（会阴高度膨隆时，应采用60°～70°角），剪刀刃应与皮肤垂直。当宫缩会阴绷紧时，一次全层剪开皮肤与阴道黏膜（注意皮肤与黏膜切口长度一致），长4～5cm（图21-2）。剪开后立即用纱布压迫止血，如小动脉有出血应予结扎止血。

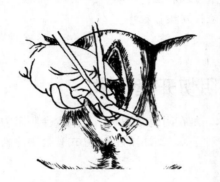
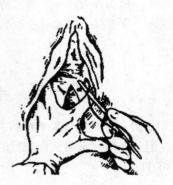

图21-2　会阴侧斜切开　　图21-3　缝合阴道黏膜

2. 会阴缝合 胎儿及胎盘娩出后，检查阴道及产道其他部位无裂伤后，阴道内放置一带尾纱布卷，阻止宫腔血液外流，以利于暴露操作视野。以左手示指、中指撑开阴道壁，暴露阴道黏膜切口，用2-0可吸收线或0号铬制肠线从切口顶端上方0.5cm处开始连续或间断缝合阴道黏膜和黏膜下组织，直至处女膜缘（图21-3）。以同样针线间断缝合肌层和皮下组织，对称缝合恢复原解剖关系，注意要对合整齐，勿留无效腔（图21-4）。最后用中号弯角针，1号丝线间断缝合皮肤（图21-5）。如实记录缝合皮肤针数。也可以用3-0可吸收线皮内缝合皮肤，此种方法不用拆线。

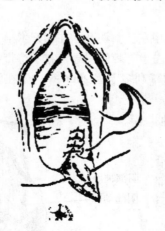
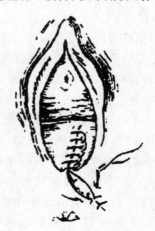

图21-4　间断缝合肌层及皮下组织　　图21-5　间断缝合皮肤

（二）会阴正中切开

麻醉消毒局部后，沿阴唇后联合中点沿正中线向下垂直剪开 2 ～ 3cm，其他步骤同会阴侧斜切开。

四、注意事项

缝合完毕后取出阴道内纱布卷，常规做阴道检查，了解有无空洞。行肛门检查，如有缝线穿过直肠黏膜，应立即拆除，重新缝合。

五、术后处理

保持外阴清洁、干燥，及时更换会阴垫，每日行外阴擦洗 2 次，排便后应及时清洗会阴。一般术后 5 天会阴切口拆线。

第二节　胎头吸引术

胎头吸引术是用胎头吸引器置于胎头上，形成一定负压后吸住胎头，按照分娩机制进行牵引或旋转，协助胎头娩出的手术。目前常用的胎头吸引器有金属锥形、金属牛角形、金属扁圆形三种（图 21-6）。

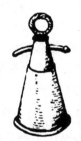 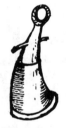 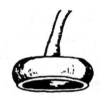

锥形胎头吸引器　　　　牛角形胎头吸引器　　　　扁圆形胎头吸引器

图 21-6　胎头吸引器

一、适应证

1. 头位难产致第二产程延长或停滞者，如宫缩乏力、持续性枕横位、枕后位等。

2. 需缩短第二产程者，如妊娠期高血压疾病、妊娠合并心脏病、瘢痕子宫不宜过度用力者或胎儿窘迫。

3. 胎头吸引术只适用于头先露、活胎，宫口已开全，胎膜已破，头盆相称，双顶径达坐骨棘水平以下者。

二、术前准备

产妇膀胱截石位，消毒、铺巾，导尿排空膀胱，做详细的阴道检查确定宫口开全，胎头位置及骨盆情况，严格掌握适应证，行会阴侧切。

三、手术步骤

（一）放置吸引器

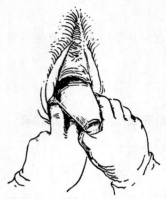

图 21-7　放置胎头吸引器

检查胎头吸引器，确保无损坏，无漏气后，以左手示、中指分开阴唇，撑开阴道后壁，右手持吸引器，先将其下缘沿阴道后壁放入，继而依次撑起右侧阴道壁、阴道前壁、左侧阴道壁，将整个胎头吸引器滑入阴道内，使其边缘紧贴胎头（图 21-7）。

（二）检查吸引器

将一手中指、示指深入阴道，沿吸引器边缘触摸检查一周，了解胎头是否紧贴胎头吸引器开口端，注意避开胎头的囟门和颅缝，确定是否有宫颈组织或阴道壁夹于吸引器与胎头之间，检查无误同时调整吸引器使其弯度向上，使牵引横柄与胎头矢状缝方向一致。

（三）抽气形成负压

术者固定胎头吸引器，助手用 50 ~ 100ml 注射器慢慢抽出空气 150 ~ 180ml，使胎头在由小至大的负压下，逐渐形成产瘤。抽吸后，用止血钳夹紧橡皮连接管，等待 2 ~ 3 分钟。

（四）牵引

宫缩时，嘱产妇向下屏气用力，术者手持牵引横柄沿骨盆轴方向，按分娩机制进行牵引。先向下向外牵引，当胎头枕部达耻骨联合下缘时，术者上提吸引器，使胎头仰伸娩出。注意用力均匀，不宜过猛，配合宫缩及腹压，宫缩间歇时暂停牵引。

（五）取下胎头吸引器

当胎头娩出后，放开夹紧橡皮连接管的止血钳，解除负压，取下吸引器，继之娩出胎体。

四、注意事项

1. 胎头吸引术可诱发胎儿颅脑损伤，必须严格掌握其适应证和条件。

2. 牵引压力适当，压力不足易滑脱，压力过大易使胎儿受损。

3. 牵引时间不宜过长，一般以 10 ~ 15 分钟内结束分娩为宜，最长不超过 20 分钟。

4. 牵引时如漏气、滑脱，可重新放置，一般不超过 2 次，否则应改用产钳术或剖宫产。

5. 术后常规检查宫颈、阴道有无裂伤，常规应用抗生素预防感染。

6. 新生儿按高危儿护理。

第三节　产钳术

产钳术是应用产钳牵引，助娩胎儿的手术。产钳的种类有数种，目前常用的一种为短弯型。产钳分为左、右两叶，左叶又称左下叶，右叶又称右上叶，每叶长

20～25cm，分钳匙、钳胫、钳锁及钳柄四个部分。为适应产道的弯曲和胎头的弧度，产钳有2个弯曲，盆弯和头弯（图21-8）。钳叶向上弯行，称为盆弯，适应产道弯曲，钳叶内面凹，外面凸，称为头弯，适合夹持胎头。产钳的作用，一是牵引，二是旋转。当胎头双顶径已达到坐骨棘水平以下时，可以采用低位产钳术，若部分胎头于宫缩时暴露于阴道口施行的产钳术称为出口产钳术。

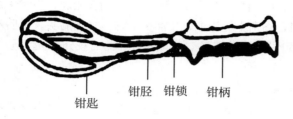

钳匙　　钳胫　钳锁　　钳柄

图21-8　产钳的构造

一、适应证

1. 与胎头吸引术相同。

2. 胎头吸引术失败者。

3. 臀位后出胎头困难者。

二、术前准备

产妇取膀胱截石位，消毒、铺巾、导尿，行阴道检查确定宫口开全，检查胎方位、胎先露高低及骨盆情况，严格掌握适应证，行会阴侧切。

三、手术步骤

（一）放置产钳

放置钳叶前，术者应先鉴定左右钳叶。右手掌面四指伸入胎头与阴道后壁之间，术者左手握持左叶产钳柄，使钳叶垂直向下，弯度朝前，由阴道口左后方插入，沿右手掌与胎头之间，在右手引导下将钳叶向胎头左侧及深部慢慢滑入。同时，将钳柄下压至水平位，钳匙置于胎耳前方，由助手固定产钳左叶位置，然后术者再以右手持右叶钳柄，左手四指置于胎头与阴道右后壁之间。以同法放置产钳右叶（图21-9）。

（二）合拢钳锁

产钳左叶在下，右叶在上，左右产钳扣合钳锁，左右产钳自然对合。切忌强行扣合，避免夹住宫颈、脐带和胎儿组织。

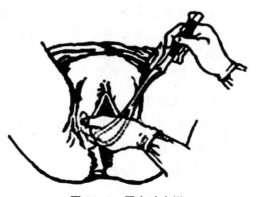

图21-9　置右叶产钳

（三）检查产钳放置状况

检查产钳是否放置于胎耳前方面颊部位，有无偏斜，产钳与胎头之间有无软组织夹入。

（四）牵拉产钳

术者双手握住钳柄向外、向下试行牵拉，使胎头俯屈；当胎头拨露时，向水平位牵拉；胎头着冠时，逐渐上提钳柄，使胎头仰伸，娩出胎头。当胎头娩出后，应取下产钳，先松开锁部，取下右叶产钳，再取左叶，而后按分娩机制逐步娩出胎体。

四、注意事项

1. 必须检查清楚胎位后再上产钳，避免发生并发症，如软产道损伤、眼球压伤、头面部软组织损伤、胎儿颅内出血等。

2. 牵引用力要均匀，不可过快、过猛、左右摇晃。宫缩时缓缓牵拉，间歇时暂停牵引，并将两钳柄部稍分开，减少钳匙对胎头的挤压，同时要监测胎心。

3. 牵引时，应沿产轴方向牵引，胎头通过会阴时要缓慢，以防损伤软产道。如牵引困难，要及时查明原因。

第四节　剖宫产术

剖宫产术是指妊娠 28 周及以后经腹壁切开子宫取出胎儿及附属物的手术。剖宫产术是为解决阴道分娩困难或阴道分娩对母儿危害较大的手术方式，对母体有一定损伤，应严格掌握适应证。剖宫产术有多种方式，包括古典式剖宫产、子宫下段剖宫产、腹膜外剖宫产及新式剖宫产 4 种。现在较普遍采用的是子宫下段剖宫产，下面详细介绍子宫下段剖宫产术。

一、适应证

（一）母体因素

1. 产道异常或头盆不称。

2. 妊娠并发症和妊娠合并症不利于经阴道分娩者。

3. 宫缩乏力经处理无效，伴有产程延长者。

4. 先兆子宫破裂，既往剖宫产史，尤其是前次剖宫产指征仍存在。

5. 阴道助产失败而胎儿存活者。

（二）胎儿因素

1. 巨大儿、相对较大儿或联体双胎。

2. 胎位异常。

3. 胎儿窘迫。

4. 珍贵儿。

5. 脐带脱垂或脐带先露。

（三）母儿因素

1. 胎盘功能低下。
2. 胎膜早破伴感染。

二、术前准备

1. 术前禁食水 6 小时。
2. 留置导尿管。
3. 术前禁用呼吸抑制药，如吗啡。
4. 备好新生儿的抢救物品。

三、麻醉

以持续硬脊膜外麻醉为主，此外还可用局部浸润麻醉、蛛网膜下腔麻醉联合硬膜外麻醉、全身麻醉等。

四、手术步骤

（一）腹壁切口

常规消毒腹部术区皮肤，铺无菌巾。在耻骨联合上 2 ～ 3 横指处取一横切口，长 12 ～ 14cm，依次切开腹壁各层，进入腹腔。也可取下腹正中或旁正中切口。

（二）切开子宫膀胱反折腹膜

进入腹腔后，探查子宫及周围情况，如子宫下段形成情况，有无粘连，胎头位置、大小等。

提起子宫膀胱反折腹膜，于反折腹膜下 1 ～ 2cm 处做一小横切口，向两侧弧形延长，弧凸向下，长 12 ～ 14cm（图 21-10）。提起反折腹膜下缘，沿膀胱与宫颈间疏松结缔组织，用手指将膀胱轻轻下推 4 ～ 5cm，使子宫下段充分显露，推时手指着力点应在子宫壁上，充分暴露子宫下段（图 21-11）。

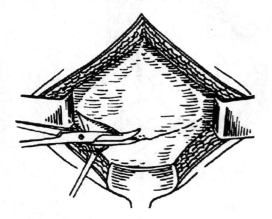

图 21-10 切开反折腹膜

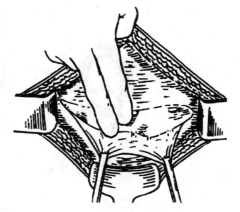

图 21-11 下推膀胱

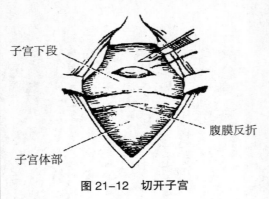

图 21-12　切开子宫

子宫下段

腹膜反折

子宫体部

（三）切开子宫下段

在子宫下段正中横行切开 2～3cm，尽量不切破胎膜（图 21-12）。临产时间越长，子宫下段肌壁越薄，有时仅厚 2～3mm。术者可用两手示指以适当力量顺纤维方向轻轻分开至接近子宫下段侧缘处，使成一长约 12cm 弯度向上的弧形切口。如遇阻力时，应以左手示指引导，用钝头剪刀直视下弧形向两端剪开，剪刀尖略向上翘以免损伤子宫动脉及两侧静脉丛。

（四）胎儿娩出

用血管钳刺破胎膜，吸净羊水后，扩大胎膜破口。术者右手伸入宫腔，探查先露的方位及高低，将右手插至胎头前下方，将胎儿头枕部转朝上，然后将胎儿头向上提，按分娩机制从子宫切口提出胎头，同时术者左手向上牵拉子宫切口上缘，以利胎头娩出。当先露已达切口时，助手在腹外自宫底向下推压，协助娩出胎头（图 21-13）。取胎儿时，可暂时移去拉钩，以利操作。胎头娩出后立即清理胎儿口腔和鼻腔内的羊水，然后胎肩、胎体等相继娩出。若是臀位，按臀牵引法娩出胎儿。然后清理其口腔、鼻腔的羊水，断脐带后交台下助手处理。用四把组织钳钳夹子宫切口的两端角及上缘、下缘，注意钳夹出血部位。宫壁注射催产素 10～20U。稍等待片刻，胎盘自然剥离，若有明显出血或不能自行剥离，可用手取出胎盘（图 21-14）。然后用卵圆钳夹一干纱布擦拭子宫腔，以防胎膜或胎盘组织残留。

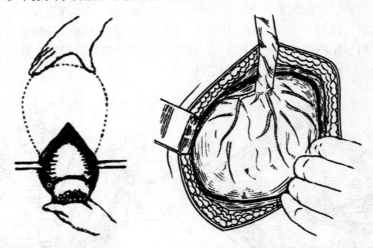

图 21-13　娩出胎头　　　　图 21-14　娩出胎盘

（五）缝合子宫切口

用 1 号可吸收线或铬制肠线全层连续缝合，再用 1 号可吸收线或铬制肠线连续或间断褥式包埋缝合浆肌层，注意检查切缘尤其两侧角部有无撕裂延长。

（六）缝合膀胱子宫反折腹膜

检查子宫切口无出血、渗血后，用相同针线连续缝合膀胱子宫反折腹膜。

（七）检查盆腔

检查盆腔内有无出血，探查子宫、双侧卵巢、输卵管有无异常，彻底清除腹腔积液及血凝块，仔细清点纱布、器械无误后，逐层关腹，缝合腹壁。

五、注意事项

1. 严格掌握适应证，避免剖宫产并发症的发生。

2. 打开腹膜时，注意避免损伤肠管和膀胱，尤其是产程时间长的产妇，必须辨认清楚。

3. 切开子宫壁前，纠正子宫右旋，以免切口偏于一侧而伤及子宫侧壁较大血管，切口长度宜适中。

4. 胎头入盆较深取头困难时，可由助手由阴道上推胎头帮助娩出，但有上行性感染的可能。

5. 子宫下段过度伸展时，注意切口高度，避免过低造成宫颈、膀胱损伤，影响术后愈合。

6. 刺破胎膜后要及时吸尽羊水、夹住开放血窦，以防羊水栓塞。

7. 缝合子宫切口时要对合整齐，避免过密或过稀，不留无效腔。

8. 切口下端覆盖宫颈口的胎膜一定要清理干净。

六、术后处理

1. 监测生命体征。

2. 密切观察腹部切口渗血、阴道流血情况。术后 24 小时内要观察子宫收缩及阴道流血情况，避免产后出血，必要时给以缩宫药物。

3. 术后 24 小时内给以镇痛。

4. 每日会阴擦洗两次，尿管 24 小时后去除，24 小时后鼓励下床活动。

5. 手术 8 小时后，根据情况适当进少量流食。3 天后改普食，给予高热量、高营养、易消化、多汤汁饮食。

6. 术后 6 ~ 7 天后拆除腹部缝线。术后避孕 2 年。

第五节　阴道镜检查

阴道镜检查是利用阴道镜在强光源照射下将宫颈阴道部上皮放大 10 ~ 40 倍，以观察宫颈异常上皮细胞、异型血管及早期癌变，指导临床选择可疑部位活检。

一、适应证

1. 宫颈细胞学异常　细胞学巴氏≥Ⅱ级或 TBS 报告中≥ ASC/AGC；或≥ ASC 伴高危型 HPV-DNA 检测阳性。

2.临床可疑病史或体征 如接触性出血、异常排液、宫颈外观异常，如慢性宫颈炎、宫颈假性糜烂、息肉等。

3.肉眼可疑宫颈癌变、阴道癌变者。

4.CIN 和宫颈癌治疗后随诊。

5.追踪观察宫颈、阴道和外阴病变的动态变化。

6.其他 如CIN及早期宫颈癌术前了解阴道壁受累情况，妊娠合并CIN的管理等。

二、操作步骤

1.患者排空膀胱，取膀胱截石位，置阴道窥器，充分暴露阴道穹隆、宫颈阴道部。

2.用棉球拭去宫颈表面的分泌物或黏液，切勿重擦，以免引起出血。

3.肉眼检查宫颈形态、大小、色泽、有无糜烂、白斑、赘生物、裂伤及分泌物性质等。

4.将阴道接物镜放至距病灶 20 ～ 30cm 处，目镜与双眼在同一水平，调整光源，调节焦距，调整图像清晰度及大小。

5.用白光检查宫颈表面的血管。然后用 3% ～ 5% 的冰醋酸棉球浸湿宫颈表面约30秒，去除黏液，等待 1 分钟后进行观察，至少观察 2 ～ 3 分钟。确认转化区的范围，鉴别转化区内有无病变，仔细观察异常转化区上皮和血管的微妙变化，以确定病变的性质。而后加用绿色滤光镜进一步观察血管的特征。

6.最后涂复方碘液，了解不染色区和病变范围，在碘不着色区或可疑病变部位取组织行多点活检，并放入装有固定液的标本瓶中送病理检查。

三、注意事项

1.阴道镜检查前需行妇科检查，排除阴道毛滴虫、假丝酵母菌、淋病奈瑟菌等感染。

2.检查前 24 小时禁止同床、检查、阴道冲洗等。

3.阴道窥阴器不涂润滑剂，以免影响观察效果。

第六节　子宫全切术

子宫全切术是妇科最常见的手术之一。全子宫切除同时，可根据病情切除附件或保留附件。分为阴式子宫全切除术、开腹子宫全切除术，或经腹腔镜子宫全切除术。本节只介绍开腹子宫切除术。

一、适应证

1.子宫肌瘤或伴有子宫出血，经药物治疗无效者。

2.子宫恶性肿瘤，如宫颈原位癌、绒毛膜癌、子宫内膜癌等。

3.卵巢恶性肿瘤。

4.严重的功能失调性子宫出血，经药物治疗无效者。

5.两侧附件病变需要子宫全切者。

6.宫颈高级别病变，不利随访者。

7.无法修补的子宫损伤。

8.子宫腺肌病。

二、术前准备

1.与一般腹部手术相同。

2.子宫全切术者，术前3天用消毒液（0.02%碘伏，1：5000高锰酸钾）灌洗阴道，每天2次。术日晨用消毒液行阴道宫颈消毒，特别注意阴道穹隆。

3.术前8小时禁食，4小时禁饮。术前1天灌肠。

4.术前留置开放导尿管。

三、麻醉

连续硬膜外麻醉或全麻。

四、手术步骤

（一）切开腹壁

取下腹左旁正中切口或下腹正中切口，也可取下腹横切口，切口长12cm左右。

（二）探查腹腔或盆腔

了解盆腔、腹腔有无粘连，了解子宫和附件，以及子宫和附件与其周围器官的关系。如有粘连应先分离粘连，恢复原解剖关系。

（三）提出子宫

用两把中弯止血钳紧贴子宫侧壁，分别钳夹子宫两角处，以牵引子宫并阻断两侧子宫动脉上行支血流。钳尖要超过圆韧带、卵巢固有韧带根部，抓住两把止血钳提出子宫。放置腹部拉钩，纱布垫排开肠管，暴露术野。

（四）处理圆韧带

稍向左牵拉子宫，暴露右侧圆韧带。距子宫附着点约2cm处，用两把中弯止血钳钳夹圆韧带，于两钳之间剪断，注意避开血管。用圆针、7号丝线贯穿缝合结扎。同法处理对侧。

（五）剪开膀胱子宫反折腹膜

向上腹部方向牵拉子宫，提起阔韧带前叶，自一侧的阔韧带前叶切口处开始，剪开膀胱子宫反折腹膜，至对侧阔韧带前叶切口处。

（六）下推膀胱

用血管钳提起剪开的膀胱反折腹膜边缘，用手指沿子宫与膀胱之间疏松结缔组织平面轻轻下推膀胱，显露部分宫颈，向子宫颈外口方向下推膀胱。下推膀胱的界限，约在子宫颈前唇下1.5cm处。推开正中膀胱后，再轻轻推离膀胱两侧，可显露子宫动脉、静脉。

（七）处理附件

1. 切除附件　提起该侧卵巢及输卵管，用一弯止血钳在骨盆漏斗韧带内侧，选择阔韧带后叶最薄透光无血管处打洞；打洞后，紧靠卵巢夹1把止血钳，再用2把中弯止血钳，距离卵巢1cm左右，分别钳夹骨盆漏斗韧带，钳尖要进入所穿洞中；在第1把、第2把止血钳之间剪断骨盆漏斗韧带，用圆针、7号丝线双重贯穿缝合结扎断端。

2. 保留附件　在提拉子宫的止血钳稍外方，用一中弯止血钳夹住输卵管峡部和卵巢固有韧带，钳尖也进入所打洞中，于两钳间切断输卵管峡部和卵巢固有韧带，用圆针、7号丝线双重缝合结扎输卵管、卵巢固有韧带断端。

（八）处理阔韧带

此时阔韧带前叶已随膀胱推开，剪断宫体两旁阔韧带后叶组织至子宫动脉上方。剪切时应注意稍离开宫体切断，避免损伤靠近宫体两侧的子宫动脉上行支。此时，位于子宫峡部两侧的子宫动脉、静脉可显露清楚。

（九）处理子宫血管

用三把中弯止血钳在平子宫颈内口水平，紧贴宫颈，钳尖从宫颈滑下，夹住子宫血管。在第1把与第2把止血钳之间切断子宫血管，用圆针、7号或10号丝线贯穿缝扎断端，再用7号丝线加固缝扎。

（十）处理主韧带

向对侧牵拉子宫，显露出一侧主韧带，用有齿血管钳沿宫颈滑下，夹住主韧带。切断宫颈与血管钳之间主韧带，以10号丝线、大圆针贯穿缝扎主韧带。如主韧带较宽厚，可分次钳夹、切断、缝扎，或与宫骶韧带一起钳夹、切断、缝扎。

（十一）处理子宫骶骨韧带

如果宫骶韧带较薄弱，可在处理主韧带时，与主韧带一起钳夹、切断和缝扎。如需单独处理，将子宫拉向耻骨联合方向，暴露两侧宫骶韧带。用弯止血钳，与宫颈平行夹住一侧宫骶韧带，在宫颈与止血钳间切断宫骶韧带，用圆针10号丝线"8"字缝合结扎骶骨侧断端。两侧主韧带、宫骶韧带完全切断后，宫颈两侧基本游离。用两手示指检查宫颈游离范围，如阴道前后壁达到宫颈下1～1.5cm处即可切除子宫。

（十二）切除子宫

在子宫直肠窝填入纱布一块，以吸收可能从阴道漏出的分泌物。提起子宫，切开阴道前穹隆，钳夹并提起阴道前壁，从切口塞入一小块纱布，以防止阴道内积液流出，污染盆腔。然后钳夹宫颈前唇向上提，沿阴道穹隆剪开，切除子宫。环切阴道穹隆时，随时注意将宫颈提起，既利于剪切，又不与周围接触，防止污染。每切开一段即将阴道断端夹住，以减少出血，并用以牵引，便于切除子宫后缝合。凡与阴道接触过的器械，用后立即置于污染盆内。

（十三）缝合阴道断端及盆腔腹膜

切除子宫后，用碘伏棉球涂擦阴道断端，然后用1号可吸收线或1号铬制肠线做连续缝合或"8"字间断缝合。注意缝好断端的两角。最后，仔细检查两侧输尿管的粗细、蠕动情况及各缝合点有无出血等。如无异常，先间断或连续缝合盆腔腹膜，然后常规关闭腹腔。术毕取去阴道内填塞纱布。

（十四）缝合腹壁各层

清点器械、纱布，核对无误后，恢复肠管位置，逐层缝合腹壁。

五、注意事项

（一）出血

手术必须遵循解剖层次和操作规程。如有剥离面渗血，应及时准确找到出血点，钳夹结扎或缝扎止血。

（二）损伤

1. 膀胱损伤　切开腹膜下方时，如膀胱位置较高，则向侧方斜切腹膜。术中下推膀胱要充分，但剥离面不能过大，否则易造成子宫膀胱静脉丛出血，且不易止血。缝合时应注意缝针勿挂上膀胱。

2. 输尿管损伤　在处理子宫血管、主韧带、宫骶韧带时，应慎重、仔细，不要损伤输尿管。

3. 肠管损伤　若肠管与盆腔器官或组织粘连，分离时应先分离粘连较轻处，而后分离粘连较重处。分离时应靠近子宫，勿伤及肠管。

（三）预防阴道残端息肉生长

将切断的阴道断端修剪整齐，缝合阴道前后壁时要对合整齐，勿使阴道断端翻入阴道内。

六、术后处理

（一）监测生命体征

术毕返回病房立即测量血压、脉搏、呼吸，开始时每 15 分钟测 1 次，逐渐过渡到每 2 小时测 1 次直至病情稳定。

（二）观察切口

术后注意有无腹壁切口渗血及阴道出血。

（三）饮食

术后 12 小时开始饮水，24 小时后即可进全流食。禁食奶制品及豆浆，以免加重腹胀。排气后进半流质饮食，或根据情况进普食，但应少量多餐，逐渐适应。

（四）液体补充

术后 1～3 天内可经静脉输液补充营养。术后当日输液量，可根据手术时出血量、蒸发量和尿量等丢失总量来估计。术后 2～3 天依患者出入量补充液体，以葡萄糖液为主，生理盐水输入量一般每天不超过 500ml。如患者出汗多或由于其他原因丢失液体时，可适当增加其输入量。

（五）镇痛

术后 24 小时内，必要时给予镇痛，可选用哌替啶或其他镇痛药。

（六）保留尿管

术后留置尿管 48 小时。

（七）活动

术后第 1 天可勤翻身，深呼吸。尿管撤除后可下床活动，按床旁、室内、室外的顺序进行。

（八）拆线

一般术后 6 ~ 7 天拆线，贫血患者应延期至 10 天左右拆线。

第七节　宫腔镜检查与治疗

宫腔镜是一项新的、微创性妇科诊疗技术，用于子宫腔内检查和治疗的一种纤维光源内窥镜，包括宫腔镜、能源系统、光源系统、灌流系统和成像系统。宫腔镜检查与治疗（hysteroscopy）是应用膨宫介质扩张宫腔，利用镜体的前部进入宫腔，在直视下观察宫颈管、宫颈内口、子宫内膜及输卵管开口的生理与病理变化，并对所观察的部位具有放大效应，进而对病变组织准确取材并送病理检查；同时也可在宫腔镜下行手术治疗。目前，宫腔镜检查以其直观、准确成为妇科出血性疾病和宫内病变的首选检查方法。

一、宫腔镜检查适应证

1. 异常子宫出血。
2. 疑有宫腔粘连或畸形。
3. 超声检查提示宫腔异常回声及占位病变。
4. 原因不明的不孕和反复自然流产患者。
5. 子宫造影异常。
6. 确定宫内节育器位置。

二、宫腔镜治疗适应证

1. 子宫内膜息肉。
2. 子宫黏膜下肌瘤、部分向宫腔内突起的子宫肌壁间肌瘤、宫颈肌瘤。
3. 宫腔粘连分离。
4. 子宫纵隔切除。
5. 子宫内膜切除。
6. 宫腔内异物取出。
7. 疏通输卵管开口、选择性输卵管插管通液试验或宫腔镜下注药治疗输卵管妊娠。
8. 宫颈管内赘生物。

三、术前准备

1. 在月经干净后 3～7 天进行手术最佳。

2. 详细询问病史，做心肺检查，测血压、脉搏，行妇科检查，以及白带常规、宫颈脱落细胞学检查。

3. 术前禁食 6～8 小时。

4. 术前 3 天禁止性生活。

四、麻醉

宫腔镜检查无须麻醉或行宫颈局部麻醉，宫腔镜手术多采用硬膜外麻醉或静脉麻醉。

五、操作步骤

患者取膀胱截石位，常规消毒外阴及阴道，铺无菌巾，置窥器暴露宫颈，再次消毒阴道及宫颈。用宫颈钳夹持宫颈前唇，以探针探明宫腔深度和方向，扩张宫颈至大于镜体鞘套外径直径半号。接通液体膨宫泵，调整压力，排空灌流管内气体，常用 5% 葡萄糖溶液或生理盐水膨宫。在宫腔镜直视下缓慢将宫腔镜置入宫腔，冲洗宫腔内血液至液体清亮，调整液体流量，待宫腔充盈，视野明亮，可转动镜并按顺序全面观察。先检查宫腔全貌，宫底和宫腔前壁、后壁、左壁、右壁，再检查子宫角及输卵管开口。注意宫腔形态、有无子宫内膜异常或占位性病变，必要时定位活检或行宫腔镜手术，最后缓慢推出镜体时，仔细检视宫颈内口和宫颈管。

六、并发症

主要有子宫穿孔、肠管及泌尿系损伤、出血、宫腔粘连、过度水化综合征、感染、心脑综合征等。

七、注意事项

1. 术后禁性生活、禁盆浴 1 个月。

2. 术后至少休息 1 周。

3. 术后适当应用抗生素预防感染。

4. 如出现阴道出血多，应及时就诊。

第八节 腹腔镜检查与治疗

腹腔镜手术是利用腹腔镜及其相关器械进行的手术，是在密闭的盆腔、腹腔内进行检查或治疗的内镜手术操作。使用冷光源提供照明，将腹腔镜镜头插入腹腔内，运用数字摄像技术使腹腔镜镜头拍摄到的图像通过光导纤维传导至后级信号处理系统，并且实时显示在专用监视器上。然后医生通过监视器屏幕上所显示患者器官不同角度的图像，对患者的病情进行分析判断，并且运用特殊的腹腔镜器械进行手术。腹腔镜包括诊断腹腔镜（diagnostic laparoscopy）和手术腹腔镜（operative laparoscopy）。

一、适应证

（一）诊断腹腔镜

1. 子宫内膜异位症。
2. 明确盆腹腔肿物性质。
3. 确定不明原因急性、慢性腹痛和盆腔痛的病因。
4. 明确不孕症的盆腔因素。
5. 计划生育并发症的诊断。

（二）手术腹腔镜

1. 有手术治疗的适应证的妇科良性肿瘤。
2. 早期子宫内膜癌和子宫颈癌手术治疗。
3. 中晚期子宫颈癌放化疗前后腹膜淋巴结取样。
4. 计划生育节育手术。

二、术前准备

1. 详细采集病史，准确掌握腹腔镜诊断或手术的指征。
2. 术前检查及阴道准备、肠道准备同妇科腹部手术。
3. 腹部皮肤除常规准备外，重点清洁脐孔。
4. 手术时采用头低臀高位，倾斜 15°~ 25°，使肠管滑向上腹部，以利于暴露手术野。

三、麻醉

诊断性腹腔镜可选用局部麻醉或硬膜外麻醉，手术腹腔镜则应选用全身麻醉。

四、操作步骤

（一）常规消毒

患者取平卧位，常规消毒腹部、外阴、阴道，置尿管及举宫器（有性生活史者）。

（二）人工气腹

于脐轮下缘切开皮肤 10 ~ 12mm，用布巾钳提起腹壁，由切口处与腹壁皮肤呈 90°插入气腹针，接一带有生理盐水的注射器，如生理盐水顺利流入，说明穿刺成功，针头在腹腔内。接自动 CO_2 气腹机充气，进气速度每分钟 1 ~ 2L，使腹腔内压力达到 12 ~ 15mmHg，拔掉气腹针。

（三）放置腹腔镜

用布巾钳提起腹壁，将套管针垂直慢慢插入腹腔，进入腹腔时有突破感。拔出套管芯，将腹腔镜自套管针鞘插入腹腔，接通光源，调整患者体位成头低臀高 15°，并继续充气。

（四）腹腔镜探查

术者手持腹腔镜，按顺序常规检查盆腔（子宫及各韧带、卵巢及输卵管、直肠子宫陷凹）。观察时助手可移动举宫器，改变子宫位置配合检查。必要时行输卵管通液或可疑病灶活检送病理检查等。

（五）腹腔镜手术

在腹腔镜监测下，根据不同手术种类选择腹部不同部位的第二、第三或第四穿刺点，分别穿刺套管针，插入必要的操作器械。手术时遵循微创原则，按经腹手术步骤进行镜下手术。

（六）手术结束

检查无内出血及脏器损伤，用生理盐水冲洗盆腔并吸净冲洗液，停止充入 CO_2 气体。取出腹腔镜，排出腹腔内气体后拔除套管，缝合腹部切口，覆以无菌纱布并固定。

五、并发症

主要有出血、脏器损伤、皮下气肿、气胸、气体栓塞、腹壁切口疝等。

六、注意事项

1. 术后 6 小时内去枕平卧位，头侧向一边，防止呕吐物吸入气管。

2. 术后大多数患者无疼痛感，要注意按摩患者的腰部和腿部，半小时为患者翻身一次，以促进血液循环，防止压疮及下肢静脉血栓的发生。

3. 术后 6 小时即可让患者进少量流质饮食，如稀米汤、面汤等，禁忌甜牛奶、豆奶粉等含糖饮料。

4. 缝合腹部切口前虽已排气，腹腔仍可能残留气体而感肩痛和上腹部不适感，通常并不严重，无须特殊处理。

5. 术后应给予抗生素预防感染。

（高　辉）

课后练习

一、单选题

1. 患者女，45 岁。G_2P_1，子宫增大如孕 3+ 月，诊断为子宫肌瘤，行全子宫切除，保留双附件。不需要切断的韧带是（　　）

A. 圆韧带　　　　　B. 骨盆漏斗韧带　　　　　C. 子宫骶骨韧带

D. 主韧带　　　　　E. 阔韧带

2. 患者女，23岁。临产19小时，阴道有少量淡绿色液体流出，宫缩25秒/（8～10）分钟，胎心音163次/分，肛查宫口开大2cm，宫颈轻度水肿，S^{-2}。CST监护出现频繁的晚期减速，此时应首选哪项处理（　　　）

    A. 左侧卧位　　　　　　B. 静滴50%葡萄糖　　　　　C. 剖宫产结束分娩

    D. 继续给氧　　　　　　E. 静滴小剂量催产素

3. 妊娠39周，患者早晨醒来时发现躺在血泊中，急诊入院。查：BP 85/50mmHg，P 120次/分，神清，宫高35cm，臀先露、高浮，胎心165次/分，骨盆正常，阴道少量活动性流血。最适当的处理是（　　　）

    A. 输液、输血抗休克同时行剖宫产

    B. 人工破膜

    C. 期待疗法

    D. 臀位助产术

    E. 缩宫素滴注引产

二、思考题

简述会阴切开缝合术的适应证。

测试题（一）

1. 关于骨盆的组成，下列说法哪项是正确的（　　）

   A. 两块耻骨，一块骶骨，两块尾骨　　　　B. 两块坐骨，一块骶骨，一块尾骨

   C. 两块髋骨，一块骶骨，一块尾骨　　　　D. 两块髂骨，一块骶骨，一块尾骨

   E. 两块耻骨，一块坐骨，一块尾骨

2. 下列哪项不属于女性外生殖器（　　）

   A. 阴道　　　　B. 阴道前庭　　　　C. 大阴唇　　　　D. 阴阜　　　　E. 阴蒂

3. 子宫的功能不包括（　　）

   A. 产生女性激素　　　　B. 形成月经　　　　C. 精子进入输卵管通道

   D. 可孕育胎儿　　　　E. 将胎儿娩出

4. 关于成年妇女的子宫，下列哪项是错误的（　　）

   A. 子宫重约 50g　　　　B. 长 7～8cm　　　　C. 宽 4～5cm

   D. 厚 2～3cm　　　　E. 宫腔容量约 50ml

5. 胎儿生长发育的场所是（　　）

   A. 阴蒂　　　　B. 阴道　　　　C. 卵巢　　　　D. 子宫　　　　E. 输卵管

6. 子宫峡部的下端为（　　）

   A. 组织学内口　　　　B. 解剖学内口　　　　C. 解剖学外口

   D. 组织学外口　　　　E. 以上都不是

7. 保持正常子宫前倾位置的主要韧带是（　　）

   A. 阔韧带　　　　B. 圆韧带　　　　C. 主韧带

   D. 宫底韧带　　　　E. 卵巢固有韧带

8. 精子和卵子相遇发生受精的部位是（　　）

   A. 阴蒂　　　　B. 阴道　　　　C. 卵巢　　　　D. 子宫　　　　E. 输卵管

9. 李 **，女性，23 岁，已婚，未孕，其子宫峡部长度正常情况下约为（　　）

   A.0.5cm　　　　B.1.0cm　　　　C.1.5cm　　　　D.2.0cm　　　　E.2.5cm

10. 能使子宫内膜产生分泌期改变的是（　　）

   A. 雌激素　　　　B. 孕激素　　　　C. 雄激素　　　　D. 催乳素　　　　E. 黄体生成素

11. 雌激素的生理功能是（　　）

   A. 使宫内膜呈分泌期变化

   B. 使宫颈黏液变稠

   C. 使阴道上皮细胞糖原减少

   D. 提高子宫肌肉对缩宫素的敏感性

   E. 使排卵后基础体温升高 0.3～0.5℃

12. 正常妊娠 40 周的羊水量约为（　　）

   A.500ml　　　　B.500～800ml　　　　C.800ml　　　　D.1500ml　　　　E.2000ml

13. 孕妇血容量增加，在哪段时间达高峰（　　）
　　A. 孕 12～20 周　　　　　　B. 孕 20～28 周　　　　　　C. 孕 28～30 周
　　D. 孕 32～34 周　　　　　　E. 孕 36～38 周

14. 头先露中最常见的是（　　）
　　A. 枕先露　　　B. 前囟先露　　　C. 额先露　　　D. 面先露　　　E. 复合先露

15. 关于胎儿心音，下列哪项正确（　　）
　　A. 初孕妇在妊娠 18～20 周经腹壁可听及　　　　　　B. 为单音
　　C. 妊娠 24 周后，在胎儿肢体侧听得最清楚　　　　　　D. 胎心率与孕妇心率近似
　　E. 胎心音与孕妇腹主动脉音频率一样

16. 右枕前位时胎儿的枕骨在母体骨盆的（　　）
　　A. 左前方　　　B. 右后方　　　C. 右前方　　　D. 左后方　　　E. 左侧方

17. 每小时正常胎动次数应为（　　）
　　A.3～5 次　　　B.6～8 次　　　C.9～11 次　　　D.12～14 次　　　E.15～17 次

18. 胎产式是（　　）
　　A. 胎儿纵轴与母体骨盆的关系　　　　　　B. 胎儿纵轴与母体纵轴的关系
　　C. 胎儿先露部与母体纵轴的关系　　　　　　D. 胎儿先露部与母体骨盆轴的关系
　　E. 胎儿在母体内的姿势

19. 停经 8 周，为确定是否妊娠，下列哪项检查最准确（　　）
　　A. 超声多普勒仪测到胎心音　　　　　　B. 子宫增大　　　　　　C. 早孕反应加重
　　D. 乳房增大，乳头、乳晕着色　　　　　　E. 以上均不对

20. 月经规律妇女常用推算预产期的方法是（　　）
　　A. 自末次月经干净之日
　　B. 自末次月经开始之日
　　C. 初觉胎动的时间
　　D. 早孕反应开始的时间
　　E. 孕早期妇科检查时子宫大小

21. 有关检查胎位的四步触诊法，下述哪项是错误的（　　）
　　A. 用以了解子宫的大小，胎先露、胎方位
　　B. 第一步是双手置于子宫底部了解宫底高度，并判断是胎头还是胎臀
　　C. 第二步是双手分别置于腹部两侧，辨别胎背方向
　　D. 第三步是双手置于耻骨联合上方，弄清先露部是头还是臀
　　E. 第四步双手插入骨盆入口，进一步检查先露部，并确定入盆程度

22. 某孕妇现妊娠 34 周，因长时间仰卧位，出现了血压下降的表现，主要原因是（　　）
　　A. 回心血量增加　　　　　　B. 回心血量减少　　　　　　C. 脉压增加
　　D. 脉压减少　　　　　　E. 脉率增快

23. 关于孕期保健，下列叙述错误的是（　　）
　　A. 妊娠期衣服应以宽松为宜　　　　　　B. 妊娠中、晚期提倡坐位淋浴
　　C. 散步是孕妇最好的运动方法　　　　　　D. 妊娠期间应禁止性生活
　　E. 认真做好产前检查

24. 某女士，妊娠 28 周，产前检查均正常，咨询监护胎儿情况最简单的方法，应指导其采用（　　）

    A. 胎儿听诊　　　B. 自我胎动计数　　　C. 称体重　　　D.B 超检查　　　E. 激素测定

25. 坐骨棘间径正常值是（　　）

    A.13cm　　　　　B.12cm　　　　　C.11cm　　　　　D.10cm　　　　　E.9cm

26. 骨盆出口横径是（　　）

    A. 坐骨结节内侧缘之间的距离　　　　　　B. 坐骨结节外侧缘之间的距离

    C. 坐骨结节中段外侧缘之间的距离　　　　D. 坐骨结节后端外侧缘之间的距离

    E. 以上均不对

27. 下列哪项属于正常骨盆（　　）

    A. 女型骨盆　　　B. 男型骨盆　　　　C. 偏斜骨盆　　　D. 扁平骨盆　　　E. 类人猿型骨盆

28. 以下不属于产力的是（　　）

    A. 子宫收缩力　　　　　　B. 腹肌收缩力　　　　　　C. 膈肌收缩力

    D. 坐骨海绵体肌收缩力　　E. 肛提肌收缩力

29. 关于软产道的组成，正确的是（　　）

    A. 由子宫体、子宫颈及阴道会阴构成的通道

    B. 由子宫体、子宫底、子宫颈及阴道构成的通道

    C. 由子宫下段、宫颈、阴道及骨盆底软组织构成的通道

    D. 由子宫体、子宫下段、子宫颈及阴道构成的通道

    E. 由子宫颈、阴道及骨盆底软组织构成的通道

30. 胎头衔接是指（　　）

    A. 胎头进入骨盆入口，双顶径达到坐骨棘水平

    B. 腹部检查四步触诊查明胎头高浮

    C. 胎头双顶径进入骨盆入口平面

    D. 先露部已达到坐骨棘水平

    E. 胎头枕额径已达坐骨棘水平

31. 最长的胎头径线是（　　）

    A. 双顶径　　　B. 枕额径　　　C. 枕颏径　　　D. 枕下前囟径　　　E. 以上都不是

32. 临产后肛查不能了解下列哪项（　　）

    A. 了解宫颈扩张程度　　　　B. 了解胎方位　　　　C. 了解是否有胎儿畸形

    D. 了解胎先露下降程度　　　E. 了解骨盆腔大小

33. 临产后的枕先露胎头下降程度是以（　　）

    A. 骨盆入口平面作标志　　　B. 坐骨棘平面标志　　　C. 骨盆出口平面作标志

    D. 阴道外口作标志　　　　　E. 中骨盆平面作标志

34. 下列哪项不是新生儿评分的指标（　　）

    A. 心率　　　B. 呼吸　　　C. 肌张力　　　D. 体温　　　E. 皮肤颜色

35. 某产妇，第一胎孕 40 周，因胎儿窘迫，产钳助娩，新生儿出生 1 分钟时心率 110 次 / 分，呼吸 20 次 / 分，不规则四肢屈肌张力略小，吸痰有喉反射，肤色青紫，正确的 Apgar 的评分应是（　　）

    A.4 分　　　　　B.5 分　　　　　C.6 分　　　　　D.7 分　　　　　E.8 分

36. 新生儿娩出后, 首先应 ( )

  A. 用各种刺激使大声啼哭   B. 清理呼吸道   C. 无呼吸者给予呼吸兴奋药

  D. 脐带结扎   E. 以上都不是

37. 发育正常女性, 直立时, 其骨盆倾斜度应该是 ( )

  A.40°   B.50°   C.60°   D.70°   E.80°

38. 产后腹部检查时, 宫底降入盆腔的时间是 ( )

  A. 第 1 天 B. 第 2～3 天 C. 第 4～5 天 D. 第 6～7 天 E. 第 10 天左右

39. 产褥期是指 ( )

  A. 从胎儿娩出到生殖器官恢复正常的一段时间

  B. 从胎盘娩出到生殖器官恢复正常的一段时间

  C. 从第二产程到生殖器官恢复正常的一段时间

  D. 从胎儿娩出到全身各器官 (除乳腺) 恢复正常的一段时间

  E. 从胎盘娩出到全身各器官 (除乳腺) 恢复正常的一段时间

40. 某产妇, 27 岁, 第一胎, 足月顺产后 7 小时, 一直未解小便, 自觉下腹部胀痛, 查下腹部叩诊浊音, 首选的措施为 ( )

  A. 针灸   B. 肌内注射新斯的明 1mg   C. 诱导排尿

  D. 热敷膀胱区   E. 导尿术

41. 某女, 26 岁, 平时月经规则, 现停经 2 月, 有恶心呕吐。昨日有少量阴道流血, 轻微腹痛。检查: 宫颈着色, 宫颈口闭, 宫体前倾, 增大如孕 2 月大小, 质软, 活动, 轻压痛, 双侧附件未及异常, 尿妊娠试验阳性, 超声见宫腔内有孕囊, 可见胎心搏动。临床诊断是 ( )

  A. 难免流产   B. 先兆流产   C. 宫外孕

  D. 不全流产   E. 妊娠滋养细胞疾病

42. 王某, 女, 33 岁, 孕 8 周。下腹痛伴阴道流血 10 天。为决定妊娠是否继续, 下列何项是首选的辅助诊断 ( )

  A. 基础体温测定 B. 尿或血 β-HCG 测定   C.B 型超声检查

  D. 甲胎蛋白测定 E. 血 PRL 测定

43. 某孕妇妊娠 34 周, 孕期经过顺利, 今晨起床后发现阴道流血如月经量, 无腹部疼痛。入院检查: 子宫大小符合孕周, 无宫缩, 骶左前位, 先露浮, 胎心正常。最可能的诊断为 ( )

  A. 胎盘早剥   B. 前置胎盘   C. 先兆早产

  D. 妊娠合并阑尾炎 E. 妊娠合并子宫肌瘤红色变

44. 先兆流产保胎治疗的必要条件是 ( )

  A. 阴道流血量少 B. 胚胎发育正常   C. 胚胎或胎儿发育正常且存活

  D. 腹痛轻微   E. 宫口开大但小于 3cm

45. 输卵管妊娠最常见的原因是 ( )

  A. 输卵管发育异常 B. 输卵管炎症   C. 多次刮宫

  D. 输卵管手术   E. 染色体异常

46. 妊娠期高血压疾病的基本病理变化为 ( )

  A. 全身小血管痉挛   B. 过度钠、水潴留   C. 血液浓缩

  D. 肾小球漏过率下降 E. 组织细胞间胶体渗透压升高

47. 下列哪种药是硫酸镁中毒时的解毒药
    A. 钙剂　　　B. 维生素 C　　　　C. 钾剂　　　　D. 肾上腺皮质激素　　　E. 利尿药

48. 诊断双胎妊娠，下述哪项最可靠（　　　）
    A. 胎动频繁　　　　　B. B 超检查看到两个胎儿　　　　　C. 子宫增大迅速
    D. 听到两个频率不同的胎心音　　　　　E. 宫底高度大于正常孕周

49. 羊水过多是指在妊娠的任何时期内羊水量超过（　　　）
    A. 羊水量＞1000ml　　　　B. 羊水量＞2000ml　　　　C. 羊水量＞3000ml
    D. 羊水量＞1500ml　　　　E. 羊水量＞2500ml

50. 关于妊娠合并心脏病心功能 I 级，孕妇的分娩期处理，正确的是（　　　）
    A. 应行剖宫产术　　　　　　　B. 应缩短第二产程　　　　C. 忌用吗啡
    D. 无感染者不需使用抗生素　　　E. 为预防产后出血，应肌注麦角新碱

51. 妊娠合并肝炎对母儿的影响，哪项不正确（　　　）
    A. 发生于妊娠早期时可加重妊娠反应
    B. 孕早期病毒性肝炎的胎儿畸形发生率增高
    C. 孕晚期急性乙型肝炎者，多数胎儿发生感染
    D. 母亲 HBsAg 阳性，新生儿全为阳性
    E. 易发生早产

52. 病毒性肝炎合并妊娠的处理，下列哪项是错误的（　　　）
    A. 早期妊娠应行人工流产，中期妊娠一般不主张终止妊娠
    B. 近预产期应使用维生素 K_1，并备新鲜血
    C. 应预防感染
    D. 产时应常规选用对肝无害的抗生素
    E. 临产期间应及时加用肝素预防 DIC 发生

53. 滞产是指总产程超过（　　　）
    A. 18 小时　　　B. 20 小时　　　　C. 24 小时　　　D. 26 小时　　　　E. 28 小时

54. 在加强子宫收缩的方法中，下列应专人监护的是（　　　）
    A. 灌肠　　　B. 人工破膜　　　C. 针刺　　　D. 缩宫素静脉滴注　　E. 按摩乳头

55. 最常见的臀位是（　　　）
    A. 完全臀先露　　　　B. 单臀先露　　　　　C. 单足先露
    D. 双足先露　　　　　E. 混合臀先露

56. 造成子宫收缩乏力的主要原因，正确的是（　　　）
    A. 产妇疲劳过度或受到不良刺激，多可造成高张型宫缩乏力
    B. 过多地使用镇痛镇静药
    C. 妊娠期子宫肌纤维数目增长缓慢
    D. 胎先露压迫宫颈时间过长
    E. 子宫肌肉对参与分娩过程中的主要激素敏感度失调

57. 假临产的临床表现，正确的是（　　　）
    A. 有规律的子宫收缩，仅间歇时间略长　　　B. 子宫收缩强度低，但有节律性
    C. 宫缩由稀变频　　　　　　　　　　　　　D. 如使用镇静药可使宫缩消失
    E. 多不影响产程进展

58. 协调性子宫收缩乏力，宫口开大 5cm，胎囊凸，无头盆不称，最佳处理应选择（　　）

　　A. 人工破膜后静脉点滴催产素　　B. 催产素静脉点滴　　C. 等待产程自然进展

　　D. 剖宫产术　　　　　　　　　　E. 镇静药

59. 病理性缩复环最常见于（　　）

　　A. 先兆子宫破裂　　　　B. 子宫破裂　　　　C. 软产道损伤

　　D. 高张性宫缩乏力　　　E. 枕后位

60. 胎儿娩出后，随即阴道大量出血，首先考虑的出血原因是（　　）

　　A. 子宫收缩乏力　　　B. 胎盘剥离不全　　　C. 软产道裂伤

　　D. 凝血功能障碍　　　E. 以上都不对

61. 胎膜早破下列说法最正确的是（　　）

　　A. 孕 40 周（预产期）之前的胎膜破裂　　　B. 孕 37 周之前的胎膜破裂

　　C. 临产之前的胎膜破裂　　　　　　　　　D. 临产后进入活跃期之前的胎膜破裂

　　E. 宫颈口开全之前的胎膜破裂

62. 患者女，27 岁，孕 39 周，规律宫缩 2 小时来院。查宫口扩张 4cm，半小时后宫口开全，第二产程仅 20 分钟即顺利娩出一女婴，胎儿娩出后即有鲜红血液流出，5 分钟后胎盘自然娩出。此后出血量仍较多，有血块。此时分析其出血原因最可能为（　　）

　　A. 宫颈裂伤　　B. 胎膜残留　　C. 胎盘残留　　D. 子宫收缩乏力　　E. 凝血功能障碍

63. 与产后宫缩乏力性出血无关的因素是（　　）

　　A. 产程延长　　B. 双胎妊娠　　C. 羊水过多　　D. 巨大胎儿　　　E. 脐带绕颈

64. 产褥感染最常见的病理类型是（　　）

　　A. 急性外阴、阴道、宫颈炎　　　B. 急性子宫内膜炎、子宫肌炎

　　C. 急性盆腔结缔组织炎　　　　　D. 急性盆腔腹膜炎及弥漫性腹膜炎

　　E. 血栓性静脉炎

65. 28 岁初产妇，足月顺产后 1 天，下腹阵痛。检查：子宫底高度脐下 1cm，宫体硬，无压痛，恶露腥味，无臭，量中等，色红，体温 37.8℃，初步考虑为（　　）

　　A. 产后宫缩乏力　　　　　B. 胎盘残留　　　　　C. 产褥感染

　　D. 产褥病率　　　　　　　E. 产后宫缩痛

66. 诊断孕期胎儿宫内窘迫，错误的检查方法是（　　）

　　A. 测定尿 E_3 值　　　　　B. 羊水肌酐值　　　C. 胎儿电子监测

　　D. 胎动计数　　　　　　　E. 测定胎儿头皮血 pH 值

67. 妇科检查中下列哪项不正确（　　）

　　A. 检查前先排空膀胱　　　　B. 阴道出血者暂不检查

　　C. 未婚女子应做三合诊检查　　D. 使用窥阴器应涂润滑油

　　E. 男医务人员为患者做妇科检查时，需有其他医护人员在场

68. 甲硝唑是下列哪种疾病治疗时的首选药物（　　）

　　A. 滴虫阴道炎　　　　　　　B. 细菌性阴道炎　　　C. 念珠菌阴道炎

　　D. 淋病　　　　　　　　　　E. 老年性阴道炎

69. 某已婚妇女自诉白带增多，呈泡沫状，灰黄色，质稀薄，有腥臭味，外阴瘙痒伴灼热

感 7 天。检查：阴道黏膜充血 (++)，有散在红色斑点。给此位患者做阴道灌洗选择的溶液应为
（　　）

    A. 0.5% 醋酸　　　　　　　B. 4% 碳酸氢钠　　　　　　　C. 1：2000 新洁尔灭

    D. 1：5000 高锰酸钾　　　　E. 1：1000 呋喃西林

70. 阴道有大量白色稠厚豆渣样白带，最可能的疾病是（　　）

    A. 外阴阴道假丝酵母菌病　　B. 滴虫阴道炎　　　　　　　C. 慢性宫颈炎

    D. 子宫内膜炎　　　　　　　E. 输卵管炎

71. 绝经期妇女已除外恶性肿瘤，出现血性白带最可能的是（　　）

    A. 宫颈息肉　　　　　　　　B. 宫颈糜烂　　　　　　　　C. 宫腔积液

    D. 萎缩性阴道炎　　　　　　E. 更年期月经紊乱

72. 慢性子宫颈炎是生育年龄常见病，下列哪项属于慢性子宫颈炎病理表现（　　）

    A. 子宫颈腺体囊肿　　　　　B. 子宫颈上皮内瘤变　　　　C. 子宫颈肥大

    D. 子宫颈糜烂　　　　　　　E. 子宫颈陈旧裂伤

73. 子宫肌瘤在妊娠期间容易发生的变性是（　　）

    A. 玻璃变性　　B. 脂肪变性　　C. 红色变性　　D. 囊性变　　E. 恶性变

74. 卵巢成熟畸胎瘤最常见的并发症是（　　）

    A. 蒂扭转　　　B. 破裂　　　　C. 感染　　　　D. 出血　　　E. 恶性变

75. 子宫颈癌早期症状为（　　）

    A. 脓性白带　　　　　　　　B. 稀薄泡沫白带　　　　　　C. 接触性阴道出血

    D. 米泔样阴道排液　　　　　E. 透明稀薄白带

76. 确诊宫颈癌的方法（　　）

    A. 妇科三合诊检查　　　　　B. 子宫颈刮片细胞学检查　　C. 阴道镜检查

    D. 宫颈活体组织检查　　　　E. 碘试验

77. 早期确诊子宫内膜癌的首选方法是（　　）

    A. 子宫颈刮片细胞学检查　　B. 妇科检查　　　　　　　　C. 子宫颈活体组织检查

    D.B 超　　　　　　　　　　E. 分段诊断性刮宫

78. 子宫内膜癌最早出现的典型症状是（　　）

    A. 绝经后阴道不规则流血　　B. 疼痛　　C. 大量阴道排液　　D. 贫血　　E. 低热

79. 诊断卵巢肿瘤最常用的方法是（　　）

    A. 妇科检查　　　B. CT 检查　　C. 腹腔镜检查　　D.B 型超声波检查　　E.MRI 检查

80. 卵巢癌的治疗原则正确的是（　　）

    A. 手术治疗　　　　　　　　B. 放疗

    C. 化疗　　　　　　　　　　D. 手术加放疗

    E. 以手术治疗为主，辅以化疗或放疗

81. 最易发生蒂扭转的卵巢肿瘤是（　　）

    A. 无性细胞瘤　　B. 纤维瘤　　C. 畸胎瘤　　D. 颗粒细胞　　E. 黏液性囊腺瘤

82. 子宫颈癌的好发部位是（　　）

    A. 子宫颈阴道部　　　　　　B. 子宫颈鳞柱上皮交界部　　C. 子宫颈管内

    D. 子宫峡部　　　　　　　　E. 子宫颈间质内

83. 最常见的女性生殖器良性肿瘤是（　　　）

    A. 子宫肌瘤　　　　　　　B 卵巢皮样囊肿　　　　　　C. 卵巢浆液性囊腺瘤

    D. 卵巢黏液性囊腺瘤　　　E. 卵巢冠状囊肿

84. 女性，58 岁，绝经 6 年，血性白带半个月，妇科检查：宫颈光滑，子宫较大、软，行诊断性刮宫见豆渣状组织，首先考虑（　　　）

    A. 功能失调性子宫出血　　B. 子宫内膜炎　　　　　　C. 子宫内膜癌

    D. 子宫结核　　　　　　　E. 黏膜下子宫肌瘤

85. 32 岁女性，查体见子宫正常大小，子宫黏膜下肌瘤脱入阴道内，应行（　　　）

    A. 随访观察　　　　　　　B. 雄激素治疗　　　　　　C. 肌瘤剔除术

    D. 全子宫切除术　　　　　E. 经阴道肌瘤摘除术

86. 原发性闭经患者，孕激素、雌激素试验均为阴性，其病变部位应确定在（　　　）

    A. 子宫　　　B. 卵巢　　　C. 垂体　　　D. 丘脑下部　　　E. 肾上腺

87. 某妇女第一胎产后大出血休克后，一直闭经 4 年，闭经的原因属于（　　　）

    A. 子宫性闭经　　　　　　B. 卵巢性闭经　　　　　　C. 垂体性闭经

    D. 丘脑性闭经　　　　　　E. 卵巢功能早衰

88. 黄体萎缩不全经期第 5 天诊刮，子宫内膜的变化（　　　）

    A. 增生期子宫内膜　　　　B. 子宫内膜增生过长

    C. 分泌期子宫内膜　　　　D. 增生与分泌期内膜同时存在

    E. 萎缩型子宫内膜

89. 生育期年龄最常见的闭经原因是（　　　）

    A. 生殖器官结核　　　　　B. 卵巢功能失调　　　　　C. 精神刺激

    D. 妊娠　　　　　　　　　E. 生殖器肿瘤

90. 葡萄胎确诊最可靠的依据是（　　　）

    A. 停经后不规则阴道出血　　　　　　B. 停经后阵发性腹痛

    C. 妊娠期高血压疾病出现在妊娠早期　　D. 子宫比停经月份大

    E. 阴道流血中查见成串的水泡样组织

91. 侵蚀性葡萄胎与绒毛膜癌均可发生于（　　　）

    A. 自然流产后　　　　　　B. 人工流产后　　　　　　C. 输卵管妊娠后

    D. 葡萄胎排空后　　　　　E. 足月分娩后

92. 侵蚀性葡萄胎与绒毛膜癌鉴别诊断主要依据是（　　　）

    A. 黄素囊肿长期不消失　　B. 阴道出血持续 60 天以上

    C. 有无肺内转移灶　　　　D. 病检有无绒毛结构

    E. 葡萄胎清宫术后血 HCG 持续阳性超过四周

93. 42 岁，G_3P_2，末产 5 年前，阴道不规则出血半年，伴轻微咳嗽 2 个月。妇科检查：子宫正常大小，质较软，右附件可及拳头大小囊性肿物，活动无压痛，尿 HCG 阳性，胸片可见棉球状阴影，最可能的诊断是（　　　）

    A. 肺结核及子宫内膜结核　　B. 不全流产　　　　　　　C. 侵蚀性葡萄胎

    D. 绒毛膜癌　　　　　　　　E. 右卵巢颗粒细胞瘤

94. 女性，45 岁，已生育，诊断为葡萄胎，子宫超过孕 14 周大，首选治疗是（　　）

    A. 清除宫内容物　　　　　　　B. 手术切除子宫　　　　C. 先清宫再切除子宫

    D. 化疗　　　　　　　　　　　E. 先化疗再清宫

95. 子宫内膜异位症的临床特点是（　　）

    A. 疼痛发生在月经的第 1～2 天　　　B. 继发性和渐进性痛经　　　C. 不影响受孕

    D. 病灶局限在生殖系统　　　　　　E. 多发生在 40～50 岁

96. 在我国引起输卵管阻塞导致女性不孕的常见重要因素是（　　）

    A. 输卵管炎症　　　　　　　　B. 输卵管畸形　　　　　　C. 子宫内膜异位症

    D. 子宫肌瘤的压迫　　　　　　E. 生殖器结核

97. 正常分娩的产妇，进行输卵管结扎的最佳时间是在（　　）

    A. 产后 48 小时内　　B. 产后 24 小时内　　C. 产后 4 天　　D. 产后 6 天　　E. 产后 42 天

98. 服用避孕药期间，下列哪类妇女应加强观察和随访（　　）

    A. 慢性肾炎患者　　　　　　　B. 子宫肌瘤患者　　　　　C. 心脏病患者

    D. 慢性肝炎患者　　　　　　　E. 生育年龄妇女

99. 放置宫内节育器的禁忌证是（　　）

    A. 经量过多者　　　　　　　　B. 经产妇　　　　　　　　C. 心脏病患者

    D. 习惯性流产者　　　　　　　E. 糖尿病使用胰岛素治疗者

100. 人工流产综合征的发生原因主要是（　　）

    A. 疼痛刺激　　　　　　　　　B. 吸宫时负压过大　　　　C. 精神过度紧张

    D. 迷走神经反射　　　　　　　E. 子宫内膜炎

测试题（二）

1. 哪项不是真骨盆的主要标记（　　）

　　A. 骶岬　　　　　B. 坐骨结节　　　　　C. 耻骨弓　　　　D. 髂骨　　　　E. 坐骨棘

2. 关于女性内生殖器组成，下列哪项是正确的（　　）

　　A. 子宫、附件、输卵管　　　　B. 阴道、子宫、附件　　　C. 阴道、子宫、卵巢

　　D. 子宫、输卵管、阴道　　　　E. 子宫、输卵管、卵巢

3. 成年妇女子宫体与子宫颈之比是（　　）

　　A. 2∶1　　　　B. 3∶1　　　　C. 1∶1　　　　D. 1∶2　　　　E. 4∶1

4. 能够发生周期性变化，产生月经的部位是（　　）

　　A. 阴蒂　　　　B. 阴道　　　　C. 卵巢　　　　D. 子宫　　　　E. 输卵管

5. 未生育过的成年妇女，其子宫大小、子宫腔容积分别为（　　）

　　A.7cm×5cm×3cm,10ml　　　　　　B.8cm×6cm×4cm,10ml

　　C.7cm×5cm×3cm,5ml　　　　　　D.5cm×4cm×2cm,5ml

　　E.8cm×6cm×4cm,5ml

6. 维持子宫于正常位置，主要依靠（　　）

　　A. 子宫韧带　　　　　　　　　B. 子宫韧带及盆底组织支托

　　C. 腹肌收缩力和膈肌收缩力　　D. 膀胱、直肠支托　　　　　E. 以上都是

7. 能够产生性激素的器官是（　　）

　　A. 阴蒂　　　　B. 阴道　　　　C. 卵巢　　　　D. 子宫　　　　E. 输卵管

8. 属于孕激素的生理作用是（　　）

　　A. 促使子宫发育和肌层增厚　　B. 使子宫内膜增生

　　C. 有助于卵巢储积胆固醇　　　D. 使阴道上皮细胞脱落加快

　　E. 使乳腺管增生

9. 在以下各项中，哪项是雌激素和孕激素协同作用的（　　）

　　A. 子宫收缩　　　　　B. 乳房发育　　　　　C. 输尿管蠕动

　　D. 子宫颈黏液稀薄　　E. 增殖期子宫内膜

10. 下述哪项不是胎儿的附属物（　　）

　　A. 胎盘　　　　B. 胎膜　　　　C. 蜕膜　　　　D. 羊水　　　　E. 脐带

11. 妊娠后半期羊水的主要来源是（　　）

　　A. 羊膜的透析　　　　　　B. 胎儿皮肤的透析　　　　C. 胎儿呼吸道黏膜的透析

　　D. 胎儿尿液　　　　　　　E. 脐带表面的透析

12. 孕妇末次月经不清，但肯定没到预产期提前分娩，娩出新生儿身长40cm，体重1700g，皮下脂肪较少，指（趾）甲已长出，估计孕周可能性最大为（　　）

　　A.16周末　　　B.20周末　　　C.24周末　　　D.28周末　　　E.32周末

13. 脐带中的静脉有（　　　）
　　A. 4 根　　　　　B.3 根　　　　　C.2 根　　　　　D.1 根　　　　　E.5 根

14. 确定早孕最可靠的辅助方法是（　　　）
　　A. 妇科内诊　　　　　　　B. 妊娠免疫试验　　　　　　　C.B 超检查
　　D. 阴道脱落细胞学检查　　　E. 测定尿中孕二醇值

15. 足月妊娠时，正常胎心率的范围每分钟应是（　　　）
　　A.100 ～ 140 次　　　　　B.110 ～ 150 次　　　　　C.110 ～ 160 次
　　D.130 ～ 170 次　　　　　E.140 ～ 180 次

16. 枕先露的指示点是（　　　）
　　A. 骶骨　　　　　B. 额骨　　　　　C. 骸骨　　　　　D. 枕骨　　　　　E. 肩胛骨

17. 妊娠 20 周末子宫底高度在（　　　）
　　A. 脐下 1 横指　　B. 脐上 1 横指　　C. 脐下 2 横指　　D. 脐上 2 横指　　E 脐平

18. 下述哪种胎先露为横产式（　　　）
　　A. 面先露　　　　B. 肩先露　　　　C. 顶先露　　　　D. 臀先露　　　　E. 枕先露

19. 孕妇 4 周前开始感觉到胎动，现用胎心听筒可听到胎心，请推断现在妊娠周数大约是
（　　　）
　　A.12 周　　　　　B.16 周　　　　　C.20 周　　　　　D.24 周　　　　　E.28 周

20. 胎头矢状缝在母体骨盆入口左斜径，小囟门在骨盆的右前方，其胎方位为（　　　）
　　A.LOA　　　　B.ROA　　　　C.LOT　　　　D.ROT　　　　E.LOP

21. 妊娠妇女睡眠时应取（　　　）
　　A. 仰卧位　　B. 半卧位　　C. 左侧卧位　　D. 自由体位　　E. 头脚各抬高 15°

22. 不属于产前检查常规内容的是（　　　）
　　A. 全身检查　　B. 肛查　　C. 推算预产期　　D. 询问病史　　E. 了解上一次检查结果

23. 一位初孕 50 天的妇女咨询，孕期哪段时间禁止性生活，回答是在妊娠（　　　）
　　A.2 个月内及最后 1 个月　　B.2 个月内及最后 2 个月　　C.3 个月内及最后半个月
　　D.3 个月内及最后 1 个月　　E.3 个月内及最后 2 个月

24. 出口的横径正常值应为（　　　）
　　A.18 ～ 20cm　　B.12cm　　C.10cm　　D.8.5 ～ 9.5cm　　E.23 ～ 26cm

25. 骨产道通常指的是下列哪项（　　　）
　　A. 骨盆　　　　B. 大骨盆　　　　C. 中骨盆　　　　D. 真骨盆　　　　E. 假骨盆

26. 临产后起主要作用的产力是指（　　　）
　　A. 子宫收缩力　　　　B. 腹肌收缩力　　　　C. 肛提肌收缩力
　　D. 圆韧带收缩力　　　E. 腹肌及膈肌收缩力

27. 下列关于正常枕先露分娩机制顺序，正确的是（　　　）
　　A. 衔接—下降—俯屈—内旋转—仰伸—复位及外旋转
　　B. 衔接—俯屈—下降—内旋转—仰伸—复位及外旋转
　　C. 衔接—下降—内旋转—俯屈—仰伸—复位及外旋转
　　D. 下降—俯屈—衔接—内旋转—仰伸—复位及外旋转
　　E. 下降—衔接—俯屈—内旋转—仰伸—复位及外旋转

28. 头先露时，胎头是以哪条径线通过产道（最小径线）（   ）

    A. 枕下前囟径   B. 双顶径   C. 双颞径   D. 枕额径   E. 枕额径

29. 先兆临产较可靠的征象是（   ）

    A. 假临产   B. 见红   C. 胎儿下降感   D. 胎动活跃   E. 以上都不是

30. 子宫颈口开全是指（   ）

    A. 宫口开大 4cm   B. 宫口开大 10cm   C. 宫口开大 8cm

    D. 宫口开大 8～10cm   E. 宫口开大 6～8cm

31. 胎先露在坐骨棘下 2cm 时，应记录为（   ）

    A. "-2"   B. "+2"   C. "2"   D. "0"   E. 以上都不是

32. 第三产程胎盘剥离征象哪项正确（   ）

    A. 子宫底升至脐上，子宫体变硬呈球形   B. 阴道有大量出血

    C. 子宫轮廓不清，质软   D. 阴道口外露的脐带长度缩短

    E. 轻压子宫下段时，外露脐带有回缩

33. 新生儿各项正常者得分是

    A.>3 分   B.7～10 分   C.10 分   D.4～6 分   E.6～7 分

34. 某孕妇骨盆外测量出口横径为 8cm，能否经阴道分娩，需要进一步测量（   ）

    A. 骶耻内径   B. 耻骨弓角度   C. 出口前矢状径

    D. 出口后矢状径   E. 骶耻外径

35. 贯穿骨盆腔各平面中心点的假象曲线称为（   ）

    A. 髂耻线   B. 骨盆中线   C. 骨盆轴   D. 骶岬上缘   E. 耻骨弓

36. 宫缩时胎头露出阴道口，宫缩间歇时又缩回是指（   ）

    A. 宫口扩大   B. 破膜   C. 见红   D. 拨露   E. 着冠

37. 产褥期一般为（   ）

    A.1～2 周   B.2～3 周   C.3～4 周   D.4～5 周   E.6 周

38. 胎盘娩出后，子宫底每天下降（   ）

    A.5～6cm   B.4～5cm   C.3～4cm   D.2～3cm   E.1～2cm

39. 某产妇，产后 4 天，出现下述临床表现，哪项不属于正常产褥期表现（   ）

    A. 出汗多   B. 阴道分泌物颜色鲜红   C. 乳房稍胀

    D. 哺乳时腹部疼痛   E. 发热，T38.6℃

40. 患者女性，23 岁，妊娠产物已完全排出，阴道出血逐渐停止，腹痛逐渐消失。妇科检查：子宫接近未孕大小或略大，宫颈口已关闭。需采取以下哪项措施（   ）

    A. 镇静，保胎与休息   B. 立即行清宫手术   C. 可不需特殊处理

    D. 需做凝血功能检查   E. 妊娠 14～16 周行子宫内口缝扎术

41. 关于感染性流产的处理，下列何项是错误的（   ）

    A. 立即刮宫以清除宫腔内容物，同时给予广谱抗生素

    B. 原则上先抗生素控制感染，再行刮宫

    C. 出血多者在静脉应用抗生素同时取出宫内大块残留以减少出血，感染控制后再行清宫术

    D. 患者出现感染性休克，应积极抗休克

    E. 如出现盆腔脓肿应作切开引流术

42. 早期流产最常见的原因是 （　　　）

　　A. 染色体异常　　　　　　　　B. 妊娠期高热　　　　　　　　C. 甲状腺功能低下

　　D. 黄体功能不足　　　　　　　　E. 子宫畸形

43. 妊娠 32 周，阴道大流血、休克。疑为前置胎盘，以下哪项检查最合适 （　　　）

　　A. 肛诊　　B. 阴道检查　　C. 窥器检查　　D.B 型超声检查　　E. 盆腔 CT 检查

44. 诊断胎盘早剥的最好方法是 （　　　）

　　A.X 线检查　　　　　　　　B.CT 检查　　　　　　　　C.B 型超声检查

　　D. 阴道内诊检查　　　　　　　　E. 妇科双合诊检查

45. 用硫酸镁治疗妊娠期高血压疾病时最早出现的中毒反应是 （　　　）

　　A. 呼吸减慢　　　　　　　　B. 尿量减少　　　　　　　　C. 膝反射减弱或消失

　　D. 心动过速　　　　　　　　E. 嗜睡、头晕、眼花

46. 过期妊娠是指以往月经规律，妊娠达到或超过 （　　　）

　　A. 妊娠 40 周　　　　　　　　B. 妊娠 41 周　　　　　　　　C. 妊娠 42 周

　　D. 妊娠 43 周　　　　　　　　E. 妊娠 44 周

47. 26 岁初孕妇，妊娠 36 周，近一周双下肢浮肿，头晕，眼花，血压 170/110mmHg，枕左前，胎心音 146 次 / 分，尿蛋白 (+++)，其诊断首先应考虑为 （　　　）

　　A. 妊娠合并慢性肾炎　　　　B. 妊娠合并心脏病　　　　　C. 妊娠期高血压疾病

　　D. 子痫前期重度　　　　　　E. 子痫

48. 妊娠合并心脏病孕妇，分娩时应做到 （　　　）

　　A. 宫口开全后，鼓励孕妇屏气用力以尽快结束分娩

　　B. 第二产程中应肌注吗啡

　　C. 胎儿娩出后，产妇腹部放置沙袋

　　D. 为预防分娩期心力衰竭，产前要达到洋地黄饱和量

　　E. 以上都不对

49. 病毒性肝炎对妊娠影响，错误的是 （　　　）

　　A. 妊娠晚期患病，妊娠期高血压疾病的发生率高　　　　B. 易发生产后出血

　　C. 早产发生与围产儿死亡率明显增高　　　　D. 易发生 DIC

　　E. 易出现流产、早产

50. 急产是指初产妇总产程少于 （　　　）

　　A.1 小时　　B.2 小时　　　　C.3 小时　　　　D.4 小时　　　　E.5 小时

51. 最常见的产力异常为 （　　　）

　　A. 不协调性宫缩乏力　　　　B. 协调性宫缩乏力　　　　C. 协调性宫缩过强

　　D. 不协调性宫缩过强　　　　E. 混合型宫缩乏力

52. 有关原发性宫缩乏力，不正确的是 （　　　）

　　A. 产程开始即表现为宫缩乏力　　　　　　B. 子宫收缩协调但无力

　　C. 宫缩间隔时间长，持续时间短　　　　　　D. 产妇烦躁不安，腹痛难忍

　　E. 胎先露下降缓慢

53. 妇女在做骨盆测量时，发现坐骨棘间径 < 10 cm，坐骨结节间径 < 8cm，耻骨弓角

度＜90°，应属哪种类型骨盆（　　　）

  A. 扁平骨盆   B. 漏斗骨盆 C. 均小骨盆

  D. 类人猿型骨盆   E. 骨软化病骨盆

54. 以下哪项情况可给予试产机会（　　　）

  A. 轻度头盆不称   B. 明显头盆不称

  C. 中骨盆横径狭窄   D. 中骨盆及出口平面狭窄

  E. 出口横径与后矢状径之和＜15cm

55. 胎儿娩出后3分钟，产妇出现多量阴道活动性出血，最可能是（　　　）

  A. 宫缩乏力   B. 阴道静脉破裂   C. 宫颈裂伤

  D. 胎盘部分剥离   E. 凝血功能障碍

56. 产后出血最常见原因是（　　　）

  A. 子宫收缩乏力   B. 胎盘滞留   C. 产道裂伤

  D. 羊水栓塞   E. 凝血功能障碍

57. 导致产褥病率的主要原因是（　　　）

  A. 产褥感染   B. 上呼吸道炎症   C. 急性乳腺炎

  D. 泌尿系感染   E. 以上都是

58. 巨大胎儿是指胎儿体重达到或超过（　　　）

  A.3600g   B.3800g   C.4000g   D.4200g   E.4500g

59. 关于双合诊检查，下列错误的是（　　　）

  A. 双合诊是盆腔检查最常用的方法

  B. 方法是一手戴手套，用示、中两指伸入阴道，另一手掌面向下按下腹部，双手配合进行

  C. 检查前应排空膀胱

  D. 正常情况下，可触及输卵管、卵巢

  E. 双合诊前应向患者做好解释工作

60. 需了解未婚者的盆腔情况常规用（　　　）

  A. 三合诊检查   B. 肛腹诊检查

  C. 腹部检查   D. 单指双合诊检查

  E. 先做双合诊检查，不清楚再做三合诊检查

61. 王女士，36岁，近几天感到外阴瘙痒，白带增多，呈稀薄泡沫状且有腥臭味。应建议她到医院做（　　　）

  A. 阴道分泌物悬滴检查 B. 子宫颈刮片   C. 子宫颈管涂片

  D. 阴道侧壁涂片   E. 阴道窥器

62. 老年妇女患阴道炎的原因是（　　　）

  A. 卵巢功能衰退，雌激素水平降低

  B. 阴道壁萎缩，黏膜变薄

  C. 上皮细胞内糖原含量减少

  D. 阴道内 pH 上升，局部抵抗力降低

  E. 以上均是

63.40 岁患者，已婚女性，近 3 天白带增多，伴外阴瘙痒就诊。检查外阴黏膜充血，阴道壁充血，分泌物白色，中等量，呈豆渣状，宫颈充血，阴道及宫颈表面满布白带。此患者最可能的诊断是（　　）

    A. 外阴阴道假丝酵母菌病　　　　B. 滴虫阴道炎　　　　C. 老年阴道炎

    D. 阿米巴阴道炎　　　　E. 外阴瘙痒症

64. 年龄较大妇女的肌瘤增长迅速，常见于（　　）

    A. 玻璃样变性　　　　　　　　B. 肉瘤样变性

    C. 红色变性　　　　　　　　　D. 囊性变性　　　　E. 脂肪变性

65. 子宫颈癌的筛查方法是（　　）

    A. 宫颈活检　　B. 宫颈细胞学检查　　　C. 自觉症状　　　D. 碘试验　　　E.B 超

66. 下述哪项是早期宫颈癌的症状（　　）

    A. 阴道大量排液　　　　B. 反复阴道出血　　　　C. 接触性阴道出血

    D. 大腿及腰骶部疼痛　　E. 恶病质

67. 子宫肌瘤常见的临床表现是（　　）

    A. 痛经　　　　　　　　B. 接触性出血　　　　　C. 绝经后阴道流血

    D. 经量增多、经期延长　　E. 月经周期延长

68. 不是卵巢肿瘤并发症的是（　　）

    A. 恶变　　　　B. 蒂扭转　　　　C. 感染　　　　D. 破裂　　　　E. 恶病质

69. 子宫内膜癌的高危因素不包括（　　）

    A. 肥胖、糖尿病　　　　　　B. 早婚、早育　　　　　C. 绝经延迟

    D. 子宫内膜癌家族史　　　　E. 高血压或其他心血管疾病

70. 最常见的女性生殖器恶性肿瘤是（　　）

    A. 子宫颈癌　　　B. 子宫内膜炎　　　C. 外阴癌　　　D. 输卵管癌　　　E. 卵巢癌

71. 患者，44 岁，经量增多、经期延长 2 年，头晕 2 个多月。妇科检查：子宫增大如孕 2 个多月大小、不规则、质硬。首先考虑是（　　）

    A. 更年期功血　　B. 子宫肌瘤　　　　C. 子宫颈癌　　　D. 子宫内膜癌　E. 绒癌

72. 符合卵巢恶性肿瘤的特点是（　　）

    A. 肿瘤生长迅速　　　　B. 肿瘤表面光滑　　　C. 血沉正常

    D. 单侧居多　　　　　　E. 多为囊性

73.48 岁女性，阴道不规则出血 20 天，白带有臭味，阴道内能触及一肿块，约 5cm×5cm×3cm，表面有脓苔，触之有出血，肿块周围可触及宫颈一周，宫体正常大小，双附件（－），最可能的诊断是（　　）

    A. 子宫颈癌　　　　　　B. 子宫内膜癌　　　　C. 子宫颈息肉

    D. 子宫颈肌瘤　　　　　E. 子宫黏膜下肌瘤

74. 为确定患者是否为子宫内膜不规则脱落时，取子宫内膜行镜检的最合适时间是（　　）

    A. 月经来潮 12 小时内　　B. 排卵期前后

    C. 月经来潮第 5～6 天　　D. 月经前期

    E. 月经期任何时间

75. 下列哪项结果表示卵巢有排卵（　　）

    A. 双相型体温　　　　　　　　　　　　　　B. 宫颈黏液呈现羊齿状结晶

    C. 阴道脱落细胞涂片可见大量角化　　　　　D. 增生期子宫内膜

    E. 体内雌激素水平含量高

76. 青春期功血止血最有效的药物是（　　）

    A. 雌激素　　　　　　　B. 孕激素　　　　　　　C. 绒毛膜促性腺激素

    D. 雄激素　　　　　　　E. 前列腺素

77. 某妇女人流术后出现闭经 2 年，闭经的原因属于（　　）

    A. 子宫性闭经　　　　　B. 卵巢性闭经　　　　　C. 垂体性闭经

    D. 丘脑性闭经　　　　　E. 中枢性闭经

78. 某女，14 岁，月经来潮有 1 年，月经周期紊乱，经量中等，基础体温呈单相型，最佳治疗方法是（　　）

    A. 暂不处理　　　　　　B. 雌激素治疗　　　　　C. 孕激素治疗

    D. 雌 – 孕激素周期治疗　　　E. 雄激素治疗

79. 黄体功能不全，经前 1 天诊刮子宫内膜的变化（　　）

    A. 增生期子宫内膜　　　B. 分泌期子宫内膜　　　C. 子宫内膜增生过长

    D. 萎缩型子宫内膜　　　E. 子宫内膜呈现分泌不足

80. 下述哪项不是卵巢功能检查方法（　　）

    A. 阴道脱落细胞检查　　　B. 宫颈黏液结晶检查　　　C. 基础体温测定

    D. 垂体兴奋试验　　　　　E. 血雌孕激素含量

81. 闭经是指月经停止（　　）

    A. 至少 3 个月　　　　　B. 至少 6 个月　　　　　C. 至少 12 个月

    D. 至少 2 年　　　　　　E. 至少 3 年

82. 侵蚀性葡萄胎及绒毛膜癌，最常见的转移部位是（　　）

    A. 肺转移　　　B. 阴道转移　　　C. 脑转移　　　D. 盆腔转移　　　E. 肝转移

83. 葡萄胎排空后随访时，最重要的检查项目是（　　）

    A. B 超检查　　　　　　B. 阴道脱落细胞涂片检查　　　C. 盆腔内诊检查

    D. X 线胸片　　　　　　E. 血 HCG 检查

84. 绒毛膜癌最可靠的确诊依据是（　　）

    A. 阴道可见紫蓝色转移结节

    B. X 线胸片可见转移阴影

    C. 刮宫术后 60 天血 HCG 持续阳性

    D. 卵巢黄素囊肿持续不消失

    E. 子宫病理学检查仅见滋养细胞而无绒毛结构

85. 24 岁，G_1P_0，因患葡萄胎住院治疗 40 天，经清宫后行各项必要化验，均在正常范围出院，出院后下一步处理是（　　）

    A. 出现异常情况再随诊　　　B. 定期做阴道细胞涂片检查　　　C. 定期复查血 HCG

    D. 定期做胸部 X 线摄片　　　E. 出院后休息半年可再继续妊娠

86. 葡萄胎刮宫术后 3 个月出现咯血，阴道不规则出血，妇科检查子宫如孕 2 个月，质软，双侧卵巢囊性增大，尿妊娠试验阳性，应首先考虑（　　）

    A. 葡萄胎清宫不全　　B. 侵蚀性葡萄胎　　C. 绒癌　　D. 妊娠　　E. 流产

87. 子宫内膜异位症，最常见的部位是（　　）

    A. 卵巢　　　　B. 阔韧带　　　　C. 子宫体　　　　D. 输卵管　　　　E. 子宫直肠陷凹

88. 导致女性不孕，最常见的原因是（　　）

    A. 子宫因素　　B. 子宫颈因素　　C. 输卵管因素

    D. 外阴、阴道因素　　　　E. 排卵障碍

89. 为受孕具备的下列条件中，哪项不正确（　　）

    A. 精液正常并含有正常精子

    B. 卵巢排出正常的卵子

    C. 卵子及精子能够在输卵管峡部相遇结合成受精卵

    D. 受精卵能顺利进入子宫腔

    E. 子宫内膜为受精卵着床做好充分准备

90. 实施输卵管结扎术的最佳时间是（　　）

    A. 正常分娩后 3～7 天　　　　B. 月经干净后 3～7 天　　　　C. 月经来潮后 3～7 天

    D. 人工流产术后 3～7 天　　　　E. 月经来潮之前 3～7 天

91. 下列哪项不是类固醇激素避孕药的不良反应（　　）

    A. 突破性出血　　　　B. 撤退性出血　　　　C. 乳胀　　D. 色素沉着　　E. 体重增加

92. 关于人工流产的并发症，错误的陈述是（　　）

    A. 术后阴道流血延续 10 天以上，经用抗生素及宫缩剂治疗无效，应考虑吸宫不全

    B. 术中出血停止操作

    C. 子宫穿孔多发生于哺乳期妇女

    D. 流产后感染多为子宫内膜炎

    E. 术中出现人工流产综合征时，可用阿托品治疗

93. 吸宫术适应的孕周（　　）

    A. 妊娠 10 周以内　　　　B. 妊娠 >12 周　　　　C. 妊娠的任何时期

    D. 早孕时　　　　E. 妊娠 11～12 周

94. 放置宫内节育器（IUD）合适的时间（　　）

    A. 排卵前　　　　　　　　B. 排卵后　　　　　　　　C. 排卵期

    D. 月经干净后 3～7 天　　　　E. 月经前 3～7 天

95. 人工流产术后 13 天仍有较多量阴道流血，应首先考虑是（　　）

    A. 吸宫不全　　　　　　　　B. 子宫内膜炎　　　　　　　　C. 子宫穿孔

    D. 子宫复旧不良　　　　E. 吸宫不全合并感染

96. 急性病毒性肝炎妇女节育，最好选择下列哪种避孕方法（　　）

    A. 口服短效避孕药　　　　B. 放置宫内节育器

    C. 使用避孕套　　　　D. 安全期避孕

    E. 皮下埋植药物

97. 48女性，发现子宫肌瘤5年，3年前行乳腺癌手术，术后服三苯氧胺至今。最近检查子宫增大如孕10周，收入院准备作全子宫＋双侧附件切除手术，术中切断的子宫韧带不包括以下哪项（　　）

    A.主韧带　　　B.圆韧带　　　C.子宫骶骨韧带　　　D.卵巢固有韧带　　　E.骨盆漏斗韧带

98. 人工流产综合征的发生原因主要是（　　）

    A.疼痛刺激　　　　　　　B.吸宫时负压过大　　　　　　C.精神过度紧张

    D.迷走神经反射　　　　　E.子宫内膜炎

99. 下列哪项不是人工流产的近期并发症（　　）

    A.月经失调　　　B.感染　　　C.羊水栓塞　　　D.漏吸　　　E.子宫穿孔

100. 女，28岁，孕1产1，月经规则，经量稍多，身体健康。妇查：外阴阴道正常，宫颈光，子宫前位，大小正常，双附件阴性。最适宜的避孕方法是（　　）

    A.口服避孕药　　　　　　B.阴道上隔膜　　　　　　C.宫内节育器

    D.绝育　　　　　　　　　E.安全套

参考答案

课后练习

第一章　女性生殖系统解剖
　　1—5　A A E C C

第二章　女性生殖系统生理
　　1—5　B D B A C

第三章　妊娠生理
　　1—5　B D E C C

第四章　妊娠诊断
　　1—5　A C B D C

第五章　产前检查和孕期保健
　　1—5　C D C D B

第六章　正常分娩
　　1—5　D A E B D

第七章　正常产褥
　　1—5　B D B E E

第八章　妊娠并发症
　　1—5　D C A B C

第九章　妊娠合并症
　　1—5　B D E A D

第十章　异常分娩
　　1—5　A D C D B

第十一章　分娩期并发症
　　1—5　E C B D E

第十二章　产褥期并发症
　　1—5　C D D A B

第十三章　异常胎儿
　　1—5　A C A C E

第十四章　妇科病史及检查
　　1—5　E B D C A

第十五章　女性生殖系统炎症
　　1—5　C E D D A

第十六章　女性生殖系统肿瘤
　　1—5　B C C C E

第十七章　妊娠滋养细胞疾病
　　1—5　A B D C A

第十八章　女性生殖内分泌疾病
　　1—5　E B D B C

第十九章　妇科其他疾病
　　1—5　C A B D B

第二十章　计划生育与妇女保健
　　1—5　E B C A C

第二十一章　妇产科常用手术与操作
　　1—3　B C A

综合模拟测试

测试题（一）

1. C　2. A　3. A　4. E　5. D　6. A　7. B
8. E　9. B　10. B　11. D　12. C　13. D
14. A　15. A　16. C　17. A　18. B　19. A
20. B　21. D　22. B　23. D　24. B　25. D
26. A　27. A　28. D　29. C　30. C　31. C
32. C　33. B　34. D　35. E　36. B　37. C
38. E　39. E　40. C　41. B　42. C　43. B
44. C　45. B　46. A　47. A　48. B　49. B
50. B　51. D　52. E　53. C　54. D　55. B
56. B　57. D　58. A　59. A　60. C　61. C
62. A　63. B　64. C　65. C　66. B　67. D
68. A　69. A　70. A　71. D　72. C　73. C
74. A　75. C　76. D　77. E　78. A　79. D
80. E　81. C　82. B　83. A　84. C　85. E
86. A　87. C　88. D　89. D　90. E　91. D
92. C　93. D　94. C　95. B　96. A　97. A
98. B　99. A　100. D

测试题（二）

1. D　2. B　3. A　4. D　5. C　6. B　7. C
8. E　9. B　10. C　11. D　12. E　13. D
14. C　15. C　16. D　17. A　18. B　19. C
20. B　21. C　22. B　23. E　24. D　25. D
26. A　27. A　28. A　29. B　30. B　31. B
32. A　33. C　34. D　35. C　36. D　37. E
38. E　39. E　40. C　41. A　42. A　43. D
44. C　45. C　46. A　47. C　48. C　49. D
50. C　51. B　52. D　53. B　54. A　55. D
56. A　57. A　58. A　59. C　60. B　61. A
62. E　63. A　64. B　65. C　66. C　67. D
68. E　69. B　70. A　71. B　72. A　73. E
74. C　75. A　76. A　77. A　78. A　79. E
80. D　81. B　82. A　83. E　84. E　85. C
86. B　87. A　88. C　89. C　90. B　91. B
92. B　93. A　94. D　95. A　96. C　97. D
98. D　99. A　100. C

参考文献

[1] 谢幸，苟文丽 . 妇产科学 [M]. 8 版 . 北京：人民卫生出版社，2013.

[2] 郑修霞 . 妇产科护理学 [M]. 5 版 . 北京：人民卫生出版社，2012.

[3] 颜丽青 . 产科学 [M]. 北京：高等教育出版社，2005.

[4] 茅清，李丽琼 . 妇产科学 [M]. 7 版 . 人民卫生出版社，2014.

[5] 刘桂香，王玉蓉 . 妇产科护理学 [M]. 西安：第四军医大学出版社，2011.

[6] 夏海欧 . 妇产科护理学 [M]. 3 版 . 北京：人民卫生出版社，2014.

[7] 乐杰 . 妇产科学 [M]. 北京：人民卫生出版社，2012.